Barbara Diepold

Spiel-Räume. Erinnern und Entwerfen

erschienen in der Reihe der
Universitätsdrucke Göttingen 2005

Barbara Diepold

Spiel-Räume. Erinnern und Entwerfen

Aufsätze zur analytischen Kinder- und Jugendlichenpsychotherapie

mit einem Geleitwort
ihrer Kolleginnen Gisela Baethge,
Sabine Göbel und Heide Rohse

Herausgegeben von Peter Diepold

Universitätsverlag Göttingen
2005

Bibliografische Information der Deutschen Bibliothek
Die Deutsche Bibliothek verzeichnet diese Publikation in der Deutschen Nationalbibliographie; detaillierte bibliografische Daten sind im Internet über <http://dnb.ddb.de> abrufbar.

Weitere Informationen zu Barbara Diepolds Arbeit unter www.diepold.de

Redaktion und Satz: LATEX / LYX mit LINUX-Betriebssystem

ISBN 3-938616-01-6

Vorwort des Herausgebers

Barbara Diepolds Todestag jährt sich in diesem Jahr zum fünften Male. Aus diesem Anlass habe ich ihre Aufsätze zusammengestellt. In den 20 Jahren ihrer beruflichen Tätigkeit als Analytische Kinder- und Jugendlichen-Psychotherapeutin in Göttingen hat Barbara an die 200 Therapien durchgeführt. Ihre Erfahrungen hat sie dokumentiert, auf dem Hintergrund neuerer wissenschaftlicher Literatur reflektiert und als Lehrbeauftragte an der Universität und im Psychoanalytischen Institut, als Supervisorin und als Vortragende an Viele weitervermittelt, nicht zuletzt in Veröffentlichungen, die dieser Sammelband dokumentiert.

Er ist in vier Teile gegliedert:

- **Teil I** enthält zwei Arbeiten, die den Titel des Bandes illustrieren und zeigen mögen, was psychoanalytische "Spiel"-Therapie bedeutet. Der dritte Aufsatz gibt unter dem Titel "Von der Psychagogik zur analytischen Kinderpsychotherapie" einen Einblick in die Entwicklung dieser Therapierichtung über 40 Jahre.

- In **Teil II** sind Aufsätze zusammengefaßt, die einen Eindruck von der vielfältigen Thematik vermitteln, die den beruflichen Alltag einer analytischen Psychotherapeutin an einer Erziehungsberatungsstelle ausmacht. Es sind hier Themen wie Geschlechtsidentität von Jungen, Geschwisterbeziehungen, Eßstörungen, Ich-Identität, Erkenntnisse aus der Säuglingsforschung, Depression bei Kindern, Urteilsfähigkeit von Kindern (für einen Arbeitskreis von Juristen, entstanden aus der Psychotherapie sterbender, krebskranker Kinder), oder auch Kinder mit endogenen Ekzemen (in einer Arbeitsgruppe an der Hautklinik); es ist aber auch ein kleiner Aufsatz abgedruckt, der das Mißlingen einer Therapie dokumentiert.

- Der **Teil III** widmet sich mit einer Auswahl von drei Arbeiten dem gewichtigen Thema "Borderline", das Barbaras Arbeit von Beginn ihrer beruflichen Tätigkeit bis zu ihrem Tode bestimmt hat. Sie hat nicht nur immer wieder Kinder mit schwersten Störungen behandelt, sondern auch in ihrer Dissertation auf der breiten Basis einer empirischen Studie, an der sich viele ihrer KollegInnen mit Fallmaterial beteiligt haben, Probleme von Diagnose und Therapie behandelt, die auf weites Interesse stießen.

- Im **Teil IV** schließlich sind einige Arbeiten aus dem von Prof. Cierpka geleiteten Projekt "Kinder und Gewalt" wiedergegeben, das Trainingsmaterialien für Kindergärten und Grundschulen entwickelte. Hier hat Barbara ihre beruflichen Erfahrungen als Grundschullehrerin mit denen der Psychotherapeutin für Kinder verbinden und einbringen können.

Der Anhang zu diesem Sammelband enthält ein Foto, Barbaras *curriculum vitae* und ein vollständiges chronologisches Verzeichnis ihrer Schriften.

Ich habe die Aufsätze, die sich größtenteils auf ihrem Computer befanden, mit den Originalen in den Zeitschriften und Sammelwerken abgeglichen, teilweise neu eingescannt, sie in eine einheitliche Form gebracht und ein gemeinsames Literaturverzeichnis angelegt. Fallbeispiele, die in besonderer Weise die Arbeitsweise einer Psychoanalytikerin für Kinder demonstrieren, sind eingerückt wiedergegeben. Nicht alle ihrer Veröffentlichungen sind hier noch einmal abgedruckt (Nachdrucke und Aufsätze mit ähnlicher Thematik sind nicht aufgenommen). Sie sind aber, insbesondre auch die Dissertation von 1994 (samt allen ungedruckten Anhängen, Rohdaten- und SPSS-Systemdateien), für Lehre und Forschung unter der Adresse

www.diepold.de / barbara

im Internet verfügbar. Diese Materialien können von dort – unter Wahrung der Urheberrechte – heruntergeladen, gespeichert oder ausgedruckt werden.

Für die Ermutigung bei der Realisierung dieses Projekts, für Anregungen aus vielen Gesprächen und für ihr Geleitwort zu diesem Band danke ich sehr herzlich Barbaras Göttinger Kolleginnen und Freundinnen Gisela Baethge, Sabine Göbel und Heide Rohse.

Eberhard Rohse verdanke ich hilfreiche Hinweise für die Gestaltung dieses Buches. Ich danke Harald Knoke von der Erziehungsberatungsstelle der Stadt Göttingen für Kopien und das Foto sowie den Verlagen Beltz, Reinhardt, Springer und Vandenhoeck & Ruprecht für die Abdruckerlaubnis von einigen Arbeiten, die in Sammelwerken erschienen waren.

Göttingen, 24. Januar 2005 *Peter Diepold*

Geleitwort

Die Aufsätze von Barbara Diepold sind in über zwei Jahrzehnten aus ihrer Praxis entstanden. In ihnen spiegelt sich nicht nur die schnell fortschreitende Entwicklung der analytischen Kinder- und Jugendlichenpsychotherapie in Theorie und Technik, sie zeigen auch, wie sie diese Entwicklung in mehreren Bereichen – der unmittelbaren Praxis, der Behandlungstechnik und der psychoanalytischen Theorie – mitgeprägt und gefördert hat. Ihre Arbeiten dokumentieren für die Jahre von 1980 bis 1998 einen Prozeß im Verständnis seelischer Erkrankungen: ausgehend von der klassischen Neurose als unbewußtem seelischen Konflikt hin zur Pathologie der Objektbeziehungen und der Theorie der Ich-Störungen.

Ihr Interesse galt in besonderem Maße traumatisierten Patienten mit einer komplexen Symptomatik, die hohe Anforderungen an die psychotherapeutische Behandlung stellen, deren Technik immer wieder reflektiert und entwickelt werden mußte. In diesem Zusammenhang entstand auch ihre wissenschaftliche Beschreibung und Absicherung des Konzepts der Borderline-Störung bei Kindern. Die Ergebnisse dieser Arbeit – ihrer Dissertation – zeigen mit den von ihr empirisch nachgewiesenen Basis-Faktoren die Störung als Konsequenz aus Mehrfach-Traumatisierungen. Hier wagte sie sich in das von Kinderanalytikern noch zu selten betretene Gebiet der empirischen Grundlagenforschung.

Mittelpunkt der Arbeit Barbara Diepolds war die Bereitschaft, Leiden wahrzunehmen und sich in besonderer – von ihr immer wieder betonten – Weise der Frustration, dem Schmerz und der Destruktion zu stellen, um so die kreative Entfaltung der eigenen Kräfte und die Entwicklung der Identität ihrer PatientInnen zu fördern.

Sie widmete sich dieser Aufgabe mit Hingabe und großem Engagement, und in ihrer Arbeit als Supervisorin, Dozentin, Vortragende sowie in ihren Schriften ist es ihr gelungen, die vielfältigen und für alle belastenden Probleme der Kinder, Jugendlichen und ihrer Familien wahrnehmbar zu machen und das Geschehen in der Therapie unmittelbar lebendig werden zu lassen. So zeigt sie, wie die heftigen Gefühle, die sich als Gegenübertragung entwickeln, für die Therapie als Verstehenshilfe begriffen und umgesetzt werden können. Sie beschreibt und erklärt, wie sich therapeutisches Handeln zwischen den unterschiedlichen Ebenen im fühlenden und denkenden Erfassen des Geschehens bewegen muß, immer die Konzepte der Psychoanalyse, den aktuellen Ort der analytischen Situation und die Position im Prozeß der Behandlung bestimmend und reflektierend. Auf diesem Hintergrund wird anschaulich und verstehbar, welche Herausforderung dies bedeutet, was Psychotherapie ist und was sie leisten kann.

So sind die in diesem Band vorliegenden Arbeiten zu den unterschiedlichsten Themen anregende Beispiele für die Verbindung von Theorie und Technik in der Praxis analytischer Kinder- und Jugendlichenpsychotherapie und ein Dokument der Entwicklung dieses Faches in den letzten Jahrzehnten.

Göttingen, im Januar 2005 *Gisela Baethge, Sabine Göbel, Heide Rohse*

Inhaltsverzeichnis

Teil IV

Anhang

Erinnern und Entwerfen im Spiel (1996)[1]

Eine kurze Szene aus der kindertherapeutischen Praxis soll in das Thema einführen: Ein fünfjähriger Junge kommt zu seiner ersten Therapiestunde. Um seinen Hals hängt eine Trinkflasche und in seiner Hosentasche steckt ein Zollstock. Er wirkt wie ein kleines und ein großes Kind zugleich, das mir seine regressiven und progressiven Bedürfnisse nicht mit Worten, sondern mit Hilfe von zwei Gegenständen, Symbolen dieser Bedürfnisse, zeigt. Die Trinkflasche könnte eine Symbolisierung früherer oraler Versagungen oder Befriedigungen sein; der Zollstock als Symbol männlicher Kompetenz scheint dagegen auf einen Zukunftsentwurf hinzuweisen. Der Junge hat also bereits in dieser Anfangsszene intuitiv das Erinnern und das Entwerfen als zwei unabdingbare Bestandteile des therapeutischen Prozesses markiert.

Ich will an einigen Vignetten aus der analytischen Therapie dieses Jungen, den ich Peter nenne, aufzeigen, wie er das Spiel dazu nutzte, sich an seine Geschichte zu erinnern und seine Zukunft zu entwerfen. Das soll eingebettet sein in grundsätzliche Überlegungen zur Bedeutung des Spiels in der Kinderpsychotherapie.

1 Das Spiel als Naturphänomen

Das Spiel gehört zu den menschlichen Verhaltensweisen, die weder auf ein bestimmtes Lebensalter noch auf einen Kulturkreis beschränkt sind. Menschen aller Lebensalter spielen, und es sind unterschiedliche Theorien darüber aufgestellt worden. Der niederländische Kulturhistoriker Huizinga sah das Spiel als Kulturerscheinung und vermutete in ihm den Ursprung der Kultur. Noch übergreifender sehen die Naturwissenschaftler Eigen/Winkler (1985) das Spiel als *das* Naturphänomen, das in seiner Dichotomie von Zufall und Notwendigkeit allem Geschehen zugrundeliegt. Sie reflektieren unser Weltbild, die Wissenschaft und die existierenden Weltanschauungen im Licht der Metamorphose und Symbolhaftigkeit des Spiels.

Vor allem aber ist das Spiel ein wesentlicher Bestandteil der Kindheit, und es ist jedenfalls in unserem Kulturkreis und unserer Zeit ein Privileg von Kindern, Zeit und Raum zum Spielen zu haben. Das war nicht immer so, wie Ariès in seiner "Geschichte der Kindheit" (1980) gezeigt hat.

2 Das Spiel als Ausdrucks- und Bewältigungsmöglichkeit von Kindern

Säuglinge und Kleinkinder leben in einer merkwürdigen Diskrepanz: Einerseits sind sie als "physiologische Frühgeburten" (Portmann) in ihrer Entwicklung von der Bereitschaft und Fähigkeit ihrer Eltern, sich versorgend auf ihre Bedürfnisse einzustellen, abhängig; andererseits aber hat die empirische Säuglingsforschung

[1]Veröffentlicht in: P. Buchheim/M. Cierpka/Th. Seifert (Hrsg.): Lindauer Texte.Teil 2: Erinnern und Entwerfen im psychotherapeutischen Handeln, Berlin u. a. (Springer) 1996, 207-217

darauf hingewiesen, daß Säuglinge Fähigkeiten haben, menschliche Beziehungen aktiv zu gestalten und eigene Bedürfnisse durchzusetzen. Im Zusammenhang mit Überlegungen zum Spiel ist wichtig, die schöpferischen Kräfte von Kindern als einen Motor der seelischen Entwicklung zu verstehen. Sie sind in "erstaunlich hohem Maß fähig, sich selbst zu schützen, zu helfen und zu fördern bzw. dafür zu sorgen, daß sie das bekommen, was sie für ihre Entwicklung brauchen. Sie sind erfinderisch, wenn es um ihr Leben, um ihr Überleben geht." (Göbel und Zauner 1980, 108)

Große Kraft schöpfen Kinder dafür aus den spezifischen Möglichkeiten der Imagination und Symbolisierung. Mit Hilfe innerer Vorstellungen können sie die vielen inneren und äußeren Faktoren in eine neue Einheit, nämlich die eigene Entwicklung bringen (Göbel und Zauner 1980, 109), aus der allmählich eine Gewißheit für die unverwechselbare Identität wird. In der Imagination im Spiel werden sowohl Erinnerungen bearbeitet und integrierbar gemacht als auch Zukunft entworfen, probiert und gefühlt. Dabei kommt Kindern wesentlich zugute, daß sie viel Zukunft vor sich haben. Sie können frei und ungebunden Eigenes und Neues entwickeln und müssen sich nicht wie Erwachsene auch dem erworbenen Wissen und den gemachten Erfahrungen verpflichtet fühlen. Das macht Kinder in ihrem Spiel so originell und unkonventionell.

Das Spiel entspricht in seiner Struktur den altersgemäßen Interessen des Kindes, seinem Reifegrad und der damit verbundenen Denkstruktur. Man kann, um den Reifegrad anhand des Spiels zu beschreiben, eine Stufenfolge nach der Entwicklungspsychologie Piagets oder den psychosexuellen Entwicklungsstufen Freuds aufstellen. Die Kinderpsychotherapie macht sich diese Erkenntnis für die Diagnostik zunutze, wo etwa anhand einer Spielszene des Sceno-Tests oder des Welt-Tests der Stand der Ich-Entwicklung und die Art der neurotischen Erkrankung des Kindes diagnostiziert werden kann.

In der psychotherapeutischen und psychoanalytischen Behandlung von Kindern hat das Spiel den Stellenwert, den der Traum in der Psychotherapie von Erwachsenen hat. So wie Freud den Traum als die via regia zum Unbewußten bezeichnet hat, könnte man in Analogie dazu mit Erikson das Spiel als die via regia zum Unbewußten des Kindes verstehen. Die Spielphantasien von Kindern unterliegen wie Träume psychischen Überarbeitungen und sind deshalb nicht so ohne weiteres zu verstehen und müssen entschlüsselt werden. Das ist eine Aufgabe, die in der Kindertherapie ständig zu leisten ist: Zunächst muß man das Spiel in erwachsenenverständliche Sprache übersetzen, um es zu verstehen. Um dann aber angemessen, d. h. in der Sprache und in Metaphern des Spiels, reagieren zu können, muß es wieder auf die Spielebene zurückübersetzt werden.

Spiel ist für Kinder eine ernsthafte Beschäftigung, die sie jedoch nicht mit der Wirklichkeit verwechseln. Sie sagen: "Aus Spiel bist du jetzt der Räuber", oder "aus Spiel machen wir euch alle tot." Damit ist unter ihnen klar, daß es sich nicht um die Realität handelt. Sie lehnen ihre imaginierten Objekte und Spielphantasien gern an greifbare und sichtbare Dinge der wirklichen Welt an (Eckstein 1976, 163), was auch beim oben genannten Räuberspiel oder Spiel vom Totmachen deutlich wird, wo die Thematik Kindern aus den Medien vertraut ist. Die Utensilien für solche Spiele, Spielzeugpistolen, Gewehre, Messer etc., die von manchen aufgeklärten Eltern und Erziehern als "Kriegsspielzeug" gebrandmarkt werden, hat in der Kindertherapie die Funktion, dem Kind einen äußeren Schauplatz für seine inneren Aggressionen zu geben. Wenn Kinder die Gelegenheit haben, spielerisch ihren affektiven Zuständen Ausdruck zu verleihen, dann hat ihr Spiel heilende Kräfte. Das haben z. B. Zulliger (1970) und Winnicott (1973) intuitiv erkannt, die den intermediären Raum und die Tiefenwirkung des Spiels beschrieben haben, die auch als eine "Metaphorik in Aktion" beschrieben wurde. Warum das Erleben auf der Spielebene wirkungsvoll ist, eine Tiefenwirkung hat und nicht in jedem Fall auf die Ebene des Sekundärprozesses gehoben werden muß, kann inzwischen auch wissenschaftlich aufgrund von Ergebnissen der Säuglingsforschung sowie der Hirnforschung belegt werden (Vgl. Gedo 1991, Levin 1991, Dowing und Rothstein 1989).

Bilder, Poesie, Musik oder andere Metaphern haben einen ganz entscheidenden Vorzug gegenüber diskursiv-semantischen Mitteilungen: Sie befähigen das Gehirn dazu, korrespondierende Informationen, die aus Abwehrgründen dissoziiert wurden, wieder miteinander zu verknüpfen. Sie durchbrechen gleichsam die Verdrängungs- und Verleugnungsschranke auf sanfte Weise. Durch ihre Unbestimmtheit, ihre Ausdeutbarkeit und gleichzeitig ihre suggestive Evidenz sprechen sie sowohl die affektbetonten prmärprozeßhaften, als auch die sekundärprozeßhaften Vorgänge an und verknüpfen sie wieder miteinander. Außerdem ist Befunden der Hirnreifungsforschung zu entnehmen, daß unsere ontogenetisch früheşten Selbstmodelle sensomotorisch niedergelegt werden. Im therapeutischen Spiel-Setting haben wir eine sensomotorisch verfaßte, konkretistische Handlungssprache, über die der Zugang zu diesen frühen sensomotorischen Modellen beim Kind möglich wird und Erinnerungen bearbeitbar werden (vgl. Naumann-Lenzen 1994b).

3 Kasuistik

Ich möchte dies an einigen Spielsequenzen aus der Behandlung von Peter zeigen. Er wurde mir schwerkrank vorgestellt: Arme, Beine, Hände und Hals waren weiß bandagiert; man sah nur sein Gesicht und die Fingerspitzen. Aus seinem zerschundenen Gesicht blickten mich traurige Augen teilnahmslos an. Peter litt außer an dem endogenen Ekzem an Asthma und Heuschnupfen. Außerdem hatte er multiple Ängste, konnte Aggressionen nur unzulänglich steuern und war insgesamt kontaktgestört. Entsprechend seiner schweren körperlichen Erkrankung hatte eine Reihe von Vorbehandlungen stattgefunden: dermatologische wegen des Ekzems, pädiatrische wegen seines Asthmas, naturheilkundliche und schließlich auch familientherapeutische, die jedoch abgebrochen wurden, weil mit der Familie wegen der übermäßig starren Abwehr der Eltern und Großeltern nicht zu arbeiten war. Es schien, als sei die Kinderpsychotherapie für die Eltern eine Art "letzter Versuch", dem sie jedoch nach allen enttäuschenden Vorerfahrungen nicht viel Erfolg beimaßen.

Wie nutzte Peter das Spiel in der Psychotherapie? In der ersten Therapiestunde trug er die bereits erwähnte Trinkflasche und den Zollstock bei sich und sprach über seine Angst: "Ich war im Sanatorium, und da ist mein Vater gekommen. Meine Oma ist so krank und da ist so viel Blut. Bei uns sind so viele Polen. Da hatten wir Hochwasser. Und ich habe so Angst – weißt du – ich muß immer aufpassen, die ganze

Nacht lang, weil sonst Einbrecher kommen." Neben dieser Angst wurden in den ersten Stunden auch seine geringe Frustrationstoleranz mit einem Übermaß an bereitliegender archaischer Aggressivität deutlich. So sollte ich z.B. ein Auto für ihn reparieren und konnte das nicht sofort. Meine Bemühungen akzeptierte er nicht: "Dann komme ich eben und erschlage dich, aber mit der Axt." In dieser Situation fiel mir ein, daß er mir beim Erstkontakt ganz im Vertrauen zugeflüstert hatte: "Eines will ich dir noch sagen, wenn ich vierzehn bin, dann bring ich einen um."

Die Ängste wurden im Laufe der ersten Therapiestunden stärker, sodaß er die Therapie abbrechen wollte. Aber dadurch, daß es gelang, ihm eine Hoffnung auf Besserung zu vermitteln und er zu imaginieren begann und seine inneren Phantasien in Spielen mit mir darstellte, konnten wir die Arbeit an seiner psychosomatischen und narzißtischen Erkrankung miteinander beginnen.

Im ersten Phantasiespiel, das sich über viele Stunden hinzog, mußte ich ein Pferd spielen. Als dieses Pferd wurde ich eingeperrt, bekam nichts zu essen, mußte im Dunkeln sitzen und wurde gequält. Er schnitt mir in Beine und Hände, guckte sich an, wie das blutete, gab mir aber kein Pflaster: "Das soll bluten, und das soll solange bluten, bis das ganze Blut herausläuft." Und dann mußte ich Hunger haben. Er überfütterte mich, stopfte immer weiter in mich hinein, bis mein Bauch ganz dick wurde. Den schnitt er dann auf. "Aber das tut nicht weh", sagte er und machte es bei sich selbst auch. Er hielt mir dann seine Füße entgegen, an denen ich schnuppern sollte. "Und von diesem Schnuppern wirst du dick und immer dicker, bist so dick wie ein ganzes Zimmer, nein, bis zum Wartezimmer reichst du jetzt, bis nach Kassel, in die Schweiz, bis Frankreich, bis Amerika, bis Afrika, bis Rußland." Er fuhr fort: "Und ich bin der Gott, der alles weiß und alles macht, und ich lebe immer... du bist schon lange tot." Der "Gott" ließ seiner Macht freien Lauf. Ich dagegen war ein Spielball seiner Macht. Er schickte mich z. B. hinauf in die Wolken, ließ mich plötzlich von dort herunterfallen, wobei ich mit solcher Macht auf die Erde aufschlug, daß ich mir das Rückgrat brach. Mein Körper blutete aus mehreren Wunden, und er sah sich an, wie ich Schmerzen hatte, litt, langsam verblutete, starb. Später machte er mich wieder lebendig.

Die Interaktionen gingen an die Grenze des Erträglichen, und ich ertappte mich in dieser Zeit mehrmals dabei, auf die Uhr zu sehen und zu denken: "Hoffentlich ist die Stunde bald vorbei, damit das ein Ende hat. Ich kann das nicht mehr aushalten." Während Peter sich selbst als Gott und mich als ein Nichts definierte, externalisierte er den nicht integrierten Teil seines Selbst, seine absolute Nichtigkeit. Er übertug diesen Anteil auf mich und gebrauchte mich als einen äußeren Vertreter eines inneren Zustandes. An mir konnte er sich diesen unerträglichen Selbstaspekt ansehen und erleben. Viel später erst würde er diesen Anteil in sein Selbst integrieren können. Die Bearbeitung von Erinnerungsspuren, die im Zusammenhang mit seiner Hauterkrankung stehen, waren evident.

Seine Spiele in dieser Anfangsphase der Therapie hatte archaische Wucht, und er zeigte darin keine differenzierten Gefühle, sondern Grundaffekte. Beeindruckend waren seine aggressiven Impulse, die er im Spiel auf mich richtete und die ich stellvertretend für ihn aushielt. Hilfreich für die Therapie war seine gut entwickelte Sprachfähigkeit und seine Fähigkeit zur therapeutischen Ich-Spaltung, die garantierte, daß ihm der fiktive Charakter unserer Spielinteraktionen deutlich blieb. Er sagte z.B. "Aus Spiel sollst du jetzt laut jammern, noch lauter, und jetzt sollst du tot sein." Oder: "Ich schieß dich jetzt tot, aber in Wirklichkeit nicht." Nur selten ging diese Fähigkeit regressiv verloren, dann mußte ich sie stellvertretend übernehmen, indem ich z.B. sagte: "Gleich ist die Stunde zu Ende, dann bist du wieder Peter und ich wieder Frau Diepold."

Allmählich veränderten sich seine Größenphantasien. Er war nicht mehr allmächtiger Gott wie zu Beginn der Therapie, sondern wurde Supermann, der sich nicht mehr schwerelos im ganzen Weltall bewegen konnte und nicht mehr Herr über Leben und Tod war, sondern ein Flugzeug zum Fliegen brauchte und kämpfen mußte, wenn er jemanden töten wollte. Mit dieser Abschwächung der Größenphantasien ging eine bessere Aggressionssteuerung einher. Er sagte: "Ich kann ganz wütend werden – wenn ich will."

Die weitere Bearbeitung seiner Größenphantasien geschah bis zum Therapieende fortlaufend an einem realen Spiel zwischen uns, dem Fußballkicker. Zunächst spielte er allein damit und ich sah zu. Vermutlich war seine Angst vor dem Verlieren beim gemiensamen Spiel zu groß. Er war der beste Fußballverein der Welt, "Bayern München" und spielte gegen den HSV, indem er für jeden Schuß von einer Seite des Spiels auf die andere rannte. Später mußte ich den "Hamburger Sportverein" spielen, der allerdings "Bayern München" gegenüber nicht die geringste Chance hatte. Er versuchte mit allen Mitteln, der Beste zu sein, indem er Tore von mir ganz aktiv verhinderte, mir die Hände festhielt, den Ball mit der Hand in sein Tor legte oder nur jedes dritte Tor von mir zählte. Er ließ sich für seine enormen Siege von mir bewundern und bejubelte jedes seiner Tore. Ich stellte mich zu dieser Zeit der Behandlung intuitiv auf seine narzißtischen Bedürfnisse ein, spürte in meiner Gegenübertragung zu späterem Zeitpunkt aber die Notwendigkeit, diese Bedürfnisse zu frustrieren und mich mit ihm um sein "Mogeln" auseinanderzusetzen. Allmählich waren Veränderungen zu beobachten: Er "mogelte" weniger, prahlte weniger, ließ mich manchmal gewinnen und immer mehr als eigenständige Spielpartnerin gelten.

Trennungen waren schwierig, nicht nur am Ende jeder Stunde, sondern vor allem anläßlich von Ferien. Nach einem halben Jahr Therapie hatte er in einer letzten Stunde vor den Osterferien sehr erregt gesagt: "Am liebsten würde ich dich jetzt umbringen." Zum ersten Mal agierte er hier nicht seine Mordphantasien, sondern drückte sie als einen Wunsch aus. Als ich erwiderte, ob seine Wut mit den bevorstehenden Osterferien und der längeren Trennung zu tun haben könnte, sagte er, "Ja genau, weil meine Wut wegen der letzten Ferien von Weihnachten noch gar nicht vorbei ist." Anläßlich einer Trennung während der zweiten Weihnachtsferien eineinhalb Jahre nach Therapiebeginn setzte er sich direkt mit dem Trennen auseinander, indem er ein Spiel entwickelte und das Trennen daran übte. Er schickte mich vor die Tür und sagte, "jetzt sollst du drei Tage weggehen." Ungefähr zwei Sekunden später holte er mich wieder hinein. In immer neuen Wiederholungen dehnte er die Trennung fiktiv auf mehrere Tage, sogar eine Woche aus. Real blieb ich immerhin bis zu 30 Sekunden vor der Tür. Dann sagte er, "und jetzt gehe **ich** weg." Er ging im Spielzimmer drei Schritte von mir weg, ließ mich auf eine Trommel schlagen und kam dann wieder zu mir. Er erweiterte die Entfernung schrittweise, bis er auf den Flur hinausging und es schließlich eine Weile hinter der verschlossenen Tür draußen aushalten konnte. Ihm gelang durch diese interaktionelle Darstellung seiner Trennungsprobleme und deren Bewältigung im Spiel ein neues Stück innerer Ordnung.

Nach gut zwei Jahren Therapie wurde sein Verhalten zunehmend phallischer: Er zeigte mir seine Stärke, indem er von seinem Training mit Hanteln erzählte oder mich fühlen ließ, daß sein Bizeps fester und größer geworden war. Häufig erzählte er davon, wie er in den Schulpausen mit anderen Jungen kämpfte. Und dann entwickelte sich ein Spiel, das diese neue Beziehungsebene deutlich werden ließ. Während wir am Tisch saßen und er einige Matchboxautos vor sich hatte, sagte er: "Wir wollen mal mit den Autos wegfahren, wir fahren eine Woche weg, nein zwei Wochen, nein vier Wochen." Er packte Reiseproviant ein, hielt plötzlich inne und sagte: "Ach, wir haben ja ganz vergessen, zu Hause Bescheid zu sagen." Er kehrte um und sagte seinen Eltern, daß er mit mir wegfahren wolle. Wir fuhren in einem Campingbus auf eine Autofähre, auf der Peter auch alle anderen Autos gehörten. Er sagte, "in unserem Bus können wir auch schlafen." Nachts wollte er mit mir aufstehen, "ich hab nämlich eine ganz starke Taschenlampe, damit will ich dir die Wale zeigen." Plötzlich aber machte das Auto sich selbstständig, es fuhr immer schneller und machte schließlich sogar Loopings. Das Meer schlug hohe Wellen. Es gab ein großes Durcheinander und er rief aufgeregt und verängstigt: "Schluß jetzt, Schluß jetzt mit diesem Spiel, wir wollen etwas anderes machen." Ich sagte: "Das war eine gefährliche und aufregende Reise". Als Antwort darauf malte er das erste Mal in seinem Leben ein Bild.

Nach zweieinhalb Jahren überlegte ich zusammen mit ihm, ob noch eine Verlängerung der Therapie bei der Krankenkasse beantragt werden sollte. Er sagte, "das möchte ich sehr gern, das würde mir nämlich sehr schwerfallen, wenn ich nicht mehr zu dir kommen könnte, ... dann wäre ich ganz traurig." Er sprach in diesem Zusammenhang zum ersten Mal über ein Gefühl, und in einer späteren Stunde wurde deutlicher, warum eine Weiterführung der Therapie für ihn wichtig war. Er begann nämlich, sich mit dem Problem der endgültigen Trennung auseinanderzusetzen und hatte offenbar das Gefühl, daß die Ablösung von mir längere Zeit in Anspruch nehmen würde. Wieder fand er ein Spiel, mit dem er das ausdrückte: Während er versuchte, aus einem Stück Holz einen kleinen Becher zu schnitzen, sagte er: "Das wird ein Andenken für dich, wenn ich nicht mehr da bin," und er fuhr fort: "Weißt du, warum ich noch dreißig Stunden von der Kasse will? Weil mein Andenken für dich noch nicht fertig ist." Für seine intrapsychische Situation schien das zu bedeuten, daß sein inneres Bild von mir – sein "Andenken" – ihm noch nicht fest genug zur Verfügung stand.

Insgesamt bekam er mehr Zugang zu seinem inneren Erleben. In einer Pause beim Fußballspielen bemerkte er: "Weißt du noch, wie ich früher, wenn du ein Tor hattest, gerufen hab, 'das zählt nur halb oder viertel', da war ich vielleicht dumm." Ich: "Dumm? Du konntest es damals nicht gut ertragen, wenn ich Punkte bekam." Er: "Gar nicht so leicht, den Unterschied zu sagen."

Sein Verhalten mir gegenüber wurde zärtlich zugewandt und bekam ritterliche Züge. Nachdem er häufig Situationen aus der Schule erzählt hatte, in denen er Mädchen verteidigt hatte, sagte er von sich: "Ich bin ein Mädchenbeschützer." Es schien, als habe er diesem Aspekt seiner Identität den Vorrang gegeben, statt etwa ein "Schläger" oder "Raudi" zu werden. Offenbar war ihm daran gelegen, seiner Aggressivität eine positive Wendung zu geben. Er machte sich Gedanken über seine eigene Stärke und bemühte sich, immer stärker zu werden. Er machte deshalb seit einiger Zeit Judo und trainierte mit Hanteln seine Muskeln. Häufig hielt er mir seinen Arm hin und ließ mich fühlen, ob die Muskeln stärker geworden waren.

Welche Bedeutung das Krafttraining für ihn hatte, wurde deutlich, als er über seinen Vater sprach: "Wo mein Papa arbeitet, haben die die neuesten Computer – und da sind viele Leute, die machen müssen, was Papa sagt. Vielleicht werde ich später auch mal sowas wie mein Papa, und später, da will ich auch mal so stark werden wie mein Papa."

Er setzte sich mit dem Ende der Therapie auseinander. Während er an dem Becher schnitzte, sagte er "Jetzt sind es noch fünfundzwanzig Stunden, da kann ich noch fünfundzwanzig mal daran schnitzen." In der letzten Stunde sagt er nachdenklich: "Ich kann das gar nicht verstehen, daß das heute die letzte Stunde ist und daß ich drei Jahre lang zu dir gekommen bin. Das war alles so kurz wie eine Sekunde, und ich weiß noch, daß deine Tore beim Fußballspielen immer nicht zählen durften. Dann bin ich ganz wütend geworden." Ich erzählte ihm, wie klein er als Fünfjähriger war und wie er damals bandagiert in die erste Stunde gekommen war. "Und jetzt geht es dir besser und du kannst es aushalten, wenn ich beim Fußballspielen gewinne." Er tröstete sich beim endgültigen Abschied mit der Vorstellung, mir mal schreiben zu können oder einmal mit mir zu telefonieren. Er konnte sich schwer trennen, stand lange in der Tür, und fragte beim Hinausgehen: "Wer kriegt jetzt eigentlich meine Stunde? Zu dir kommen wohl immer Jungen?"

4 Diskussion

Ich möchte abschließend einen Blick auf den therapeutischen Prozeß werfen. In der therapeutischen Beziehung waren die bedrohlichen Phantasien und archaischen Ängste, die sich zunächst nur in der Symptomatik zu erkennen gaben, lebendig geworden. Sie wurden in Spielphantasien gekleidet und auf dieser Ebene bearbeitet. Mit fortgeschrittener Ich-Entwicklung konnte eine Bearbeitung auch auf verbaler Ebene stattfinden. Die therapeutische Haltung war empathisch auf seine Bedürfnisse eingestellt, was der frühen Mutter-Kind-Beziehung mit ihren haltenden und spiegelnden Funktionen entsprach. Eine wesentliche Hilfe, Interventionen zu finden, die er emotional verstand, waren die Gegenübertragungsgefühle, die er wachrief und die mit seiner Befindlichkeit korrespondierten. Im ersten Behandlungsjahr ging es um die Bearbeitung seiner archaisch destruktiven Gefühle, die dem Entwicklungsstand seiner damals vorwiegend averbal strukturierten, von Verschmelzungssehnsüchten und Destruktion bestimmten Innenwelt entsprachen. Sie wies stellenweise psychotische Qualität auf und hatte typische Merkmale, die aus Behandlungen von narzißtischen und Borderline-Patienten berichtet werden. In dieser Zeit blieb ich in meinen Interventionen ausschließlich auf der Spielebene und habe verbale Deutungen vermieden.

Der entscheidende Markstein in dieser Behandlung war die Stabilisierung seiner Beziehungsfähigkeit. Aber auch seine Entwicklungsschritte bei der Affektwahrnehmung und Affektdifferenzierung, der Neutralisierung von Aggressionen und der Entwicklung eines realistischeren Selbstbildes trugen dazu bei, die Bearbeitung seiner inneren Konflikte zu ermöglichen, bis Peter gegen Ende der Therapie eine stabile Identifizierung mit seinem Vater erreicht hatte und in die Latenzphase eintreten konnte. Auf dieser Grundlage der Ich-Reifung und Konfliktbewältigung wurde es möglich, daß er Vorstellungen über seine Persönlichkeit entwerfen konnte, was sich im Bild vom "Mädchenbeschützer" und "so stark wie Papa werden" ausdrückte. Er hatte ein Identitätsgefühl erworben.

Kreativität hat diesen therapeutischen Prozeß geprägt und vorangetrieben. Kinder finden für ihre spezifische Konfliktlage genau die Spiele, mit Hilfe derer sie in der Interaktion mit der Therapeutin oder dem Therapeuten ihre Therapie vorantreiben. Von diesen ist gefordert, sich wach und sensitiv darauf einzustellen, zu verstehen versuchen, was das Kind mit der Spielsymbolik zeigt und auf der Symbolebene zu reagieren. So "heilen" nicht sie eigentlich das Kind, sondern schaffen die Voraussetzungen, daß das Kind sich selber helfen kann. Dazu gehört das entsprechende Setting und ein Verhalten, das die Beziehung zwischen ihnen und dem Kind als therapeutisch definiert. Zum Setting gehört ein Spielzimmer mit einem Spielangebot, das nicht ein Schlaraffenland ist, sondern dem Kind Materialien bietet, mit Hilfe derer es seine inneren Nöte in Szene setzen kann. Weiter gehört dazu ein fester Rahmen mit festen Zeiten, die nicht überschritten werden, festen Terminen in der Woche, der Regel, Spielzeug nicht mutwillig zu zerstören und sich nicht gegenseitig zu verletzen, die Schweigepflicht des Therapeuten, die auch gegenüber den Eltern gilt. Dieser feste und sichere Rahmen, den Therapeuten zu garantieren haben, hält die inneren Turbulenzen der therapeutischen Spielinteraktionen zusammen und garantiert dem Kind Sicherheit und Schutz.

Im Gegensatz zur Therapie von Erwachsenen ist in der Psychotherapie von Kindern ein viel kürzerer Weg zu den Erinnerungen zurückzulegen, zudem ist die Regressionsneigung bei Kindern stark. Ich zitiere Freud:

> "Aber es sind doch in ihnen (den kindlichen Neurosen, B. D.) so viele der späteren Auflagerungen weggefallen, daß das Wesentliche der Neurose unverkennbar hervortritt." (Freud 1918, 131)

Es ist nun die Frage, wie der Junge Erinnerungen bearbeitet hat, wenngleich expressis verbis davon nicht die Rede war. Er tat es in den chaotischen Spielen der Anfangsphase, die sowohl Erinnerungsspuren an die desolaten familiären Beziehungen als auch seine schwere körperliche Erkrankung und die damit verbundenen Schmerzzuständen zum Inhalt hatten. Obgleich diese Spiele nicht gedeutet wurden, waren sie doch wirksam, weil in besonderer Weise der Zugang zu den frühen sensomotorischen Modellen, die durch reale Erlebnisse geformt sind, über die konkretistische Handlungssprache des Spiels erreicht werden kann. Und wiederum im Spiel hat er Ausdrucksmöglichkeiten gefunden, sein Leben als Junge zu entwerfen, der nicht ein Schläger oder chronisch Kranker, sondern ein Mädchenbeschützer und starker Sohn seines Vaters werden will.

Solange Veränderungen im Spiel und im Kind geschehen, dient das Spiel der Bearbeitung von Erinnerungen und dem Entwerfen von Zukunft. Der therapeutische Raum wird dann zum "imaginären Raum" zwischen der Phantasie und der Realität, in dem Kinder sich entwickeln.

Zum Spiel-Raum zwischen Narzißmus und Triebdynamik (1997)[2]

Zusammenfassung

Die Autorin versteht das Spiel im Rahmen der Kinderanalyse als die *via regia* zum Unbewußten des Kindes, das den "Spielraum" zur Bearbeitung von Konflikten schafft. Innerhalb dieses Spielraumes finden dialektische Prozesse statt. Ausgehend von Beobachtungen in Kinderanalysen wird die Dialektik zwischen Narzißmus und Triebdynamik beschrieben, die bei psychisch kranken Kindern häufig aus dem Gleichgewicht geraten ist. Spiele in Anfangsphasen von Behandlungen haben vorwiegend narzißtischem Charakter und geben dem Kind das Gefühl, allmächtig zu sein. Sie sollten sich ungestört von einem kritischen Diskurs und deutenden Interventionen entfalten. Auf der Grundlage eines sicherer gewordenen Selbstgefühls können zunehmend Triebkonflikte bearbeitet werden. Die Autorin diskutiert, was Analytiker beachten müssen, um die gestörte dialektische Balance zwischen Narzißmus und Triebdynamik wiederherzustellen: Der therapeutische Rahmen muß hergestellt und geschützt werden, die Spielphantasien der Kinder müssen empathisch, aber abstinent begleitet werden und die Gegenübertragung muß kontrolliert werden.

Play is understood as a *via regia* to the unconscious of the child, creating the *Spielraum* necessary to work through conflicts. It is characterized by dialectic processes. Starting from observations in child analyses, the author describes the dialectic balance between narcicissm and *Triebdynamik*, which is out of balance with neurotic children. Games at the beginning of a therapy often have a predominantly narcicisstic character, giving children the feeling of being omnipotent. This experience should not be discussed, reflected or interpreted. As a child becomes more sure of herself, *Triebkonflikte* can be worked through. The paper stresses that psychoanalysts should pay attention to restore the distorted dialectic balance between narcicissm and instinct: by establishing and protecting the therapeutic frame, empathically monitoring the processes in a position of internal reflection and abstinence, controlling one's own countertransference.

Die Anregung zu dieser Arbeit gab das Bilderbuch "Wo die wilden Kerle wohnen" von Maurice Sendak (1967). Darin wird die Geschichte von Max erzählt, der "seinen Wolfspelz trug", d. h. wild und frech war, worauf die Mutter ihn bestrafte, indem sie ihn ohne Essen ins Bett schickte. Darauf begann seine Phantasiereise zu den wilden Kerlen, die ihn weit weg von zu Hause führte. Dort angekommen zähmte er die wilden Kerle, genoß seine Macht über sie und wurde schließlich deren König. Aber nach einer Weile fühlte er sich einsam "und wollte dort sein, wo ihn

[2] Veröffentlicht in: Kinderanalyse 5 (1997), 370-383

jemand am allerliebsten hatte." Er kehrte nach Hause zurück, wo warmes Essen in seinem Zimmer auf ihn wartete.

Warum findet dieses Buch schon seit 30 Jahren so große Resonanz bei Kindern und Eltern? Sendak erzählt eine Geschichte, in der Kinder sich wiederfinden können – und Mütter auch. Ein Konflikt zwischen Mutter und Kind – Max ist zu triebhaft und bekommt für sein ungehöriges Verhalten eine Strafe. Aufgrund dieser Grenz- und Rahmensetzung der Mutter entfaltet sich allmählich ein Phantasieraum für ihn, der weit und immer weiter wird. Innerhalb dieses Raumes spielerischen Erlebens verarbeitet er den Triebkonflikt mit seiner Mutter: Die Identifikation mit den wilden Kerlen und seine damit verbundenen Allmachtsphantasien haben seine narzißtische Kränkung ausgeglichen, worauf er wieder zur Mutter zurückkehren kann. Auf der Ebene der Realität hat sie für ihn gesorgt: Das warme Essen in seinem Zimmer ist ein Zeichen dafür, daß ihre Empathie Max die Trennung und die Wiederannäherung ermöglicht hat.

Sendak ist es in diesem kleinen Kunstwerk meisterhaft gelungen, die Spannung darzustellen, in der die Phantasiespiele der Kinder ihren Ort haben: zwischen Triebkonflikten einerseits und narzißtischen Bedürfnissen andererseits.

Den Hintergrund meiner Überlegungen bietet die psychoanalytische Behandlung seelisch kranker Kinder, bei der das Spiel als *das* wesentliche Ausdrucksmittel genutzt wird, über seelische Konflikte miteinander zu kommunizieren, denn Kinder können noch nicht wie Erwachsene über ihre Probleme sprechen, können sie aber im Spiel zeigen.

1 Das Spiel als Ausdrucks- und Bewältigungsmöglichkeit von Kindern

Das Spiel ist ein wesentlicher Bestandteil der Kindheit, denn es ist jedenfalls in unserem Kulturkreis und unserer Zeit ein Privileg von Kindern, Zeit und Raum zum Spielen zu haben. Das war nicht immer so, wie Ariès (1980) in seiner "Geschichte der Kindheit" gezeigt hat.

Säuglinge und Kleinkinder leben in einer merkwürdigen Diskrepanz: Einerseits sind sie in ihrer Entwicklung von der Bereitschaft und Fähigkeit ihrer Eltern, sich versorgend auf ihre Bedürfnisse einzustellen, abhängig, andererseits aber haben sie Fähigkeiten, diese Beziehungen aktiv zu gestalten und eigene Bedürfnisse durchzusetzen. Sie sind in der Lage, in einen aktiven Dialog mit der Mutter einzutreten. Gerade im Zusammenhang mit Überlegungen zum Spiel ist es wichtig, diese angeborenen schöpferischen, gestaltenden Kräfte von Kindern als einen Motor ihrer geistigen und seelischen Entwicklung zu verstehen. In erstaunlich hohem Maß können Kinder sich selbst schützen und dafür sorgen, daß sie das bekommen, was sie für ihre Entwicklung brauchen. (Göbel/Zauner 1990, 108) Wie Max schöpfen Kinder Kraft dafür aus den spezifischen Möglichkeiten der Imagination und Symbolisierung. Mit Hilfe innerer Vorstellungen können sie innere und äußere Faktoren wie z. B. Affekte, Wünsche, Ängste und Konflikte in eine neue Einheit bringen, die die eigene Entwicklung ist. Daraus wird allmählich eine Gewißheit für die unverwechselbare Identität. In der Imagination im Spiel werden sowohl Erinnerungen bearbeitet und integrierbar gemacht als auch Zukunft entworfen, probiert und gefühlt. Dabei kommt Kindern wesentlich zugute, daß sie viel Zukunft vor sich und noch nicht so viel Geschichte hinter sich haben. Sie können frei und ungebunden Eigenes und Neues entwickeln und müssen sich nicht wie Erwachsene auch dem erworbenen Wissen und den gemachten Erfahrungen verpflichtet fühlen. Das macht Kinder in ihrem Spiel so originell und unkonventionell.

Das Spiel entspricht in seiner Struktur den altersgemäßen Interessen des Kindes, seinem Reifegrad und der damit verbundenen Denkstruktur. Man kann, um den Reifegrad anhand des Spiels zu beschreiben, eine Stufenfolge nach der Entwicklungspsychologie Piagets oder den psychosexuellen Entwicklungsstufen Freuds aufstellen. Auch die psychologische Diagnostik nutzt die Aussagekraft des Spiels, indem anhand von Spielszenen mit Hilfe unterschiedlicher Tests (Sceno-Test, Welt-Test) der Stand der Ich-Entwicklung, der zentrale Konflikt oder das Niveau der Objektbeziehungen diagnostiziert wird. In den letzten Jahren wurde versucht, das Spiel zu kategorisieren: Es werden z. B. unterschiedliche Spielformen bei autistischen, psychotischen, borderline-gestörten, narzißtischen und verhaltensgestörten Kindern untersucht (P. Kernberg, 1995); oder es werden (Herzog, 1994) unterschiedliche Spielformen beschrieben: das symbolische Spiel, das motorische Spiel und die interaktive Darstellung. Streeck-Fischer (1997) unterscheidet das Spiel der Entwicklung, das heilsame Spiel, das Spiel außer Kontrolle und das posttraumatische Spiel.

2 Überlegungen zum Spielraum in der Kinderanalyse

In der Kinderanalyse hat das Spiel den Stellenwert, den der Traum in der Psychoanalyse von Erwachsenen hat. So wie Freud den Traum als die via regia zum Unbewußten bezeichnete, könnte man in Analogie dazu das Spiel als die via regia zum Unbewußten des Kindes verstehen. Die Spielphantasien von Kindern unterliegen wie Träume psychischen Überarbeitungen und sind deshalb ebenfalls nicht so ohne weiteres zu verstehen und müssen entschlüsselt werden. Diese Aufgabe ist in der Kinderanalyse ständig zu leisten: Um zu verstehen, muß das Spiel zunächst in die eigene, erwachsenenverständliche Sprache übersetzt werden. Um dann aber angemessen, d. h. in der Sprache des Kindes und in Metaphern des Spiels reagieren zu können, muß es wieder auf die Spielebene zurückübersetzt werden.

Wenn Kinder die Gelegenheit haben, spielerisch ihren affektiven Zuständen Ausdruck zu verleihen, dann hat ihr Spiel heilende Kräfte, wie z. B. Zulliger (1970) erkannte. Und besonders Winnicott (1973) hat mit seiner Bezeichnung des Spiels als eines intermediären oder potentiellen Raumes die Tiefenwirkung des Spiels beschrieben.

Ich möchte im folgenden Beobachtungen bezüglich dieses Spielraumes mitteilen, die ich in der letzten Zeit in eigenen Behandlungen und in Supervisionen gemacht habe. Was ist eigentlich nötig, daß aus einem "Spielzimmer" ein "Spielraum" wird, in dem sich Spiel ereignen kann, das weder nur zur Innenwelt des Kindes noch nur zu seiner Außenwelt gehört? Mit dem Spielraum meine ich den intermediären Raum, den Winnicott auch den potentiellen Bereich oder potentiellen Raum nennt. Ich werde diese Begriffe in Zukunft synonym verwenden. Mit ihnen beschreibt Winnicott (1973, 116) den Zwischenbereich "zwischen subjektivem Objekt und objektiv wahrgenommenen Objekt, zwischen Ich und Nicht-Ich". Dieser Bereich entsteht in der Wechselwirkung zwischen dem ausschließlichen Erleben des eigenen Ich ("es gibt nichts außer mir") und dem Erleben von Objekten und Phänomenen außerhalb des Selbst und dessen omnipotenter Kontrolle.

Der potentielle Raum ist durch dialektische Prozesse gekennzeichnet: Im Sinne Hegels (Hegel 1807) sind es zwei sich widersprechende Begriffe, von denen der eine den jeweils anderen erschafft, prägt, aufrechterhält und negiert, da sie in einer dynamischen, d. h. sich immer verändernden Beziehung zueinander stehen (Ogden 1997, 4). Im Rahmen der interpersonellen Dialektik erzeugen sich das Subjekt und das Objekt und erhalten sich gegenseitig aufrecht. Eines gibt es nicht ohne das andere und die Bedeutung erwächst aus dem Unterschied. Es gibt kein Bewußtsein ohne das Unbewußte, es gibt keine Mutter ohne einen Säugling, sondern die Mutter erschafft den Säugling und der Säugling erschafft die Mutter. Die Mutter existiert in Form einer haltenden Umgebung, in der die Bedürfnisse des Säuglings selbstverständlich und unauffällig erfüllt werden. Die Zweieinheit von Mutter und Säugling existiert im Bereich der Illusion. Daneben existiert die Mutter auch als reale Person, die z. B. über ihr Muttersein hinaus noch Ehefrau ist, gerade ihr Studium unterbrochen hat oder sich im Mutterschaftsurlaub befindet. Laut Winnicott (1956) gibt es in diesem primären Bereich noch keine Symbole, sondern es herrscht ein ungestörter Zustand "fortwährenden Seins". Dieser Zustand, der sowohl Vordergrund als auch Hintergrund ist, wird später zu einem Erfahrungshintergrund.

Aber keine Zweieinheit kann so vollkommen sein, daß es nicht Mängel in der Anpassung gäbe, und das Kind muß Frustrationen, die erste Hinweise eines späteren Getrenntseins sind, hinnehmen. Wenn die Vermittlung von Trennung einfühlsam geschieht, kann das Kind die entstehenden Frustrationen ohne die Entwicklung pathologischer Abwehrmaßnahmen oder Ängste integrieren. Diese Prozesse des ersten Gewahrwerdens der Getrenntheit spielen sich im 4. bis 12. Lebensmonat ab, und in diesem Kontext schafft das Kind sich Übergangsobjekte zur Bewältigung der Trennung.

Ich möchte die Überlegungen Winnicotts und Ogdens weiterführen und über ein Phänomen dieses potentiellen Raumes, nämlich das dialektische Paar *Trieb und Narzißmus* nachdenken. Bei einem gesunden Kind wie Max aus dem Bilderbuch befinden sich die beiden Entwicklungslinien von Trieb und Narzißmus miteinander in relativem Einklang. Im Moment der Frustration seiner Triebbedürfnisse kompensiert Max dies mit der narzißtischen Phantasie einer Reise zu den wilden Kerlen, und er wird sogar deren König. Aber schließlich ist das emotionale Band zur Mutter so stark, daß er zurückkommt. Seine Mutter ist "good enough" und hat die Frustration empathisch auf ein erträgliches Maß begrenzt; Max findet in seinem Zimmer warmes Essen vor. Indem er den Konflikt mit der Mutter mit Hilfe einer Spielphantasie bewältigt, kommt es zur Reifung seiner Persönlichkeit.

Das Problem der Dialektik zwischen Trieb und Narzißmus wird in der Arbeit mit schwer gestörten Kindern besonders augenfällig, weil bei ihnen diese Dialektik zerstört ist und die beiden zusammengehörigen Pole sich voneinander entfernt haben. Durch ein Übermaß an Frustration oder Verwöhnung in der ersten Lebensphase konnte sich der potentielle Raum zwischen Mutter und Kind nicht entwickeln, sodaß die gesunde dialektische Verschränkung zwischen den triebhaften Bedürfnissen des Kindes und seinem Narzißmus zerrissen ist. Zu den gesunden Verschränkungen zitiere ich Bela Grunberger (1976, 11-12): "Aus der Tiefe des Trieblebens hervorbrechend, folgt der Narzißmus während seines ganzen Daseins einer Linie, die parallel zur Triebentwicklung verläuft. Indem er diese überlagert und verschiedenartig auf sie reagiert, geht er schießlich, jedenfalls im allgemeinen, in eine Synthese mit ihr über, in der die beiden Bestandteile nicht länger unabhängig von einander bestehen bleiben. ...Während der Phase seiner Ausbildung als autonomer Faktor tritt der Narzißmus zur Triebkomponente in eine spezifische dialektische Beziehung."

Dieses von Grunberger so beschriebene Phänomen möchte ich bezogen auf das Spiel und den Spielraum in der Kinderanalyse anhand der Metapher eines *Bildes mit Rahmen* deutlich machen: Innerhalb des Rahmens befinden sich in der Bildmitte die triebhaften Bedürfnisse des Kindes und sein Narzißmus. Sie werden von der analytischen Beziehung umgeben. Der Bilderrahmen stellt den Rahmen der Analyse mit allen zugehörigen Formalien dar. Um das Spiel in diesem Bild zu lokalisieren, brauchte man eigentlich dreidimensionale Darstellungsmöglichkeiten, denn das Spiel würde die gesamte Innenfläche des Bildes mit den Trieben und dem Narzißmus als auch die therapeutische Beziehung umfassen, weil die ihm zugrundeliegenden Kräfte und Inhalte sowohl dem Narzißmus als auch den Trieben zuzuordnen sind und sich innerhalb der therapeutischen Beziehung entfalten. Der Bilderrahmen bleibt als therapeutischer Rahmen vom Spielgeschehen unberührt.

In allen Analysen muß sich zunächst unabhängig vom Störungsgrad des Kindes oder seines Alters zunächst einmal der potentielle Raum entfalten, bevor Konflikte bearbeiten werden können. Das geschieht in Anfangsphasen anhand unterschiedlicher Spiele, die narzißtischen Charakter haben und dem Omnipotenzerleben des Kindes gelten. Sei es, daß ein Kind im Monopoly-Spiel der beste sein will, mit Waffen am erfolgreichsten kämpft oder am besten Fußball spielt, entscheidend ist, daß sich in diesen Spielen ungestört von einem kritischen Diskurs oder deutenden Interventionen ein Raum entfaltet, in dem das Kind mit seinen narzißtischen Bedürfnissen selbstverständlich sein kann, ohne in Frage gestellt zu werden.

Ich möchte das an einigen Spielvignetten des siebenjährigen Daniel deutlich machen.

> Er wurde wegen Einkotens, starker Ängste und heftiger aggressiver Auseinandersetzungen, die er besonders mit der Mutter hatte, vorgestellt. Er stotterte und litt außerdem an einer labilen Gesundheit durch häufige Atemwegsinfekte mit einer Neigung zu Asthma. Die Bildung eines Spielraumes zwischen ihm und seiner Mutter war dadurch erschwert, daß sie sehr viel arbeiten mußte und Daniel in seinem ersten Lebensjahr 7 unterschiedliche Kinderfrauen hatte. Sie hatte während der Schwangerschaft die Vorstellung gehabt, einen ganz besonderen Menschen, eine Art Heilsbringer, zu gebären.
>
> Er ist dysphorisch, angespannt und aggressiv. In der dritten Therapiestunde macht er aus dem großen Spielzimmer ein Fußballfeld. Unser Ball ist aus Schaumstoff. Er deklariert zwei Tore, sehr ungleich: meins ist groß, sodaß seine Schüsse fast immer treffen, seins ist so klein, daß ich kaum eine Chance habe. Er spielt flink und geschickt, schießt ein Tor nach dem anderen und verhöhnt mich, "bist du lahm,

du kannst wohl gar keine Tore schießen, renn doch mal schneller!" Er lacht mich aus, spottet. Es ist zu spüren, daß ein hoher Gewinn lebensnotwendig für ihn ist. Mit allen Mitteln hält er mich davon ab, Tore zu schießen. Ich bin von seinen projektiven Identifizierungen getroffen, fühle mich zu unrecht angegriffen und möchte ihm am liebsten vorwerfen, wie ungerecht z. B. die unterschiedlich großen Tore sind. Die Stimmung ist angespannt, ich bin aufs äußerste angestrengt, meine Gefühle unter Kontrolle zu halten. Es scheint, als gehe es für ihn um Leben und Tod. Wenn ich aber seine Geschicklichkeit und Schnelligkeit bewundere und staune, wie mutig er sich auf den Boden wirft, um einen Ball zu halten, hat das deutlich beruhigende Wirkung. Seine Gesichtszüge entspannen sich.

Nach jeder Stunde ruft er seiner im Wartezimmer wartenden Mutter entgegen, "heute hab ich 20:3 gewonnen" oder "heute hat sie gar kein Tor bekommen." Es dauert lange – wir spielen mehrere Wochen Fußball –, bis er allmählich milder mit mir wird und z. B. sein Tor mal mit meinem tauscht oder mir besondere Fußballtricks verrät. Schließlich scheint sein narzißtischer Hunger soweit gestillt und ein Spielraum entwickelt zu sein, daß er sich triebdynamischen Inhalten im Symbolspiel zuwenden kann:

Wir spielen zunächst an der Ritterburg. Sie gehört ihm. Alle Türme und Zinnen hat er mit gut bewaffneten Rittern besetzt. Die Zugbrücke ist hochgezogen, kein Fremder kann in die Burg hinein. Ich stehe als eine Gruppe schlecht bewaffneter Ritter davor und soll die Burg erobern. Ich soll versuchen, den Burggraben zu überspringen, ertrinke aber darin. Ich soll versuchen, an der Mauer hochzuklettern, werde aber von oben erstochen. Ich will das Erobern der Burg mit den verbleibenden Rittern resigniert aufgeben, werde aber von ihm zum Weitermachen angefeuert. Einige Stunden später – immer mußte ich versuchen, in die Burg einzudringen – folge ich einem eigenen unbewußten Spieleinfall und schlage vor, mir auf der anderen Seite des Zimmers ein Zuhause für meine Ritter einzurichten. Das gefällt ihm, und er beteiligt sich daran: Bäume im Hintergrund, Tiere, ein See, alles wird mit einer Mauer aus Bauklötzen abgegrenzt. Offenbar kann er mich eigenständiger erleben und braucht mich nicht mehr ausschließlich dazu, Anteile seines negativen Selbst zu verkörpern. Aber dann greifen seine Ritter mich an. Meine Mauer hält seinem Angriff nicht stand und einige Ritter werden gefangengenommen, die anderen umgebracht.

In der nächsten Stunde gestaltet er diese Spielphantasie weiter aus: Ich bekomme ein richtiges Haus. Dafür wird das Puppenhaus leergeräumt. Aus den Fenstern läßt er eine Ratte, eine Riesenspinne und einen Dinosaurier zu seiner Burg herüberschauen. Er kommt mit seinen Rittern zum Kampf. Diesmal hat er es schwer, gegen so starke Gegner zu siegen, aber es gelingt ihm schließlich. Allerdings ist der Kampf langwierig, denn die gefährlichen Tiere wehren sich. Als ich nachdenklich sage, "so ein Haus mit so gefährlichen Tieren ...". "Ja", sagt er, "da hat man Angst". Von den Eltern weiß ich, daß zu Hause seine Angst so groß ist, daß er nicht allein ins Obergeschoß des Hauses geht, wo sein Zimmer liegt. Der kleine Bruder oder einer der Eltern müssen ihn begleiten.

Die Art seiner Objektverwendung hat sich mit dem Wechsel vom Fußballspiel zum Spiel mit der Ritterburg verändert, denn wir spielen nun auf der Symbolebene. Ich bin beim Spiel mit der Ritterburg nicht mehr direkt Frau Diepold wie beim Fußballspiel, sondern ich bin die schwächere Rittergruppe. Dadurch gibt es für die Gegenübertragung Erleichterung, weil ich nicht mehr so direkt die Zielscheibe seines Spottes und seiner Verachtung bin. Aber nach wie vor stehen narzißtische Bedürfnisse im Vordergrund: seine Burg ist unangreifbar, er ist der Stärkere, ich bin schwach und verachtenswert, meine Ritter haben nie eine Chance; und trotzdem sollen sie immer weiterkämpfen, damit erneut seine Omnipotenz deutlich wird. Auch das Fußballspiel hat sich verändert: Er braucht es als eine kurze Episode am Anfang jeder Stunde, um sich narzißtisch aufzufüllen und so seine Omnipotenz zu spüren, bevor er sich dann ängstigenden Triebinhalten auf der Symbolebene zuwenden kann.

Besonders in Analysen schwer gestörter, traumatisierter Patienten fehlt zu Beginn ihrer Analyse ein Spielraum. Deshalb brauchen sie eine Anfangsphase, in der sie narzißtische Allmacht walten lassen und ihre Omnipotenz erleben können. Sie brauchen die Möglichkeit zu projektiven Identifizierungen, bei der sie Teile ihres Selbst im Analytiker deponieren und Druck auf ihn ausüben, daß er sich genauso verhält und erlebt, wie die projektive Phantasie es von ihm verlangt. Er verarbeitet diese Projektion auf der Grundlage seiner Empathie für den Patienten, der schließlich den durch den Analytiker modifizierten Selbstaspekts wieder in sich hineinnehmen kann. So schaffen Kinder sich in der regressiven Therapiesituation den Spielraum, den sie früher in ihrem Leben nicht ausreichend gehabt haben. Das erst schafft in der Analyse Grundlage und Raum für die Bearbeitung konflikthaften Materials (Diepold 1995).

Die therapeutische Umsetzung dieser Erkenntnisse ist schwierig, weil starke psychische Kräfte im Analytiker die projektiven Identifizierungen der Patienten abzuwehren versuchen. Einige abwehrende Rationalisierungen will ich nennen: Ich will mich nicht vom Kind körperlich auspowern lassen; ich will mich nicht ständig zu einer Aktivität zwingen lassen, die ich eigentlich nicht will; ich erschrecke über meine eigenen heftigen Affekte, vor allem meine heftige Wut; ich merke, daß mir meine empathischen Fähigkeiten abhanden kommen und überlege: "Es ist nicht gut, mich vom Kind immer in eine schwache Position bringen zu lassen, weil ich ihm auf diese Weise doch gar keine Stütze sein kann, daher sollte ich dieses Spiel unterbrechen und ihm mehr Halt und Struktur geben; und müßte ich nicht eigentlich deuten, was hier passiert?"

Projektive Identifizierungen sind schwer zu ertragen, weil die dadurch ausgelösten heftigen Affekte real erlebt werden und nicht als eine spielerische Konstruktion verstanden werden können. Man kann das als ein "Negativ des Spiels" (Ogden, 15) oder ein "Negativ von Beziehung" verstehen.

Zur analytischen Arbeit innerhalb des potentiellen Raums noch eine Vignette aus der 55. Std. von Daniel.

Wir spielen Fußball. "Welcher Verein warst du noch immer?" – "Der Tabellenletzte Freiburg". – "Ich bin Dortmund. ... Dein Tor könnte etwas kleiner sein, so 2 Zentimeter, nee, besser 1 Zentimeter". – Ich rücke den begrenzenden Sessel ein kleines Stück zur Mitte, "so ist es gut." Als der Spielstand 6:2 ist, sagt er: "Wir wollen das Spiel noch einmal anfangen." – "Weil ich jetzt zu viele Tore habe?" – Er nickt, und wir lächeln uns dabei freundlich und wissend zu.

Das nächste Tor, das ich in dem neuen Spiel schieße, will er nicht zählen. Ich registriere Ärger und sage, "Das gefällt mir nicht, ich glaube, wir würden einen Schiedsrichter gebrauchen, weil wir uns öfter streiten, ob meine Tore richtig waren und zählen sollen." – "Dann nehmen wir meinen Vater als Schiedsrichter, nein, das ist nicht gut, lieber meinen Bruder, der gibt mir immer recht."

Bei *einer* Ballauseinandersetzung rangeln wir wild um den Ball, und halten dann laut lachend inne. Fröhlichkeit ist etwas ganz Neues. Aber er läßt wieder Tore von mir nicht gelten, was ich nun nicht mehr wie in der Anfangsphase der Analyse hinnehme. Ich bin ärgerlich, erhebe deutlich Einspruch und sage schließlich, daß ich so keine Lust mehr zum Spielen hätte, wenn ich gar keine gerechten Chancen bekäme. Ich steige innerlich aus dem Spiel aus, habe keine Lust mehr zum Kämpfen, höre damit auf und lasse seine Bälle ohne Abwehr ins Tor gehen. Soll er doch gewinnen!

Er erhebt laut Einspruch: "Frau Diepold, du mußt richtig drippeln, los, wir wollen richtig kämpfen, sonst macht das Gewinnen keinen Spaß." – "Aber dann will ich ein gerechtes Spiel."

Bei 22:5 hören wir nach etwa 20 Min. auf. Es ist in dieser Vignette deutlich geworden, daß der potentielle Raum inzwischen so groß geworden ist, daß wir uns beim Spiel über unsere unterschiedliche Realitätswahrnehmungen auseinandersetzen können und ich mir ein Recht auf meine Individualität nehmen kann.

Er wendet sich darauf dem Doktorspiel zu, von dem ich abschließend eine Vignette schildere: "Jetzt spielen wir wieder Doktor. Haben wir überhaupt noch genug Zeit? Du bist wohl krank und kommst wohl zum Arzt. Was hast du? Bauchschmerzen? Leg dich hin. Mach deine Bluse hoch, ich will dich abhorchen." – "Ich *spiele*, daß ich meine Bluse hochmache." – "Das macht keinen Spaß, bitte, Frau Diepold, mach sie hoch, nur ganz kurz." – "Ich möchte das nicht, das weißt du ja schon. Aber ich kann das gut *spielen*, im Spiel mache ich meine Bluse hoch. ... Wir haben doch auch so gut mit den Rittern an der Burg gespielt, und das waren auch keine *echten* Ritter." – "Sag mir warum, warum du das nicht willst, dir ist es peinlich, nicht? Ich erzähl es auch nicht meiner Mutter, die fragt mich nämlich immer, was habt ihr denn gespielt, das ist mir zu peinlich." – "Ich möchte keine Spiele mit Kindern machen, die peinlich sind, aber ich möchte gern mit dir zusammen verstehen, warum ich unbedingt meine Bluse hochmachen soll." Er guckt mich intensiv an, ich fahre fort: "Ich weiß, daß man als Junge so schrecklich gern wissen möchte, wie große Frauen wirklich aussehen." Er nickt und schaut dann auf die große Uhr an der Wand. "Es ist schon so spät, wir verlieren soviel schöne Zeit, nun mach schon, und wenn du deine

Bluse nicht hochschieben willst, dann deine Hose, eines von beiden." – "Ich merke, du willst mich gerne zwingen, das zu tun, was du willst." – Er lacht, "ja". Nach einer nachdenklichen Weile, "oder wirst du es nie tun?" Ich nicke. "Dann spielen wir jetzt eben was anderes." Er holt uns Boxhandschuhe und fängt an zu boxen. Wir boxen zwar heftig, aber eher lustvoll, nicht wütend und gemein. Er geht zufrieden und ausgeglichen aus der Stunde.

In dieser Spielsequenz vermischt Daniel, indem er mich zum Hochschieben meiner Bluse auffordert, den Realitäts- mit dem Phantasieraum und überschreitet damit den Rahmen des Spiels. Wir haben plötzlich keinen Spielraum mehr und das Spiel wird ernst. Ich stelle den Rahmen wieder her, indem ich dafür sorge, daß es ein Spiel bleibt.

Wenn man den bisherigen Therapieverlauf mit dem Fußballspiel am Anfang, dem Symbolspiel an der Burg und den nachfolgenden Doktorspielen betrachtet, dann zeigt sich, daß Daniel im potentiellen Raum inzwischen auf der Grundlage eines besseren Selbstwertgefühls phallisch-ödipale Triebimpulse zeigen kann. Wir können darüber verhandeln, spielerisch damit umgehen, und er kann am Ende eine Frustration hinnehmen, ohne die Beziehung abzubrechen. Er berücksichtigt mich als Person mit eigenen Rechten, und ich bin nicht mehr wie am Anfang eine Verlängerung seines eigenen Selbst. Meist stellt er sich am Stundenbeginn den potentiellen Raum, den er für die Bearbeitung seiner narzißtischen Störung braucht, durch ein kurzes Fußballspiel rasch her. Vermutlich wird er bald ganz darauf verzichten können, weil er sich dieses Raumes zwischen uns auch ohne aktuelle Omnipotenzerfahrung sicher genug ist.

3 Anforderungen an Analytiker

Welche Aufgaben müssen Analytiker übernehmen, damit sich Patienten der Spielraum eröffnet, den sie für ihre Konfliktbewältigung und ihre Persönlichkeitsreifung gebrauchen? Auf der Realitätsebene muß der Rahmen gestaltet werden, wodurch sich erst der Spielraum für den Patienten eröffnet. Auf der Ebene des Spiels wird mit dem Patienten interagiert. Diese beiden Ebenen dürfen nicht vermischt werden.

1. Durch die Festlegungen von Ort, Zeit und Verhaltensweisen, die Gegenstand des sog. Paktgespräches sind, muß ein *Rahmen gesetzt werden*. Zu den Rahmenbedingungen gehört auch die Bereitstellung von geeignetem Spielmaterial (Sand, Puppenhaus, Kasperpuppen, Ritterburg, Malutensilien etc.) in einem "Spiel-Zimmer" (nicht: "Behandlungs"-Zimmer!). Zu Beginn jeder Stunde wird der spezifische Rahmen neu gesetzt, wodurch dem Patienten ein "Spielraum" geöffnet wird, so daß er anfangen kann, darin seine Defizite, Traumatisierungen und/oder Konflikte zu thematisieren.

2. Innerhalb dieses Spiel-Raumes ist die Rolle der Analytiker anders: Sie müssen sich *empathisch* auf die Spiel-Welt des Kindes einlassen, müssen die Rolle(n) übernehmen, die das Kind ihnen im Spiel zuweist und müssen mitspielen. Aber:

3. Dabei muß man sich *abstinent* verhalten, d.h.: Man muß eigene Gefühle unter Kontrolle halten und sie als Gegenübertragung nutzen, darf nicht selbst auf der Spielebene "agieren", z.B. nicht gewinnen wollen oder eigene Interessen verfolgen. Insofern ist diese Interaktion eine sehr kontrollierte.

   Dazu ist eine ausreichend stabile Selbst-Regulation nötig. Die kann gefährdet werden, wenn man z.B. durch die Abwehr des Patienten so gequält und verfolgt wird, daß man das Spiel nicht mehr als zur Zeit nötig und sinnvoll verstehen kann, sondern als real erlebt. Das kann insbesondere bei sog. Frühstörungen geschehen, bei denen man in der Regel einen triangulierenden Dritten (z.B. in der Supervision) braucht, der die Übertragungs-Gegenübertragungsverstrickungen aufzulösen hilft.

4. Man muß Sorge dafür tragen, daß der *Rahmen eingehalten* wird. So besteht beim Fußballspiel im Zimmer z. B. die Absprache, daß der Ball nicht in die Höhe geschossen werden darf oder beim Spiel am Sandkasten der Sand nicht mutwillig herausgeworfen wird. Wenn diese Absprachen nicht eingehalten werden, setze ich Grenzen, indem ich zunächst deutlich auf unsere Absprache hinweise, und wenn das nicht ausreicht, indem ich dieses Spiel beende. Auch am Stundenende muß man dafür sorgen, daß die Stunde rechtzeitig beendet wird. Damit wird die Ebene gewechselt, und Patient und Analytikerin verabschieden sich nun als reale Personen voneinander.

Ich fasse zusammen und schließe: Analytiker setzen auf der Realitätsebene einen Rahmen, eröffnen damit dem Kind einen Spielraum, spielen mit: sie begleiten es auf dieser Ebene empathisch, aber abstinent-reflektiert, sorgen für die Stabilität dieses Rahmens und gehen mit dem Kind auf die Ebene der Realität zurück. Wenn diese Bedingungen auf Seiten der Analytiker nicht erfüllt werden, wird es nicht zur Entfaltung des potentiellen Raumes kommen. Für Patienten besteht dann die Notwendigkeit zur Verstärkung der Abwehr und Stabilisierung des falschen Selbst.

Wenn aber die Möglichkeiten des Spielraumes therapeutisch genutzt werden, dann wird durch Empathie soviel Schutz geschaffen, daß Patienten ihre Abwehr lockern können. Dann können sie sich an die Bearbeitung der narzißtischen Verwundungen und Triebkonflikte wagen und sich innerhalb der therapeutischen Beziehung damit auseinandersetzen. Dann wird es wieder zu einer dialektischen Verschränkung von Narzißmus und Trieb kommen.

Von der Psychagogik zur analytischen Kinderpsychotherapie (1994)[1]

Vortrag zum 40 jährigen Bestehen des Göttinger Psychoanalytischen Instituts in Tiefenbrunn am 26.11.1994

> "Auf alle Fälle darf man ... behaupten, daß Analysen von kindlichen Neurosen ein besonders hohes theoretisches Interesse beanspruchen können. Sie leisten für das richtige Verständnis der Neurosen Erwachsener ungefähr soviel wie die Kinderträume für die Träume der Erwachsenen. Nicht etwa, daß sie leichter zu durchschauen oder ärmer an Elementen wären; die Schwierigkeit der Einfühlung ins kindliche Seelenleben macht sie sogar zu einem besonders harten Stück Arbeit für den Arzt. Aber es sind doch in ihnen so viele der späteren Auflagerungen weggefallen, daß das Wesentliche der Neurose unverkennbar hervortritt."[2]

In den 85 Jahren seit dem Freud'schen Zitat hat die Kinderanalyse in Deutschland eine bemerkenswerte Entwicklung durchgemacht. Daran hat das Göttinger Institut einen nicht geringen Anteil. Ihn zu verdeutlichen, ist Aufgabe meines Referats. Ich möchte dies tun, indem ich zuvor auf die historische Entwicklung eingehe.

1 Zur Situation der Kinderanalyse in Berlin vor und nach dem Krieg

Die Kinderanalyse in Deutschland wurde durch Pädagoginnen und Pädagogen wie Hermine Hugh-Hellmuth, Anna Freud und Melanie Klein, August Aichhorn sowie Hans Zulliger geprägt. Am alten Berliner Psychoanalytischen Institut arbeiteten vor seiner Zerschlagung durch die Nationalsozialisten eine Gruppe von Analytikern mit Kindern, neben Melanie Klein Steff und Berta Bornstein Ada Müller-Braunschweig und Siegfried Bernfeld. Anna Freud hielt Gastvorlesungen.[3]

---

[1] veröffentlicht in: Inge Weber (Hrsg.): Symposion "40 Jahre Psychoanalytisches Institut Göttingen", Göttingen 1995, 65-72

[2] S. Freud (1918): Aus der Geschichte einer infantilen Neurose. GW XII, 31

[3] Bannach, H.-J. (1969): Die wissenschaftliche Bedeutung des alten Berliner Psychoanalytischen Instituts. In: Psyche 23, 242-254

Die erzwungene Emigration vieler Analytiker brachte eine Verarmung der Psychoanalyse, deren Auswirkungen noch heute zu spüren sind. Im "Deutschen Institut für psychologische Forschung und Psychotherapie", dem sog. "Reichsinstitut", wurden die Freudianer immer mehr in den Untergrund gedrängt, die Gruppe um Schultz-Hencke und die Analytische Psychologie konnten sich behaupten und überlebten die Nazi-Herrschaft. Es wurde zwar vereinzelt auch über neurotische Störungen im Kindesalter diskutiert und geforscht, aber im Grunde war die Geschichte der Kinderanalyse in Deutschland vorerst beendet.[4]

Bald nach dem Krieg wurde im DPG-Institut in Berlin ein Ausbildungsgang für Psychagogen konzipiert. Neben Harald Schultz-Hencke war Felix Böhm maßgeblich an dieser Gründung beteiligt, den ich jetzt zitieren möchte:

> "Angeregt durch viele aus dem Ausland zu uns gedrungenen Mitteilungen und veranlaßt durch die katastrophale Situation unserer Jugend, welche unter den besonders erschwerenden Bedingungen des Hitlerregimes, des Krieges und der Nachkriegszeit gelitten hatte, wurden unter der Initiative der damaligen Stadträtin Erna Maraun von Mitgliedern des Berliner Instituts für Psychotherapie im Herbst 1947 eingehende Beratungen gepflogen, wie in Berlin Institutionen geschaffen werden könnten, welche die Aufgabe der in England und in den USA entstandenen child guidance clinics übernehmen könnten. Wir einigten uns dahin, daß es vor allem darauf ankäme, geeignete Kräfte heranzubilden, die die Betreuung von schwierigen Kindern und die Beratung von deren Beziehungspersonen durchführen könnten, wobei wir von der Tatsache ausgingen, daß etwa 80% der auffällig gewordenen Kinder und Jugendlichen keiner eingehenden tiefenpsychologischen Therapie bedürfen, sondern von hierzu herangebildeten Kräften durch Betreuungen von ihren Auffälligkeiten, sei es im Sinne von Neurosen oder von Verwahrlosungserscheinungen, befreit werden könnten."[5]

Es ist interessant zu sehen, daß hier nicht an die psychoanalytische Tradition des alten Berliner Instituts aus den 20er Jahren angeknüpft wurde, vielmehr wurde ein eher praxisorientierter, an der Sozialtherapie ausgerichteter Beruf geschaffen, dessen Vorbild die Arbeit der social workers an den Child Guidance Clinics in den USA und England war, die in etwa unseren heutigen Erziehungsberatungsstellen vergleichbar sind.[6]

Das Berliner Psychoanalytische Institut wurde mit der Ausarbeitung von Richtlinien für die Ausbildung beauftragt und das wissenschaftliche Landesprüfungsamt

[4] Vgl. Knöll, H. (1985): Ausschnitt zur Entwicklung der Analytischen Kinder- und Jugendlichen-Psychotherapie in der Bundesrepublik Deutschland und West-Berlin. In: Arbeitskreis DGPPT/VKJP, H. 1, 8-17

[5] Böhm, F. (1952): Zur Ausbildung und Arbeitsweise der Psychagogen (Erziehungsbetreuer). In: Praxis der Kinderpsychologie und Kinderpsychiatrie, 67

[6] Vgl. Böhm(1952), 66

legte eine Ausbildungs- und Prüfungsordnung fest. Zugelassen wurden Kindergärtnerinnen, Hortner, Heimleiter, Fürsorger und Lehrer, wenn sie mindestens fünf Jahre mit Kindern gearbeitet hatten. Die Ausbildung fand in den Theorieseminaren und Vorlesungen parallel zur Ausbildung der Erwachsenenanalytiker statt, und sie umfasste die Lehrmeinungen aller drei am Institut vertretenen Schulrichtungen. Gleichzeitig mussten sich die Kandidaten einer Lehranalyse von mindestens 150 Stunden unterziehen. Nachdem vier Semester absolviert waren, 25 Anamnesen erhoben und zwei Kinderbehandlungen unter Supervision durchgeführt waren, erfolgte das Examen, und nach einjährigem Berufspraktikum erfolgte die staatliche Anerkennung.

Als Berufsbezeichnung wurde der merkwürdige, aber eigentlich treffende Name "Psychagoge" gewählt, nachdem auch "Psycho-Pädagoge" im Gespräch gewesen war. Diesen Namen hatte es bereits früher gegeben: nach dem ersten Weltkrieg in Lausanne, wo es für kurze Zeit ein "Institut de Psychagogique" gab, und in der 1922 gegründeten Erziehungsberatungsstelle in München, wo man vor allem dann von "psychagogischer Betreuung" sprach, wenn es sich um verwahrloste Jugendliche handelte.[7] Die Berufsbezeichnung "Psychagoge" sollte die Verbindung von Pädagogik und Psychotherapie deutlich machen. In dieser Hinsicht folgte man direkt einer Forderung Freuds, und ich möchte ihn dazu noch einmal zitieren:

> "An diese Kinderanalysen knüpfen sich mancherlei Interessen; es ist möglich, daß sie in der Zukunft zu noch größerer Bedeutung kommen werden. Ihr Wert für die Theorie steht ja außer Frage. Sie geben unzweideutige Auskünfte über Fragen, die in den Analysen Erwachsener unentschieden bleiben, und schützen den Analytiker so vor Irrtümern, die für ihn folgenschwer wären. Man überrascht eben die Momente, welche die Neurose gestalten, bei ihrer Arbeit und kann sie nicht verkennen. Im Interesse des Kindes muß allerdings die analytische Beeinflussung mit erzieherischen Maßnahmen verquickt werden. Diese Technik harrt noch ihrer Ausgestaltung."[8]

1926, als Freud diese Überlegungen in seiner Schrift "Die Frage der Laienanalyse" anstellte, wurde die notwendige Verbindung der beiden Disziplinen Pädagogik und Psychoanalyse auch durch die Gründung der "Zeitschrift für psychoanalytische Pädagogik" dokumentiert, an deren Herausgabe Anna Freud maßgeblich beteiligt war.

Die "Verquickung" von Pädagogik und Psychoanalyse ergibt sich aus der unabgeschlossenen Entwicklung der Kinder und ihrer Abhängigkeit von Eltern und Geschwistern in der Familie. Damit sie am Ende ihrer Behandlung nicht in die alten Schwierigkeiten zurückfallen, muß das soziale Umfeld, in dem die Neurose entstanden ist, so verändert werden, daß sie ihre Konflikte auf reifere Weise lösen können. Kindertherapeuten müssen also auch mit den Eltern arbeiten, die jedoch nicht ihre Patienten sind, aber an der neurotischen Erkrankung ihrer Kinder aufs engste

[7] Neidhardt, W. (1990): Von der Psychagogik zur Kinderananlyse. In: Arbeitskreis DGPT/VKJP, H. 3, 2

[8] S. Freud, (1926): Die Frage der Laienanalyse. GW XIV, 244

beteiligt sind. Die Erfahrung zeigt, daß Kindertherapien nur dann eine günstige Prognose haben, wenn auch die Eltern sich schließlich in einen Prozeß begeben, in dem sie ihre eigenen Konflikte in der therapeutischen Beziehung soweit bearbeiten, daß das Kind frei wird, den Anschluss an seine altersentsprechende Entwicklung wiederzuerlangen. Es erfordert therapeutische und pädagogische Expertise, damit die neurotisierenden Bedingungen in der Familie sich verändern, und es ist in der Regel ein Balanceakt zwischen Erziehungsberatung und Erwachsenenpsychotherapie.In der Ausbildungsordnung wurde deshalb eine mehrjährige berufliche Tätigkeit mit Kindern im Bereich der Erziehung gefordert, damit die Kandidaten auch über erzieherische Kompetenz verfügten.

Heute sehen die Psychotherapie-Richtlinien vor, daß im Normalfall auf jede 4. Behandlungsstunde mit dem Kind eine Stunde "begleitende Psychotherapie" mit den Bezugspersonen folgt, wie es in der Richtliniensprache heißt. Das reicht manchmal nicht aus, um die psychischen Probleme von Eltern und Geschwistern mit zu verändern. Die notwendige Arbeit mit den Eltern und der Familie hat dazu geführt, daß in das Ausbildungscurriculum stärker familiendynamische und systemtheoretische Ansätze integriert wurden. Die Kinderanalyse ist eben, wie Freud sagt, "ein besonders hartes Stück Arbeit".

Ich komme noch einmal in die Anfangszeit des Berufes zurück: Die Absolventen hatten mit einer entscheidenden Schwierigkeit zu kämpfen: Das Berliner Institut ermöglichte ihnen zwar eine anspruchsvolle Ausbildung mit einer Lehranalyse, die genau so lang war wie die der Ärzte, mit Vorlesungen und Seminaren in psychoanalytischer Theorie, Anamnesen und Supervision für die ersten Behandlungen sowie einer staatlichen Anerkennung. Sie waren zu psychoanalytischen Therapeuten ausgebildet, aber sie durften ihren Beruf nicht im eigentlich erlernten Sinn ausüben. Ich zitiere noch einmal Felix Böhm:

> "...sie (die Kandidaten, B.D.) sind vor Beginn ihres Studiums an unserem Institut hinreichend darüber unterrichtet worden, daß sie nur sogenannte "leichtere Fälle" betreuen dürfen und keine analytische Psychotherapie an wirklich kranken Kindern durchführen dürfen."[9]

Das war den ärztlichen Psychotherapeuten vorbehalten, die Psychagogen dagegen sollten mit einem Stundenlimit von 35 Stunden die leichteren Störungen betreuen, wohlgemerkt nicht behandeln. Diese Unterscheidung in leichtere und schwerere Fälle ließ sich in der Praxis nicht durchführen: Enuresis diurna et nocturna, Pavor nocturnus, angst- und zwangsneurotische Erkrankungen sowie Verwahrlosungserscheinungen sind nicht unbedingt "leichte" Erkrankungen, außerdem widmeten sich damals wie heute nicht genügend ärztliche Psychoanalytiker der Arbeit mit Kindern.

Ich sehe in dieser Berufskonzeption Probleme: Warum sollten Kandidaten, die Kinder nur psychagogisch betreuen und die expressis verbis keine Psychoanalyse machen durften, eine anspruchsvolle psychoanalytische Ausbildung mit Theorieseminaren und sogar einer Lehranalyse durchlaufen? Der häufiger zu hörende Vorwurf: "Die spielen doch nur mit den Kindern, das ist doch keine richtige Psychoanalyse"

[9]Böhm (1952), 68

hat hier m. E. seine historische Wurzel. Aber das war, wie das Zitat von Böhm zeigt, von den Gründern durchaus so intendiert. Fiktion und Wirklichkeit klafften auseinander. Psychagogen wurden für etwas ausgebildet, was sie letztlich nicht anwenden durften.[10]

Diese Diskrepanz zwischen den eigentlich hohen Ansprüchen der Ausbildung und der real möglichen Berufsausübung lag meiner Ansicht nach an den zu niedrig gewählten Eingangsvoraussetzungen für den Beruf, indem u. a. auch Nichtakademiker zur Ausbildung zugelassen wurden. Es ist schade, daß man hier nicht an die Tradition der Laienanalyse angeknüpft hat. Laienanalytiker sollten – ich zitiere Freud – "Personen von akademischer Bildung, Doktoren der Philosophie, Pädagogen und einzelne Frauen von großer Lebenserfahrung und überragender Persönlichkeit" sein.[11] Als ob Freud die Berliner Entwicklung geahnt hätte, schrieb er 1926: "Vielleicht kommt noch einmal ein Amerikaner (in diesem Fall Berliner) auf den Einfall, es sich ein Stück Geld kosten zu lassen, um die social workers seines Landes analytisch zu schulen und eine Hilfstruppe zur Bekämpfung der kulturellen Neurosen aus ihnen zu machen. (Sein fiktiver Gesprächspartner antwortet, Zufügung B. D.) "Aha, eine neue Art von Heilsarmee." Schultz-Hencke gründete zwar keine Heilsarmee, er nannte sie Psychagogen (Erziehungsbetreuer).

Diese Entscheidung, den Beruf des Psychagogen auch Nichtakademikern zugänglich zu machen, mag 1947, als nur etwa 5 % eines Altersjahrgangs studierte, pragmatisch richtig gewesen sein. Für die Stellung der Psychagogen in der psychoanalytischen Fachwelt allerdings war die Entscheidung ungünstig, denn sie hatte Mehreres zur Folge: Psychagogen waren nicht ausgebildet, wissenschaftlich zu arbeiten, d. h. mit Literatur kritisch umzugehen, Hypothesen theoriegeleitet zu entwickeln, Überprüfungsverfahren anzuwenden, empirische Untersuchungen durchzuführen und Ergebnisse intersubjektiv überprüfbar darzustellen. Demzufolge war ihr Sozialprestige niedrig.

Es wurde noch niedriger durch die geringe Reputation, die in unserer Gesellschaft die Arbeit mit Kindern hat, und die Tatsache, daß der Beruf des Psychagogen ein typischer Frauenberuf mit wenig Vollzeittätigen war, die die Berufsarbeit mit der Familienarbeit in Einklang bringen mussten. Außerdem konnten Psychagogen sich nicht selber ausbilden, sondern blieben in den Seminaren, Supervisionen und vor allem in der Lehranalyse abhängig von den Erwachsenenanalytikern.

2 Psychagogik in Göttingen

Ich komme von Berlin nach Göttingen, genauer gesagt nach Tiefenbrunn. 1953, also nur 6 Jahre nach Gründung des Psychagogenberufes, kam Werner Schwidder aus Berlin nach Tiefenbrunn und brachte ein ausgeprägtes Interesse für die Behandlung neurotisch erkrankter Kinder mit. Er gründete die Kinderstation "Rosenvilla", wirkte inspirierend, wertete die therapeutische Arbeit mit den Kindern auf und schaffte kinderanalytische Identität. Auch noch als Chefarzt der Klinik widmete er den gesamten Samstag Vormittag der Kinderstation: Er machte Visiten und führte Supervisionen und Weiterbildung für die Mitarbeiter durch. Rudolf Adam, ebenfalls aus Berlin gekommen, war der erste Stationsarzt der neuen

[10] vgl. U. Neumann (1980): Der Historie zuliebe. In: Beiträge zur analytischen Kinder- und Jugendlichenpsychotherapie, H. 30

[11] S. Freud (1926), 279

Kinderstation, wo als Psychagogen u. a. Käte Dühssler, Brigitte Richter, Ursula Neumann und später Harry Knöll wirkten.

Offiziell hatten Psychagogen auch in Tiefenbrunn die Kinder zu "betreuen". De facto war es aber in Tiefenbrunn so, daß die Psychagogen alle Kinder analytisch entsprechend der Schulrichtung Schultz-Henckes behandelten, die auf der Station waren. Ursula Neumann wurde während ihrer Tätigkeit in Tiefenbrunn erste Vorsitzende des neugegründeten Berufsverbandes der Psychagogen, und in dieser Funktion brachte sie alle Institute, an denen Psychagogen ausgebildet wurden, an einen Tisch, um Richtlinien für eine einheitliche Ausbildung zu erarbeiten. Daraus ging die Ständige Konferenz der Weiterbildungsinstitute hervor. Damit war ein wichtiger Schritt zur Professionalisierung unseres Berufsstandes gemacht. Das wäre nicht möglich gewesen, wenn nicht Ärzte mit Engagement für die Kinderanalyse hier entscheidend mitgearbeitet hätten. Im Göttinger Institut waren das damals neben Werner Schwidder maßgeblich Rudolf Adam und für kurze Zeit Helmut Ockel, der dann nach Hannover ging. Rudolf Adam formulierte 1953 "Gesichtspunkte zur Ausbildung von Psychagogen", 1962 wurde eine vorläufige Ausbildungs- und Prüfungsordnung gedruckt, 1966 um die Anerkennung der Kinderpsychotherapie als Kassenleistung verhandelt, und ab 1969 liefen dann im Kultusministerium in Hannover die Beratungen bezüglich einer staatlichen Ausbildungs- und Prüfungsordnung und der staatlichen Anerkennung, die 1972 für Niedersachsen verankert wurde. Es waren viele Stellungnahmen und Sitzungen nötig, in denen Psychagogen mit Psychonalytikern gemeinsam für eine Anerkennung und Qualifizierung des Berufsstandes kämpften.

Tiefenbrunn ist über die Jahre ein Zentrum der Kinder- und Jugendlichenpsychotherapie geblieben, in dem Behandlungskonzepte entwickelt und viele Tagungen durchgeführt werden. Unter der Leitung von Johann Zaunerwurde die klinische Behandlung und die Gruppenpsychotherapie von Kindern und Jugendlichen konzeptualisiert. Diese Arbeit wird von Anette Streeck-Fischer seit über 10 Jahren fortgeführt und weiterentwickelt.

Mit der Gründung der Erziehungsberatungsstelle in Göttingen durch Rudolf Adam verlagerte sich ein Schwerpunkt psychotherapeutischer Arbeit mit Kindern und Jugendlichen von Tiefenbrunn nach Göttingen. Es gab jetzt zwei Zentren: Tiefenbrunn für die klinische Behandlung und die EB in Göttingen für den ambulanten Bereich sowie für die Erziehungsberatung. Die Weiterbildung war etabliert. Es waren in den 50er und 60er Jahren Einzelne, die sich dieser langen Ausbildung unterzogen, und erst Anfang der 70er Jahren vergrößerte sich die Zahl zu einer Ausbildungsgruppe, zu der ich seinerzeit gehörte. Der größeren Zahl der Weiterbildungsteilnehmer trug das Institut durch die Teilung der Unterrichtsausschüsse 1971 Rechnung, und die erste Vorsitzende des Unterrichtsausschusses für Psychagogen war Leonore Gerbaulet, unter deren Leitung die Zahl der Kandidaten allmählich größer wurde, die Mitarbeit des Göttinger Instituts in der Ständigen Konferenz der Ausbildungsinstitute begann und sich ein Gruppenbewußtsein unter den Kindertherapeuten entwickelte. Leonore Gerbaulets Nachfolger wurde 1978 Hans-Jürgen Dallmayer, von dem 1982 Rüdiger Haar als erster Kindertherapeut das Amt übernahm, dessen Nachfolger seit dem Januar dieses Jahres Walter Bauers ist. Damals war es wie heute: eine Reihe grundlegender Vorlesungen und Seminare zur psychoanalytischen Theorie finden für Kandidaten beider Ausbildungsgänge gemeinsam statt. Die behandlungstechnischen und kasuistischen Seminare,

Seminare zur Elternberatung, zu Spielen, Märchen und Träumen und zur Gruppenpsychotherapie bei Kindern und Jugendlichen werden getrennt angeboten.

Was uns in den 70er Jahren umtrieb, war die Umorientierung von der Neopsychoanalyse Schultz-Henckes zur Freudschen Psychoanalyse, und das bewegte alle Kandidaten des Instituts. Johann Zauner brach zu neuen Ufern auf, indem er mit uns klassische sowie aktuelle amerikanische und angelsächsische Arbeiten zur Kinderanalyse in seinen Seminaren las und die Erkenntnisse in den Kontrollen behandlungstechnisch umsetzte. In unserer Arbeitsgruppe bemühten wir uns, die für erwachsene Patienten konzipierten Konzepte der Objektbeziehungstheorie und der Selbstpsychologie auf die Behandlung von Kindern und Jugendlichen zu beziehen. Das brachte uns in der Übergangsphase manchmal in Auseinandersetzungen mit Dozenten, die weiterhin die Schultz-Henckeschen Positionen lehrten und in Kontrollanalysen vertraten. Aber seit langem ist auch im Bereich der Kindertherapie die Wendung von neo-analytischen Positionen hin zum Mainstream der Psychoanalyse gelungen.

Etwa zeitgleich damit war auch der Übergang von der Psychagogik zur Kinderanalyse in verschiedener Hinsicht geschafft: Unsere Tätigkeit muß nicht mehr wie in den Anfängen als Betreuung getarnt, sondern kann als das benannt werden, was sie ist, nämlich die psychoanalytische Behandlung von Kindern und Jugendlichen. Daher wurde 1975 offiziell die Berufsbezeichnung geändert. Psychagogen wurden "analytische Kinder- und Jugendlichenpsychotherapeuten" , was meiner Ansicht nach keine besonders glückliche Lösung war. Aber die stimmigere Bezeichnung "Kinderanalytiker" war damals noch nicht möglich. Seit 1982 sind Kindertherapeuten ordentliche Mitglieder im Institut, und wir waren damit wegbereitend für eine Reihe anderer DPG-Institute. Die Kindertherapeuten an den DPV-Instituten dagegen können keine ordentlichen Mitglieder werden und sind noch nicht einmal zu wissenschaftlichen Weiterbildungen zugelassen. Unser Institut war auch das erste, das 1982 einen Kindertherapeuten als Vorsitzenden des Unterrichtsausschusses KJP hatte, der von dem Zeitpunkt an auch Mitglied im Institutsvorstand wurde. Diese Zeichen zunehmender Kooperation und Kollegialität lassen Rückschlüsse auf beide Berufsgruppen zu: die Kindertherapeuten, die mit Intensität ihre Professionalisierung vorantrieben, und die Erwachsenentherapeuten, die sich dem nicht widersetzten, sondern vielmehr die Anliegen wohlwollend unterstützt haben. Stellvertretend sei hier der langjährige Institutsvorsitzende Karl König genannt, der diesen Prozeß mit Kollegialität und Weitsicht in den letzten Jahren gefördert hat.

Aus der Göttinger Gruppe der Kindertherapeuten sind eine Reihe von wissenschaftlichen Arbeiten hervorgegangen. Einige möchte ich nennen:

* Enuresis, Eßstörungen, Bulimie, Zwangsneurosen, Depression
* diagnostische Abgrenzung von Frühstörungen und Übertragungsneurosen
* die Diagnostik von Borderline-Entwicklungsstörungen
* behandlungstechnische Probleme
* Übertragung und Gegenübertragung in der Kindertherapie
* unterschiedliche Beziehungsebenen der therapeutischen Arbeit mit Kindern
* Behandlungstechnik bei Borderline-Entwicklungsstörungen
* Gruppenpsychotherapie mit Kindern und Jugendlichen
* Elternarbeit und Elterngruppenarbeit
* Scheidungskinder

* Geschwisterbeziehungen
* Beziehung von Familientherapie und begleitender Elternarbeit

3 Das Zusammenleben im Institut

Vieles von dem in unserem Bereich Geschriebenen und Gedachten bezieht sich so speziell auf die Arbeit mit Kindern, daß es für Erwachsenenanalytiker nicht interessant ist. Es gibt aber in unserem Bereich in der letzten Zeit einige Ansätze, die zur Kenntnis zu nehmen sich lohnen würde. Zwei möchte ich erwähnen:

Zunächst berichte ich von einem Workshop, dessen Ziel es ist, Kenntnisse über die Entwicklungspsychologie des Kindes- und Jugendalters über eine Selbsterfahrung im Medium des Spiels und der Gruppendynamik zu ermöglichen: Er wurde auf Anregung von Tobias Brocher durch Paulina Kernberg an der Menninger Clinic entwickelt und bietet eine gute Möglichkeit, Zugang zur kindlichen Erlebenswelt zu bekommen.[12] Der Sinn einer solchen Veranstaltung für angehende Kindertherapeuten liegt auf der Hand. Da in diesem Workshop durch den Umgang mit Spielmaterialien und Gruppenerleben die Selbsterfahrung in der Lehranalyse ergänzt wird, könnte das auch für Kandidaten der Erwachsenenanalyse eine gute Erfahrung sein. Über den Selbsterfahrungsaspekt hinaus könnte ihnen das den emotionalen Zugang zur wiederbelebten Kinderwelt der erwachsenen Patienten erleichtern. Last not least könnte auch die Kommunikation zwischen Erwachsenen- und Kindertherapeuten durch solche gemeinsame Erfahrung verbessert werden. Eine freundliche Einladung also an die Kandidaten der Erwachsenentherapie, die dieses Angebot bisher kaum genutzt haben.

Zweitens möchte ich über einen Ansatz berichten, der mir über die Kinderanalyse hinaus Relevanz zu haben scheint. Es geht um Fragen der Behandlungstechnik bei sog. Frühstörungen, die ja auch im Bereich der Erwachsenenanalyse nach wie vor diskutiert werden. Da die Standardtechnik hier versagt, muß in der Behandlung von Kindern mit narzißtischen oder Borderline-Störungen oft über längere Zeit ausschließlich auf der Ebene der Spielphantasien gearbeitet, also auch interveniert werden, was bei Kandidaten häufig Unsicherheiten auslöst, weil sie meinen, doch nicht einfach nur mit dem Kind spielen zu können, sondern auch deuten zu müssen.

Aufgrund von Ergebnisses der Säuglingsforschung sowie der Hirnforschung kann inzwischen belegt werden, warum das Erleben auf der Spielebene wirkungsvoll ist, eine Tiefenwirkung hat und nicht in jedem Fall auf die Ebene des Sekundärprozesses gehoben werden muß. Begabte Kinderanalytiker wie Hans Zulliger oder Winnicott wussten das intuitiv. Sie kannten den intermediären Raum mit der Tiefenwirkung des Spiels, dieser "Metaphorik in Aktion".[13]

Bilder, Poesie, Musik oder andere Metaphern haben einen ganz entscheidenden Vorzug gegenüber diskursiv-semantischen Mitteilungen: Sie befähigen das Gehirn

---

[12] P. F. Kernberg; L. M. Ware (1975): Understanding child development through group techniques and play. In: Bull. Menn. Clin. 39, 409-419

[13] vgl. M. Naumann-Lenzen (1994): Jenseits der Deutung. Zur Kontroverse um das Verhältnis von Deutungs-, Beziehungs- und Spielaspekten bei Psychopathologien aus der sogenannten präverbalen Lebensphase. In: AKJP, Heft 83, XXV. Jg., 235-272

dazu, korrespondierende Informationen, die aus Abwehrgründen dissoziiert wurden, wieder miteinander zu verknüpfen. Sie durchbrechen gleichsam die Verdrängungs- und Verleugnungsschranke auf sanfte Weise. Durch ihre Unbestimmtheit, ihre Ausdeutbarkeit und gleichzeitig ihre suggestive Evidenz sprechen sie sowohl die affektbetonten, also primärprozeßhaften als auch die sekundärprozeßhaften Vorgänge an und verknüpfen sie wieder miteinander. Außerdem ist Befunden der Hirnreifungsforschung zu entnehmen, daß unsere ontogenetisch frühesten Selbstmodelle sensomotorisch niedergelegt werden. Im therapeutischen Spiel-Setting haben wir eine sensomotorisch verfasste, konkretistische Handlungssprache, über die der Zugang zu diesen frühen sensomotorischen Modellen beim Kind möglich wird.[14] Diese Gedanken Naumann-Lenzens betreffen die Behandlung von Kindern, sind m. E. aber auch von unmittelbarer Relevanz für die Behandlung erwachsener schwer gestörter Patienten. Mir scheint, daß in diesem Fall das besondere kindertherapeutische Setting die Arbeit mit Patienten, deren basales Bindungs- und Regulationsgeschehen gestört ist, erleichtert.

Wenn es zu einem stärkeren Austausch über Fragen der Behandlung zwischen den beiden Berufsgruppen am Institut kommen würde, was ich mir wünschte, müssten beide Berufsgruppen etwas einbringen: Die Erwachsenenanalytiker müssten mehr Neugier auf die Arbeit mit Kindern entwickeln und wir Kindertherapeuten müssten besser als bisher lernen, unsere Arbeit darzustellen. Über die therapeutische Arbeit auf der Spielebene läßt sich so einfach kein Austausch herstellen; vielmehr muß das Spiel zunächst in seiner Bedeutung verstanden und auf die Metaebene gehoben werden, damit der wissenschaftliche Diskurs von Seiten der Kindertherapeuten nicht im Konkretistischen steckenbleibt. Allerdings stellt dieses Mehr an Verstehens- und Übersetzungsarbeit, das in der Kinderanalyse ständig zu leisten ist, hohe Anforderungen und wird oft zur Überforderung. Mir scheint, daß dies das besonders harte Stück Arbeit ist, von dem Freud in meinem Anfangszitat spricht.

4 Ausblick

Was ist auf dem Weg von der Psychagogik zur analytischen Psychotherapie von Kindern und Jugendlichen bisher geschafft worden? Der in den 60er Jahren eingeschlagene Weg der Professionalisierung hat sich fortgesetzt. Eine Praxisstudie der Forschungsgruppe Gesundheit und Soziales zur Analytischen Kinder- und Jugendlichenpsychotherapie aus dem Jahr 1990 ergab, daß 82 % der Kindertherapeuten einen Hochschulabschluß haben, von den ab 1977 Zugelassenen sind es sogar über 95 %.

Die fortschreitende Professionalisierung der Kindertherapeuten zeigt sich im Institut u. a. daran, daß die Lehre am Institut von beiden Berufsgruppen vertreten wird und auch Kindertherapeuten Kontrollanalytiker sind. Dieser Entwicklungstrend wurde überregional in allerletzter Zeit dadurch bestätigt, daß die Einbindung des Berufes in den Entwurf für das Psychotherapeutengesetz neben den ärztlichen und psychologischen Psychotherapeuten gelang. Der nächste Schritt

[14] M. Naumann-Lenzen (1994): Zur therapeutischen Selbstobjektfunktion. Einige Überlegungen zu Heilfaktoren in der Behandlung von Kindern mit Pathologien im Bereich des basalen Bindungs- und Regulationsgeschehens. Unveröff. Vortragsmanuskript

müßte sein, daß auch Lehranalysen in die Eigenständigkeit der Profession übertragen werden und einige Kinderanalytiker sich nach entsprechender Weiterbildung in der Erwachsenen-Analyse zu Lehranalytikern qualifizieren, denn die Tatsache, daß dieser wesentliche Teil der Ausbildung allein von Erwachsenenanalytikern durchgeführt wird, schafft Probleme für das Selbstverständnis und das Selbstbewußtsein. In der Analyse geschehen wichtige Identifizierungen, über die sich berufliche Identität bildet. Ich glaube, daß die Reste von Abhängigkeitsgefühlen und Unsicherheiten unserer Berufsgruppe in dieser realen Abhängigkeit ihre Wurzeln haben und auch letztlich nur da zu verändern sind.

Es ist ein langer Weg der Entwicklung eines Berufsstandes geworden, auf dem sich Vorstellungen Freuds verwirklichten:

- Kindertherapeuten sind Laienanalytiker;
- sie tragen der Besonderheit ihrer Profession durch eine pädagogische Ausbildung Rechnung;
- die Technik der Kinderanalyse ist weitgehend konzipiert;
- Kinderanalytiker haben begonnen, durch wissenschaftliche Arbeiten zur Weiterentwicklung der Psychoanalyse beizutragen.

Der Berufsstand ist erwachsen geworden: Seine Mitglieder haben ein Studium, eine mindestens dreijährige berufliche Tätigkeit mit Kindern und eine psychoanalytische Ausbildung absolviert und sie mit einer staatlichen Prüfung abgeschlossen. Die Professionalisierung wird dann abgeschlossen sein, wenn sich Kindertherapeuten autonom ausbilden und neben Ärzten und Psychologen als eigenständige Berufsgruppe anerkannt sind.

Vielleicht kann auch für diese letzten Schritte das Göttinger Institut wegweisend für andere werden, wie es das von seiner Gründung an war. Ein gutes Omen dafür scheint mir, daß durch die Namensgebung "Lou Andreas Salomé-Institut" die Bedeutung der Laienanalyse Anerkennung findet.

Ich wünsche uns, daß sich der kollegiale und innovative Geist an unserem Institut erhält und auch andernorts die Zusammenarbeit von Erwachsenen- und Kinderanalytikern befruchtet.

Zur Entwicklung der Geschlechtsidentität bei Jungen (1995)[1]

Im Hochland von Papua-Neuguinea leben unter vielen Kriegerstämmen die Sambia. Bis ungefähr zum 10. Lebensjahr sind die Jungen und Mädchen in fast ausschließlicher Obhut ihrer Mütter. Sie werden intensiv und manchmal jahrelang gestillt und sehen ihre Väter, die unter sich in Männerhäusern leben, kaum. Danach werden die Jungen strengen, überaus grausamen und traumatisierenden Initiationsriten unterzogen, indem sie abrupt von ihren Müttern getrennt, in den Wald gejagt, ausgehungert und blutig geschlagen werden. Danach beginnt im Männerhaus die Einführung in die Sexualität, indem junge Männer Fellatio mit ihnen machen und sie deren Samen trinken müssen, der sie zu Männern machen soll. Mit ihren Müttern oder mit anderen Frauen dürfen sie über viele Jahre keinen Kontakt mehr haben. Frauen werden als unrein herabgesetzt und wegen ihres Menstruationsblutes gefürchtet, und die Macht der Männer wird verherrlicht (vgl. dazu Lidz/Lidz (1992, 115-133), die sich auf die Studien von Herdt (1981, 1982, 1984) beziehen).

Lidz/Lidz folgern, daß bei den Sambia mit Hilfe dieser grausamen Initiationsriten Weibliches in Männliches verwandelt werden soll (Lidz/Lidz 1992, 115). Warum ist es nötig, Jungen so brutal zu Männern zu machen? Vermutlich hat das Zusammenleben der Jungen mit den Müttern, Frauen und Mädchen bei ihnen eine weibliche Kerngeschlechtsidentität erzeugt, die nur mit ungeheuren Anstrengungen verändert werden kann (Herdt 1981, 305, zit. nach Lidz/Lidz 1992, 120). Die jungen Sambia-Männer wären den männlichen Aufgaben ihrer Kriegerkultur ohne diesen drastischen Einschnitt der Initiation am Beginn der Adoleszenz nicht gewachsen. Ihre männliche Rolle ist fest umrissen, sodaß die Ziele der Initiation klar sind: Sie müssen hochaggressive Krieger werden.

Was hat dieses Beispiel mit der Entwicklung der Geschlechtsidentität bei Jungen in unserer Kultur zu tun? Wir sind zwar in vieler Hinsicht weit entfernt von Papua-Neuguinea, und doch scheint es in bezug auf das Aufwachsen der Kinder Parallelen zu geben. Bei uns leben die Jungen zwar nicht in so ausschließlicher Beziehung zu Frauen, aber bei uns sind die Väter auch eher fern, und die Mütter sind meistens ihre ersten Bezugspersonen. Wenn man bedenkt, daß auch in Kindergärten und Grundschulen fast ausschließlich Frauen arbeiten, dann ist es schon eine brisante Frage, wie Jungen unter diesen Bedingungen eine männliche Identität erwerben können, zumal es bei uns keine klaren Zielvorgaben wie bei den Sambia gibt.

Vielmehr sind bei uns die alten männlichen Leitbilder brüchig geworden, und die Männer sind unter Druck geraten. Der Macho wurde von den Feministinnen bekämpft, der Softie bekämpfte selbst den männlichen Teil in sich. Männer müssen die schwierige Aufgabe lösen, einerseits genügend männlich aber andererseits nicht zu männlich zu sein (Nadomter 1993, 17). Langfristig scheinen wir auf eine Angleichung der Geschlechter zuzusteuern: Es gibt männliche Frauen, keine "Mannweiber", und Männer mit weiblichen Seiten, die keine Softies sind. Frauen

[1]Veröffentlicht in P. Buchheim/M. Cierpka/Th. Seifert (Hrsg.): Konflikte in der Triade. Spielregeln in der Psychotherapie. Weiterbildungsforschung und Evaluation. Lindauer Texte. Berlin u. a. (Springer) 1995, 103-114

"stehen ihren Mann" und gehen hinaus ins feindliche Leben, und Männer beginnen zu "muttern". Das gibt zwar Hoffnung auf ein verändertes Zusammenleben der Geschlechter im sozialen und kulturellen Feld, macht es aber zur Zeit für kleine Jungen nicht leichter, ihre Identität als Mann zu finden. Am Anwachsen der wissenschaftlichen Literatur zum Thema ist zu beobachten, daß ein Nachdenken über die Natur der männlichen Identität eingesetzt hat, nachdem Frauen sich schon länger mit Fragen ihrer Geschlechtsidentität auseinandergesetzt haben.

Bei uns sollten richtige Jungen stark, wild, frech und möglichst ohne Angst sein. Es wird erwartet, daß sie sich in der Jungengruppe durchsetzen und Mädchen gegenüber ihre Überlegenheit demonstrieren, ohne allerdings Mädchen zu schlagen, weil Mädchen ja schwächer sind (Schnack und Neutzling 1990, 35). Dieses Klischee, dem man allenthalben begegnet, entspricht kaum der Realität, wie neuere Untersuchungen zur Identitätsentwicklung von Jungen zeigen. Die Existenz von Jungen ist eher gefährdet. Sie haben bei der Geburt deutlich niedrigere APGAR-Werte[2] als Mädchen und sind diesen in der Reifung um Wochen hinterher. Bei der Geburt oder in der ersten Lebenswoche sterben wesentlich mehr männliche als weibliche Säuglinge. Die Usachen dafür sind bisher nicht schlüssig zu erklären, deutlich ist jedoch, daß Jungen es mit der Anpassung an die Umwelt außerhalb des Mutterleibes schwerer haben als Mädchen. Dieser Trend setzt sich fort: Jungen sind häufiger krank, die Sterblichkeitsrate sowie die Suizidrate ist bei Jungen höher, und Jungen brauchen wesentlich häufiger Hilfe in Erziehungsberatungsstellen und kinderpsychiatrischen Einrichtungen. [3]

Es ist offenbar nicht einfach und selbstverständlich, ein Junge zu sein und ein Mann zu werden. Warum sonst sollte man einem ängstlichen Jungen sagen, "sei ein Mann", oder einem, der weint, entgegenhalten: "ein richtiger Junge weint nicht"? Was ist ein "richtiger" Junge? Ich möchte in meinem Vortrag den Entwicklungsprozeß entfalten, an dessen Ende ein sicheres Wissen und Gefühl in bezug auf die männliche Geschlechtsidentität steht. Dabei bin ich mir der Schwierigkeiten und meiner Grenzen bewußt, als Frau über die Geschlechtsidentität von Jungen zu sprechen.

Biologisch macht das Chromosomenpaar XY den werdenden Mann aus. In den ersten 6 Wochen verläuft die Embryonalentwicklung bei männlichen und weiblichen Föten parallel, dann zwingt das Y Chromosom die Gonaden, nicht ein Ovarium, sondern Testikel zu bilden, die die Aufgabe der Bildung des männlichen Hormons Testosteron haben. Damit wird die biologische Differenzierung der Geschlechter gegen ursprünglich weibliche Strukturen eingeleitet und vorangetrieben. Neben biologischen Faktoren sind soziale, psychische und kulturelle Faktoren bei der Entwicklung der Geschlechtsidentität eng miteinander verknüpft, und ich werde sie deshalb im folgenden nicht getrennt voneinander behandeln.

Psychoanalytische Arbeiten über die Entwicklung der männlichen Geschlechtsidentität haben sich lange mit der Sicht Freuds auseinandergesetzt, die nach Rohde-Dachser (1991) ebenso wie seine Sicht der weiblichen Identitätsentwicklung ein Ergebnis patriarchalischer Konstruktionen und nicht "natural facts" sind. Obgleich

[2]Bewertungsschema für die Intensität der Atembewegungen, den Pulsschlag, den Grundtonus der Muskeln, das Aussehen (Kolorit) und die Reflexerregbarkeit unmittelbar nach der Entbindung sowie fünf und zehn Minuten später (Schnack und Neutzlin 1990).

[3]Das Verhältnis von Jungen zu Mädchen betträgt 2/3 zu 1/3 und es verändert sich erst in der Adoleszenz.

Freuds Sicht also Geschichte ist, will ich sie kurz referieren, weil die neueren Ansätze häufig in Abgrenzung zu ihm konzipiert wurden, so vor allem die Differenzierungstheorie von Irene Fast (1991).

Freud wies dem Jungen eine biologisch verankerte Bisexualität zu, die bedeutet, daß zu männlichen Strebungen auch weibliche mit dem Wunsch, Kinder zu gebären, gehören. Diese Sicht einer bisexuellen Anlage widerspricht allerdings seiner eigenen Theorie der Geschlechtsentwicklung, die fast ausschließlich männliche Aspekte der Entwicklung betont. Er meint, daß der Junge zur Heterosexualität prädisponiert sei, weil die erste Beziehung zum Liebesobjekt die Mutter ist. Und da er sein Liebesobjekt behalten könne, sei seine Geschlechtsentwicklung unkomplizierter als die des Mädchens. Nach Freud halten Jungen jeden Menschen für männlich, wobei der Besitz des Penis entscheidend ist, den auch die Mädchen einmal besessen, ihn aber verloren haben. Weil Jungen diesen Verlust auch für sich befürchten, entsteht die Kastrationsangst. In der ödipalen Situation bleibt die ursprüngliche heterosexuelle Bindung an die Mutter erhalten, und Rivalität und Feindseligkeit gegenüber dem Vater kommen hinzu. Jungen lösen ihre ödipalen Konflikte, wenn sie auf dem Hintergrund der Kastrationsangst die Mutter als Liebesobjekt sowie die Rivalität zum Vater aufgeben, sich mit dessen männlichen Seiten identifizieren und damit einen wichtigen Schritt zur Festigung des Über-Ichs tun (Freud 1908, 1918, 1923, 1925, 1931). Soweit Freud.

Ich werde in Anlehnung an Mertens (1992) zwischen drei Komponenten der Geschlechtsidentität unterscheiden: der Kern-Geschlechtsidentität, der Geschlechtsrollen-Identität und der Geschlechtspartner-Orientierung.

Die Kern-Geschlechtsidentität

Sie bezieht sich auf das bewußte und unbewußte Erleben, ein Junge bezüglich des biologischen Geschlechtes zu sein, wobei sich Säuglinge im ersten Lebensjahr noch nicht der Realität bewußt sind, Mädchen oder Junge zu sein. Sie leben in der unmittelbaren Gemeinschaft und Abhängigkeit von den Pflegepersonen und nehmen zu Mutter und Vater von Anfang an in unterschiedlicher Weise Kontakt auf. Die bisherige psychoanalytische Annahme über die Bedeutung des Vaters, die mit dem Konzept der frühkindlichen Triangulierung beschrieben wurde, muß revidiert werden, weil die Bedeutung des Vaters viel umfassender ist: Er setzt u. a. durch seine körperlich ausgelasseneren und wilderen Spiele unterschiedliche Akzente zur Mutter, deren Beziehung zum Säugling eher durch Pflegeleistungen charakterisiert ist. Die Bedeutung des Vaters liegt in seiner Andersartigkeit.

Erste Wahrnehmungen des Kindes sind ganz auf den Körper zentriert und mit dem Ernähren, dem Kreislauf, der Verdauung und Sensationen des autonomen Nervensystems verbunden. Das Gefüttertwerden an der Mutterbrust ist eine gegenseitige, hochsinnliche, erotische Situation, in der es auch zu genitalen Empfindungen beim Säugling kommt, bei der Jungen manchmal Erektionen haben. In der zweiten Hälfte des ersten Lebensjahres entdecken kleine Jungen ihren Penis und die Hoden und spielen damit (Galenson und Roiphe 1971, Kleemann 1965, Tyson 1991). Diese affektiven, sensomotorischen Erfahrungen sind wichtige Bausteine von späteren symbolisch organisierten Phantasien, die sich bei älteren Kindern und Jugendlichen in Onaniephantasien wiederfinden (Mertens 1992, 62).

Weitere Bausteine zur Geschlechtsidentität werden durch bewußte und unbewußte unterschiedliche Einstellungen und Verhaltensweisen der Eltern beim Umgang mit den Säuglingen gelegt, wie empirische Untersuchungen der letzten Jahre zeigen (vgl. Bilden 1980, 787ff, zit. nach Mertens 1992, 63). Ich referiere einige dieser Ergebnisse:

- Neugeborene Knaben werden etwas häufiger gefüttert als Mädchen, evtl. weil sie auch etwas mehr schreien. Mütter stimulieren ihre drei Wochen alten Söhne mehr optisch-visuell und halten sich mehr in deren Gegenwart auf. Mädchen werden häufiger akustisch stimuliert;

- Ab dem dritten Monat wird bei Knaben mehr die Muskelaktivität gefördert, während Mädchen mehr zärtlicher Körperkontakt gegeben wird. Mütter fördern – beginnend mit dem dritten Monat – bei Knaben stärker explorierendes, selbständiges und loslösendes Verhalten;

- Gesichert gilt inzwischen, daß Eltern Jungen und Mädchen gegenüber ein deutlich unterschiedliches Interaktionsverhalten haben, das sich bereits auf die Kern-Geschlechtsidentität im ersten Lebensjahr auswirkt. Besonders Väter neigen zur Geschlechtsdiskriminierung und fördern geschlechtsrollenkonformes Verhalten: sie beschreiben Jungen als kräftig und Mädchen gleichen Gewichts und gleicher Größe als zart, sie stimulieren ihre Söhne motorisch mehr als ihre Töchter, sprechen mehr zu ihnen, schauen sie häufiger an und verbringen – wenngleich auch insgesamt wenig – mehr Zeit mit ihnen als mit ihren Töchtern (Rubin et al. 1974, Lewis und Weinlaub 1979, zit. nach Mertens 1992, 65). Soweit zu den eher bewußten und vorbewußten elterlichen Einflüssen auf die Kerngeschlechtsidentität. Die unbewußten Erwartungen werden von den konflikthaften Anteilen der elterlichen Geschlechtsidentität gespeist. Dazu später ein kasuistisches Beispiel.

Zusammenfassend ist über die Entwicklung der Kern-Geschlechtsidentität im ersten Lebensjahr zu konstatieren, daß in den Interaktionen mit den Eltern Selbstrepräsentanzen entwickelt werden, die eine Grundlage für die Männlichkeit legen. Sie sind noch nicht in sexuellen oder geschlechtlichen Kategorien organisiert.

Die Geschlechtsrollenidentität

Sie entwickelt sich, indem Jungen die Rolle lernen, die ihnen im Sozialisationsprozeß von den Eltern und den anderen Bezugspersonen zugedacht wird. Dieser Prozeß hat neben emotionalen kognitive und interaktive Aspekte, und in seinem Verlauf entwickeln Jungen allmählich ein Gefühl, dieser Rolle zuzugehören. Mit der Entdeckung des anatomischen Geschlechtsunterschiedes beginnen sich weibliche und männliche Individuationsprozesse scharf auseinanderzuentwickeln (Fast 1991, 51). Schmauch (1993, 22) spricht von einem "schicksalhaften Einschnitt". Zeitlich fällt er mit dem Beginn der Sprachentwicklung und dem Erwerb der Fähigkeit zur Symbolisierung zusammen. Genau dieser Einschnitt ist es, auf den Irene Fast (1991) ihre Theorie der Differenzierung der Geschlechter aufbaut. Allmählich nimmt der Junge wahr, daß er anders ist als seine Mutter, und dieser anatomische Unterschied setzt ihm Grenzen. Die Erkenntnis ist kränkend, und er reagiert unter Umständen vorübergehend mit Protest, Verleugnung der Geschlechterdifferenz oder Symptomen, bevor er schließlich die eigene geschlechtliche Begrenzung akzeptieren kann und sich mit seiner Geschlechtsrolle identifiziert hat. Dazu ein Beispiel:

> Der dreijährige Felix zeigt seine rotgemalten Finger- und Fußnägel. Er sagt, "ich hab die rot gemacht, weil ich auch mal eine Mutter sein will und kochen möchte. " Ein paar Tage zuvor hatte er gesagt, daß er auch wie die Mutter ein Baby haben wolle. Sie erklärt ihm, daß er keine Babys in seinem Bauch haben könne, daß er aber später, wenn er groß sei, einmal seiner Frau den Samen für ein Baby geben könne. Auch bei ihr sei das Baby jetzt noch nicht im Bauch. Darüber ist er unzufrieden, äußert seine Ungeduld und sagt, "Mama, ich gebe dir meinen Samen. " Als sie erwidert, daß sie den von Papa wolle und was der dazu sagen würde, antwortet er, "Papa erzähl ich das gar nicht. "
>
> Felix versucht, sich mit Hilfe seiner Phantasie die zuweilen schwer verständliche Realität zugänglich zu machen. Er arbeitet an der Differenzierung seiner männlichen Identität und befindet sich in einem Stadium, in dem er noch nicht von der narzißtischen Vorstellung, die weibliche Möglichkeit der Frau zum Gebären und die männliche zum Zeugen zu haben, Abschied genommen hat. Die sich ergebenden Konflikte mit dem Vater versucht er zu verdrängen.

Vor dem Eintritt in die eigentliche genitale Phase und die ödipalen Beziehungskonflikte richtet sich die besondere Aufmerksamkeit auf die Ausscheidungsvorgänge. Freud nannte diese Zeit die anal-sadistische und urethrale Phase, weil die Libido in diesen entsprechenden erogenen Zonen lokalisiert ist. Kinder interessieren sich für den Anus, die Scheide, den Penis, und zwar nicht nur bei sich selber, sondern auch bei Eltern, Geschwistern, Puppen, Tieren. Ihre Phantasien richten sich angstvoll darauf, was für ein Schicksal ihr kostbares anales Produkt hat, nachdem es durch die Toilettenspülung verschwunden ist. Die Kinder haben Spaß am Schmieren und Kleckern, am Klutschen im Sand und an geräuschvollen Spielen.

Von den Eltern werden die Kinder in diesem Alter erstmals mit der Forderung konfrontiert, sauber zu werden. Das geschieht dank Papierwindeln nicht mehr mit den gleichen rigiden Zwängen, denen meine Generation in diesem Zusammenhang noch unterworfen war, und die aggressiven Auseinandersetzungen, Beschimpfungen und Beschämungen haben sich sicher abgeschwächt. Interessant ist aber, daß die Sauberkeit von Jungen später erwartet wird als von Mädchen und daß Jungen bei der Sauberkeitserziehung weniger Druck unterworfen sind. Ihre Möglichkeit, aufrecht stehend wie der Vater zu urinieren, schafft zwischen beiden ein Zusammengehörigkeitsgefühl und fördert die Urethralerotik der Jungen sowie ihre Identifikation mit den Vätern. Der Urinstrahl erfüllt mit Stolz und grenzt sie von Müttern und Mädchen ab. Im späteren Jungenalter wird dann diese Möglichkeit zum Wettkampf genutzt, wenn geprüft wird, wer den größten Bogen pinkeln kann oder das Pinkeln gegen einen elektrischen Weidezaun am längsten aushält.

Jungen brauchen die Möglichkeit, ihren Phallus narzißtisch besetzen zu können und stolz auf ihn und darüberhinaus auf ihre Männlichkeit zu sein. Sie suchen sich

Superhelden wie Batman, Winnetoe oder He-Man, die ihr männliches Ideal verkörpern. Sie verstricken sich in Auseinandersetzungen, die nicht selten im Weltraum zwischen den Planeten ausgefochten werden. Ich beobachte in meiner kinderanalytischen Praxis, daß Väter und Söhne häufig eine Beziehung miteinander haben, die mir die Flucht der Jungen in den Weltraum verständlich macht, weil die Väter kritisch, anspruchsvoll und weit weg sind von der Spielwelt ihrer Söhne. Häufig erlebe ich die Jungen alleingelassen mit ihren Enttäuschungsaggressionen, die sie kaum modulieren und bewältigen können.

Die rapide Ich-Entwicklung mit dem Fortschreiten motorischer und kognitiver Fähigkeiten führt auch zu einer Erweiterung der inneren Repräsentanzenwelt mit verinnerlichten lebenden und unbelebten Ojekten und zu der Unterscheidungsfähigkeit zwischen Liebe und Aggression. Der kleine Junge muß die Phantasie von seiner Größe aufgeben und die Abhängigkeit von seinen Eltern begreifen. Das ist mit Stimmungsschwankungen verbunden, und in dieser krisenhaften Entwicklungsperiode sind Ängste vor Objektverlust, Liebesverlust und Kastration miteinander verschmolzen.

Jungen sind motorisch expansiver, machen wildere Spiele und sind stärker an Dingen orientiert als Mädchen, die eher Phantasiespiele machen. Schmauch (1993) hat in detaillierten Beobachtungen von Kleinkindern in einer Krabbelstube einen Zusammenhang zwischen diesem Jungenverhalten und dem Mütterverhalten festgestellt. In Trennungssituationen lockern Mütter die symbiotische Beziehung zu ihren Söhnen aktiv und geben ihnen als Trennungshilfen nicht weiche und schmusige Gegenstände, die als Übergangsobjekte vertraut sind und regressive Neigungen stützen, sondern kleine Autos, Comic-Heftchen, Bilderbücher. Sie zwingen auf diese Weise die Söhne, mit ihren Ängsten motorisch aktiv und expansiv umzugehen und verhindern regressives Verhalten. Jungen regredieren aber trotzdem nicht weniger, sondern tun es in anderer Form als Mädchen, z.B. durch Bettnässen, Einkoten, Einschlafstörungen oder aggressives Agieren.

Problematisch wird die Ablösung, wenn Mütter feindselige Ausstoßungstendenzen zeigen. Dann bekommt der Sohn unangemessen viel Macht, indem er seine Mutter entweder tyrannisiert und manipuliert oder sich ängstlich anklammert (Schmauch 1993, 103). Letzteres kann so weit führen wie bei einem kleinen Patienten von mir, der sich niemals von seiner Mutter lösen konnte, was zu der absurden Situation geführt hatte, daß sie seit 3 Jahren jeden Tag mit ihm den Kindergarten besuchte.

Ein wichtiger Faktor bei der narzißtischen Besetzung der männlichen Geschlechtsrolle ist für den kleinen Jungen die Art der Beziehung seiner Eltern. Die Besetzung ist stark erschwert, wenn die Eltern sich ambivalent gegenüberstehen, der Vater von der Mutter entwertet wird oder er überhaupt unerreichbar, unzuverlässig oder aggressiv ist. Dann muß der kleine Junge befürchten, ebenso wie der Vater von der Mutter entwertet zu werden, und er wird vielleicht letztlich wünschen, ein Mädchen zu sein (vgl. Tyson 1991, 10).

Ich fasse den zweiten Abschnitt zusammen: Hauptaufgabe der Entwicklung der Geschlechtsrollen-Identität ist die Differenzierung und Ablösung von den Müttern und damit auch von eigenen weiblichen Identifizierungen. Dieser Entwicklungsprozeß ist störungsanfällig, und sein Mißlingen hat weitreichende Folgen: dazu gehören sexuelle Perversionen, Aggressivität gegenüber Frauen und übersteigerte männliche Aktivität. Letztlich kann man das Patriachat als eine Folge dieses gestörten Entwicklungsprozesses verstehen. All dies sind Bewältigungsversuche der folgenreichen Differenzierung der Geschlechter. Badinter konstatiert, daß die Angst der Männer groß und auch berechtigt ist, von Frauen zur Frau gemacht zu werden (Rubin 1982, zit. nach Badinter 1993, 70ff).

Die Partnerorientierung

Sie entwickelt sich aus einer anfangs bisexuellen Orientierung im Laufe der Sozialisation zu einer heterosexuellen Ausrichtung. Homosexuelle oder lesbische Partnerorientierungen halte ich nicht für abweichendes Verhalten, sondern für Varianten eines insgesamt empfindlichen Entwicklungsprozesses, die neueren Untersuchungen nach auch genetische Ursachen zu haben scheinen.

Wenn der Junge sich mit den phallischen Aspekten der männlichen Geschlechtsrolle identifiziert und die phallisch-narzißtische Phase befriedigend erlebt hat, dann möchte er die Beziehung zu seiner Mutter verändern, wie das in der Vignette von Felix deutlich geworden ist. Er will nicht länger wie ein Baby in kleinkindhafter Abhängigkeit zu ihr sein, sondern "der" Mann in ihrem Leben werden (Tyson 1991, 13). Das ist der Beginn ödipaler Konflikte: Indem er jetzt eine ausschließliche Beziehung zur Mutter will, rivalisiert er mit seinem Vater und hat Angst davor, daß der sich rächt.

In der Regel erleben kleine Jungen die ödipale Situation so wie Felix, der seine Mutter begehrt und mit dem Vater rivalisiert. Aber da sie mit dem Vater identifiziert sind und ihn idealisieren, möchten sie auch so sein wie der Vater und von ihm geliebt werden. Diese Gefühle ziehen Loyalitätskonflikte nach sich. Die Wahl der Mutter als Liebesobjekt wird konflikthaft, was anzeigt, daß ein wichtiger Schritt der Ich-Reifung zu triadischen Beziehungen getan ist. In manchen Fällen kann die Idealisierung des Vaters und die Nähe des Jungen zu ihm so stark sein, daß homosexuelle Wünsche mobilisiert werden. Dann wird der Junge nach einer ausschließlichen Beziehung zu seinem Vater streben und mit der Mutter um seine Liebe rivalisieren (Tyson 1991, 14).

Besondere Schwierigkeiten entstehen für Jungen bei der Lösung dieser Beziehungskonflikte, wenn Väter feindselig, neidisch und aggressiv sind. Normalerweise aber wird der kleine Junge die ödipale Situation so lösen, daß er die weibliche Rolle und weibliche Eigenschaften deutlich ablehnt, sich mit dem Vater identifiziert und seine Wünsche nach Heirat und einem Baby in die Zukunft verlegt. Das ist frustrierend, weil die Erfüllung seiner Wünsche zunächst nur in der Phantasie möglich ist. Seine Kastrationsängste bestehen fort, solange er libidinöse Wünsche hat. Aber sie sind nach Tyson (1991, 17) als eine Entwicklungsmetapher zu verstehen, die nicht nur den Verlust des Penis bedeutet, sondern darüberhinaus auch Ängste vor der Zurückweisung durch den Vater oder den Verlust der Liebe des Vaters. Mit der Lösung der ödipalen Konflikte wird das Über-Ich internalisiert. Das macht Jungen sicherer in ihrer Selbstachtung.

Im Schulalter kommt es zu einer Erweiterung der sozialen Kontakte, die eine Sublimierung, Verdrängung oder Veränderung der ödipalen Wünsche erleichtern. Jungen spielen mit anderen Jungen und üben in ihren Spielen die männliche Rolle weiter ein, sei es, daß sie als Cowboy mit den Indianern kämpfen, als Polizist die Gangster jagen oder in einer Fußballmannschaft gegen eine andere kämpfen. Ihre Box- oder Ringkämpfe, die von Mädchen neugierig aus der Ferne verfolgt werden, laufen in der Regel nach bestimmtem Muster und mit einer Art "Ehrenkodex" ab, der es z. B. verbietet, sich in die Genitalien zu treten. Das Ziel ist die eindeutige Festlegung einer hierarchischen Ordnung und der Klärung, wer der Stärkste ist. Die Spielinhalte haben mit Phantasien von Stärke, Ritterlichkeit, Mut und Unabhängigkeit zu tun.

> Der 7jährige Daniel verfügte nicht über eine altersentsprechende Geschlechtsidentität, was sich an einem Bild zeigte, das er am Anfang seiner analytischen Therapie malte, und das einen Kämpfer mit männlichen und weiblichen Geschlechtsmerkmalen zeigte. Er schrieb daneben "Johanes und Johana". Daniel litt an ständigem Einnässen, tagsüber bis zu zwanzig Mal und auch nachts. In der Therapie wurde eine Pistole sein wichtigstes und liebstes Spielzeug, vielleicht auch, weil er zu Hause kein "Kriegsspielzeug" haben durfte. Er stellte immer wieder seine phallischen Bedürfnisse dar und ließ sich von mir dabei bewundern, was ich gern tat. Aber seine Symptomatik änderte sich trotz gründlichen Durcharbeitens nicht.
>
> Einmal wollte er mit der Pistole seine Mutter erschrecken, die im Wartezimmer auf ihn wartete. Die vorgehaltene Pistole brachte bei ihr schlagartig Erlebnisse in Erinnerung, die sie seit der Geburt von Daniel verdrängt hatte. Sie war als Kind über viele Jahre sexuell mißbraucht worden. Auf diesem Hintergrund konnte ich ihre kastrierende Haltung verstehen, die in vielen Elterngesprächen zwar spürbar, aber nicht bearbeitbar gewesen war. Ihr Männerhaß war ihr unbewußt. Daniel durfte kein Junge sein. Er muß das gespürt haben, denn er hatte einmal zu ihr gesagt: "Wenn ich im Sitzen pinkeln könnte wie du, dann würde ich nicht in die Hose machen. "
>
> Daniel war in besonders schwieriger Situation, weil er sich auch nicht mit seinem Vater identifizieren konnte, der selber in seiner männlichen Identität schwer beeinträchtigt war, weil er als uneheliches Kind von seiner Mutter nicht den Namen des Vaters erfuhr. Dadurch empfand er in sich einen weißen Fleck, der durch nichts auszufüllen war.
>
> Wie konnte Daniel in der Therapie das Problem seiner männlichen Identifizierung mit mir als weiblicher Therapeutin lösen? Er tat es auf kreative Weise. Nachdem die basalen Probleme durchgearbeitet waren und es um die Geschlechtsrollenidentifizierung ging, knüpfte er Kontakt zu einem Kollegen im Haus, zu dem ich guten Kontakt habe. Er zeigte ihm z. B. , was er in der Therapiestunde gebaut hatte. Der Kollege bewunderte ihn und bestärkte ihn, seine konstruktiven Fähigkeiten weiter zu entwickeln. Das tat er dann in den Therapiestunden mit meiner Unterstützung. Der Kollege und ich waren für Daniel in der Übertragung ein Elternpaar geworden, was sich seinen speziellen Entwicklungsbedürfnissen entsprechend verhielt.

In der Adoleszenz kommt es durch die biologische Reifung zu vielfältigen Verunsicherungen: Die Veränderung der Stimmlage, der beginnende Bartwuchs und das starke Längenwachstum labilisieren das innere Körperbild und verursachen Scham, die z. B. bei einem Jungen dazu führte, daß er sich die ersten Barthaare mit einem Streichholz abbrannte. Sexuelle Befürchtungen betreffen vornehmlich die Onanie: Soll der Junge glauben, daß beim Samenerguß sein Rückenmark ausläuft oder daß er im Leben insgesamt nur 2000 Schuß hat, die dann entsprechend einzuteilen wären? Die zuweilen draufgängerische und verschwörerische Art gleichaltriger Mädchen, die sexuell reifer sind als er, verunsichern zusätzlich. All dies führt zu einer Labilisierung seiner Aggressionssteuerung, und er ist rüpelhaft, lärmend und ungesteuert. Die Labilisierung betrifft auch das Über-Ich, was eine Neigung zu dissozialem Verhalten nach sich zieht.

Jungen müssen ein neues Gleichgewicht zwischen Trieben und psychischen Strukturen herstellen, aufgrund dessen sie sich als sexuell aktive männliche Individuen fühlen können. Nach einer Phase stark libidinös gefärbter Jungenfreundschaften, die auch homosexuelle Erfahrungen mit einschließen können, kommt es schließlich zur Etablierung eines erwachsenen Ich-Ideals. Die Identifizierung mit diesem Ideal fördert den Sinn für Männlichkeit und führt schließlich zu einer eindeutig heterosexuellen Wahl des Liebesobjektes (vgl. Tyson 1991, 18). Am Ende der Adoleszenz hat der junge Mann die sichere Gewißheit seiner Geschlechtsidentität. In einem gelungenen Entwicklungsprozeß hat er Männlichkeit und Weiblichkeit vereint und kann sich je nach den augenblicklichen Erfordernissen entsprechend einstellen, indem er z. B. als Vater mit einem Baby mütterlich, aber mit einem älteren Kind eindeutig männlich umgeht. Badinter spricht von einem Spiel mit komplementären Elementen, deren Ausprägung von einem Mann zum anderen variiert (Badinter 1993, 203).

Abschließend eine Anmerkung zur Psychotherapie: Mir fällt in meiner kinderanalytischen Praxis und meiner Tätigkeit als Kontrollanalytikerin auf, daß unser Bemühen sich sehr stark auf die Väter richtet. Wieviel Mühe ist oft nötig, sie zur regelmäßigen Teilnahme an den Sitzungen für die Eltern, die ein normaler Bestandteil jeder Kindertherapie sind, zu bewegen. Wie vorsichtig wird dann mit ihnen umgegangen, um sie nicht zu kränken. Stattdessen wird jede väterliche Regung verstärkt, kurz, sie werden als Väter aufgebaut, und ihnen wird ihre Bedeutung für die Identitätsentwicklung des Jungen zu vermitteln versucht. Ich mache ihnen Mut, nicht nur hart, aggressiv und rivalisierend mit ihrem Sohn umzugehen, sondern auch weiche und weibliche Seiten zuzulassen. Das geht aber in der Regel erst, wenn Väter Erinnerungen an ihre eigene Kindheit wiederbeleben und beginnen, Verletzungen, Kränkungen und Aggressionen zu bearbeiten (vgl. Diamon 1991, Ross 1977).

Ich finde diese therapeutische Arbeit mit den Vätern hoffnungsvoll und wünsche, daß die zukünftige Art des Zusammenlebens von Männern und Frauen mehr von den Ähnlichkeiten der Geschlechter geprägt sein möge als vom Mythos der Geschlechtsdifferenzen.

Psychoanalytische Aspekte von Geschwisterbeziehungen (1988)[1]

Zusammenfassung

Die alttestamentliche Geschichte von Josef und seinen Brüdern, psychoanalytisch interpretiert, ist Ausgangspunkt und roter Faden für systematische Überlegungen zur Geschwisterproblematik. Im ersten Teil wird die verhältnismäßig spärliche Literatur seit Freud referiert und die verschiedenen Tendenzen herausgerbeitet (Haß, Neid, Eifersucht in der frühen, der fördernde Einfluß die Ich-Entwicklung in der späteren Literatur). Im zweiten Teil wird der Einfluß der Eltern auf die Entstehung von Geschwisterbeziehungen analysiert. Im dritten Teil steht deren Eigendynamik im Vordergrund. Der vierte Teil schließt mit Überlegungen zur Einzel- und Gruppenpsychotherapie.

Psychoanalytic Aspects of Sibling Relations. A psychoanalytic case study of Joseph and his brethren, as narrated in the Old Testament, is the structural element of a systematic discussion of sibling rivalry. Section 1 discusses the relatively sparse psychoanalytic literature since Freud with resepct to hatred, envy and jealosy in the early, and ego development in later publications. While Section 2 analyses the influence of parents on the genesis of sibling relations, Section 3 centers on the dynamics within siblings. Consequences for individual and group therapy are suggested in the concluding Section 4.

1 Kasuistik

Geschwisterbeziehungen. *Milieu*: eine bäuerliche Großfamilie, Söhne und Töchter aus zwei Ehen, dazu mehrere Adoptivkinder. Die großen Kinder werden bereits als vollwertige Arbeitskräfte eingesetzt. Der Vater, ein Patriarch alten Schlages, herrscht unumschränkt. Er präferiert offen einen Nachkömmling aus zweiter Ehe, und das führt zu großen Spannungen in der Familie.

Zur Familiengenese: Die Eltern sind in bezug auf Geschwisterbeziehungen erheblich vorbelastet. Der Vater hat, angestiftet durch seine eigene Mutter, seinen älteren Bruder um sein Erbe betrogen und lag zwanzig Jahre mit ihm im Streit, ehe es schließlich zur Versöhnung kam.

Die Mutter ist ebenfalls zweites Kind. Mehr noch: sie ist – nach ihrer Schwester (!) – zweite Ehefrau ihres Mannes. Die Ehe war lange kinderlos; ihr Junge ist die Erfüllung einer intensiven Liebesbeziehung zwischen den beiden Eltern. Die erste Ehe des Vaters mit der

---

[1] Veröffentlicht in: Praxis der Kinderpsychologie und Kinderpsychiatrie, Bd. 37 (1988), 274-280. Abgedruckt in: Arbeitskreis DGPT/VKJP für analytische Psychotherapie bei Kindern und Jugendlichen, Heft 3, 1990, 49-69

älteren der beiden Schwestern kann wohl eher als Zweckgemeinschaft bezeichnet werden. Über die Beziehungen zwischen den beiden Schwestern wird geschwiegen. Es ist nachzutragen, daß die Mutter bei der Geburt ihres zweiten Kindes verstorben ist.

Der bevorzugte Nachgeborene entwickelt narzißtische Züge, die durch das Verhalten des Vaters (er kauft ihm z. B. besondere Kleidung) noch verstärkt werden. Der Junge genießt die Bevorzugung des Vaters und den Neid der Geschwister und demonstriert seine Überlegenheit bei allen möglichen Gelegenheiten.

Bei einem eher alltäglichen Anlaß kommt es zum Eklat. Der Vater schickt den Sohn aufs Feld, um nach seinen Brüdern zu sehen. Diese fassen das als ein Nachspionieren auf und beschließen, ihn aus dem Weg zu schaffen. Er wird ins Ausland verschleppt und für tot erklärt, was den Vater an den Rand des Grabes bringt.

Was weiter geschieht, berührt den Aspekt der Beziehungen zwischen Joseph und seinen Brüdern zunächst nicht: Sklavendasein im Haus eines ägyptischen Beamten, Gefängnis und zuletzt die Verwirklichung seiner Träume. Bemerkenswert ist übrigens beim Vater und vor allem beim Sohn die Fähigkeit, Träume zu interpretieren. Er wird einflussreicher Politiker, und als ein am Leben gereifter Mann arrangiert der Totgeglaubte die Wiederbegegnung mit seinen Brüdern und dem Vater. In dramatischen Episoden zeigt sich jetzt, daß in der langen Trennung die Geschwisterbeziehungen gereift sind und jetzt neue, konstruktive Aspekte überwiegen.

Man könnte fragen, ob es legitim sei, eine biblische Geschichte zu psychoanalytischen Zwecken zu "mißbrauchen". In der Tat ist ihr theologisches Ziel ein ganz anderes, nämlich den Leser auf Gott zu verweisen, dessen Ratschluß menschliche Irrungen zu einem guten Ziel bringt.[2] Gerade in der Geschichte von Joseph und seinen Brüdern steht aber auch das Psychogramm einer Familie im Zentrum, werden Gefühle ergreifend beschrieben, der Lebensweg eines Verschleppten einfühlsam nachgezeichnet.

Das sollte nicht historistisch mißverstanden werden: Was sich vor mehr als drei Jahrtausenden wirklich ereignete, läßt sich nicht rekonstruieren.[3]

[2]Entsprechend findet die Josephsgeschichte — und mir ihr der ganze Zyklus der Erzvätergeschichten — ihre Zielaussage in dem Satz: "Ihr gedachtet es böse mit mir zu machen, aber Gott gedachte es gut zu machen, um zu tun, was jetzt am Tag ist, nämlich am Leben zu erhalten ein großes Volk." (Gen. 20,20)

[3]In der im Pentateuch überlieferten späten Novelle lassen sich mindestens zwei Quellenstränge literaturkritisch nachweisen, wobei die Unterschiede zwischen Jahwisten und Elohisten hier – im Gegensatzu zu anderen Stellen des Buches Genesis – vergleichsweise gering sind (auffälliges Beispiel ist Kap. 37, das von einer Verschleppung Josephs durchs midianitische Kaufleute (Elohist) bzw. vom Verkauf Josephs durch seine Brüder an Ismaeliten (Jahwist) spricht.

Es ist letztlich auch irrelevant: Es genügt die *psychologische Wahrheit* dieser Geschichte meisterhafter hebräischer Erzählkunst, und zwar die in ihr kristallisierte menschliche Erfahrung, um deren Interpretation, um die es im folgenden gehen soll.[4]

2 Psychoanalytische Literatur

Bisher sind Geschwister in der Psychoanalyse selten ein Thema gewesen. Siegmund Freud hat nicht einen Titel seiner weit über 150 Einzelveröffentlichungen diesem Thema gewidmet. Auch in der Nachfolgezeit war es ähnlich: Das Interesse an den Geschwistern bleibt erstaunlich gering, wenn man einmal von Alfred Adler absieht, der in seinem Werk der Geschwisterbeziehung einen deutlich höheren Stellenwert beimißt. Es hat kein psychoanalytisches Symposium oder Panel stattgefunden, das sich mit Geschwistern befaßt hätte.[5]

Wenn auch Sigmund Freud diesem Thema keine eigene Arbeit gewidmet hat, so tauchen doch Aussagen über Geschwister in etlichen seiner Schriften auf. 1900 bedauert er in seiner "Traumdeutung": "Bei meinen eigenen Kindern, die einander rasch folgten, habe ich die Gelegenheit zu solchen Beobachtungen (er meint direkte Kinderbeobachtungen) versäumt; ich hole sie jetzt bei meinem kleinen Neffen nach, dessen Alleinherrschaft nach fünfzehn Monaten durch das Auftreten einer Mitbewerberin gestört wurde".[6] Kurz zuvor vermutet er in diesem Text: "Empfindungen von Feindseligkeit gegen die Geschwister müssen im Kindesalter noch weit häufiger sein, als sie der stumpfen Beobachtung Erwachsener auffallen."[7] Zum Verhältnis des Kindes zu seinen Geschwistern äußert er sich so: "Ich weiß nicht, warum wir voraussetzen, es müsse ein liebevolles sein.[8]

Haß, Neid und Eifersucht sind die Gefühle älterer Kinder ihren Geschwistern gegenüber. Für einen möglichen Ausdruck dieser Feindseligkeit hält Freud Träume vom Tod der Geschwister, und er bemerkt, solche Träume bei keinem seiner Patienten vermißt zu haben.[9] Aber er sieht auch die hilflose Wut des jüngeren Kindes gegen das Ältere und dessen Neid und Furcht. In diesem Zusammenhang zitiert Freud G. B. Shaw, der sagt, "Wenn es jemand gibt, den eine junge englische Dame mehr haßt als ihre Mutter, so ist das ihre ältere Schwester."[10]

Freud sieht die Geschwisterbeziehung in unmittelbarem Zusammenhang zur Elternbeziehung, er spricht von "Anlehnung"[11], und er meint, daß beim Kind die feindseligen Gefühle auftauchen, wenn es merkt, daß die Geschwister genauso zu den Eltern dazugehören wie es selbst. Den Ödipuskomplex sieht er mit dem Auftauchen von Geschwistern in einen Familienkomplex erweitert.[12] Sexuelle Wünsche, die in diesem Beziehungsgefüge mit den Eltern nicht manifest werden können, lassen sich aktiv oder passiv mit den Geschwistern ausleben. Die ursprünglich

[4] vgl. Spiegel, 1972
[5] Colonna/Newman, 1983, 285
[6] S. Freud: Die Traumdeutung. S.258
[7] ebenda
[8] ebenda, 256
[9] ebenda, 259
[10] S. Freud: Vorlesungen zur Einführung in die Psychoanalyse, 209
[11] S. Freud: Über Psychoanalyse, 50
[12] S. Freud: Vorlesungen zur Einführung in die Psychoanalyse, 346

negative Gefühlsbeziehung wird, und das deutet sich in so frühem Alter bereits an, später in der Entwicklung von positiven Gefühlen überlagert.

Es erhebt sich die Frage, wie sich die ursprünglich haßerfüllte Beziehung des Kleinkindes zu seinen Geschwistern im Laufe des Lebens umformt zu einer reifen Beziehung unter Erwachsenen. Freud meint, das sei häufig nur um den Preis einer Neurose möglich, es sei denn, der Mensch habe die Möglichkeit, seine frühkindlichen unerfüllbaren Bedürfnisse zu sublimieren und umzuwandeln in einen Wissensdrang, wie er das am Beispiel Leonardo da Vincis zeigt. Gemeinhin jedoch wird die ursprünglich negative Gefühlsbeziehung mit Hilfe der Abwehrmechanismen umgewandelt. Durch Verschiebung, Reaktionsbildung, Verkehrung ins Gegenteil, Identifizierung wird der Weg zu einem Gemeinschafts- und Gruppengefühl, zu Fairneß und Gerechtigkeitssinn gebahnt. "Das soziale Gefühl ruht also auf der Umwendung eines erst feindseligen Gefühls in eine positiv getönte Bindung von der Natur einer Identifizierung."[13]

Die Geschwisterbeziehung ist also ein wichtiger Faktor für die Entwicklung sozialer Haltungen des Menschen und sie ist, ebenso wie die Elternbeziehung verantwortlich dafür, welche affektiven Beziehungen der Mensch einmal zu anderen Menschen aufbaut. Alle Menschen, die später kennengelernt werden, sind Ersatzpersonen dieser ersten Gefühlsobjekte, der "Imagines" der Mutter, des Vaters, der Geschwister.[14]

Bei dem Versuch einer Beurteilung von Freuds Sicht der Geschwisterbeziehung muß man sicher den historischen Hintergrund der viktorianischen Zeit berücksichtigen, in der die Familienbande idealisiert wurden und negative Gefühlsrealitäten nicht zur Kenntnis genommen werden durften.[15] Problematisch ist allerdings, daß Freud seine Beobachtungen vorwiegend an Patienten machte, deren negativer Geschwisterbeziehung wohl bereits eine problematische Elternbeziehung vorausgegangen sein dürfte.[16]

Anna Freud übernimmt die Erkenntnisse ihres Vaters, ohne diese wesentlich zu erweitern, was man aufgrund ihres direkten Umgangs mit Kindern und Jugendlichen hätte erwarten können. In einer gemeinsam mit Sophie Dann erstellten Studie berichtet sie über Geschwister, die in einem Konzentrationslager ohne ihre Eltern aufgewachsen und die weder defekt, noch asozial noch verwahrlost geworden waren. Sie schreibt dies emotionale Überleben dem Geschwistereinfluß zu, erweitert mit Hilfe dieser Erkenntnisse jedoch nicht die Theorie etwa im Hinblick auf ichstärkende Einflüsse der Geschwisterbeziehung.[17]

Könnte es sein, daß sowohl die Geschwisterposition Siegmund Freuds als Ältester und Liebling seiner Mutter als auch Anna Freuds Sonderrolle als Jüngste eine tiefere Auseinandersetzung mit diesem Thema nicht zuließ? Der Vater nennt in einem Brief an Sandor Ferenczi vom 12.10.1928 diese Tochter seine "treue Antigone-Anna", und in einem Brief an Arnold Zweig vom 25.2.1934 schreibt er, daß das

[13]S. Freud: Massenpsychologie und Ich-Analyse, 134

[14]S. Freud: Zur Psychologie des Gymnasiasten, 206

[15]Zum Wandel der Geschwisterbeziehung im Verlauf der Geschichte siehe Schütze, Y.: Die Geschwisterbeziehung im Sozialisationsprozeß. Ein historischer Überblick.

[16]H. Ch. Dechene: Geschwisterkonstellation und psychische Fehlentwicklung, 45

[17]A. Freud: Gemeinschaftsleben im frühen Kindesalter, 1161

Schicksal ihm den Besitz einer Tochter gewährt habe, die unter tragischen Verhältnissen hinter einer Antigone nicht zurückgestanden wäre. Die Ereignisse nach 1934 glichen zwar nicht denen der griechischen Tragödie, waren jedoch für die Familie Freud tragisch genug.

Geschwister sind eigentlich nie ein eigenständiges Thema der Psychoanalyse geworden, obgleich es eine Reihe von Untersuchungen gegeben hat, in denen Freuds Befunde überprüft wurden. Auf diese Untersuchungen soll nicht im Einzelnen eingegangen, sondern nur einige Themen genannt werden: der Altersabstand unter den Geschwistern, die Position des Einzelnen, die Veränderung der Interaktion zwischen Mutter und Erstgeborenem nach der Geburt eines Geschwisters, die Reaktionen gesunder Kinder auf ihre schwerkranken oder behinderten Geschwister. Sie sind in einer Literaturübersicht von Alice Colonna und Lotti Newman zusammengestellt.[18] Diese Arbeit ist Teil einer Studie über Geschwisterbeziehungen, die am Child Study Center der Yale University in New Haven unter weiterer Beteiligung von Janice Abarbanel, Peter Neubauer, Marianne Kris, Sally Provence, Samuel Ritvo und Albert Solnit entstand und das Ziel hat, die Aspekte der Geschwisterbeziehung herauszuarbeiten, die Wachstum und Entwicklung fördern.[19]Hier wurde die Theorie von Geschwisterbeziehungen, die bisher recht einseitig von der Triebtheorie her gesehen war, um Erkenntnisse aus dem Bereich der Ich-Psychologie und der Narzißmustheorie erweitert.

3 Eltern beeinflussen die Beziehungen ihrer Kinder

Die Familienbeziehungen in Jakobs Familie sind weitgehend bekannt. Jakob machte eines seiner vielen Kinder, den Sohn seiner Lieblingsfrau Rahel, zum Lieblingskind. Jedermann konnte das sehen, weil er ihn im Gegensatz zu den Brüdern, die das für Hirten übliche braune Gewand trugen, mit einem bunten Rock kleidete. Diese Bevorzugung Josefs durch den Vater blieb natürlich nicht ohne Einfluß auf seine Persönlichkeitsentwicklung. Er verheimlichte seine Sonderstellung nicht, sondern trumpfte vor den Brüdern auf und erzählte ihnen sogar zwei Träume, die zeigten, daß auch sein Unbewußtes von der Einzigartigkeit und Bewunderungswürdigkeit der eigenen Person durchdrungen war. Sowohl die Trauminhalte als auch der bunte Rock sowie das Verhalten Josephs gegenüber seinen Brüdern können als Ausdruck einer narzißtischen Persönlichkeitsentwicklung gesehen werden. Vielleicht hätte Freud auch über Joseph schreiben können, was er angeregt über Goethes Erinnerungen in "Dichtung und Wahrheit" schreibt: "Wenn man der unbestrittene Liebling der Mutter (bzw. des Vaters) gewesen ist, so behält man fürs Leben jenes Eroberungsgefühl, jene Zuversicht des Erfolgs, welche nicht selten wirklich den Erfolg nach sich zieht."[20] Für Joseph trifft das zu, ebenso wie für Goethe oder für S. Freud selbst. Für Josephs Beziehung zu den Geschwistern

[18]A. B. Colonna, L. M. Newman: a.a.O.

[19]A. J. Solnit: The Sibling Experience. Introduction, 281-284; Colonna, A.B., Newman, L.M.: a.a.O.; Kris, M., Ritvo, S.: Parents and Siblings. Their Mutual Influences, 311-324; Neubauer, P.B.: The Importance of the Sibling Experience, 325-336; Provence, S., Solnit, A.J.: Development-Promoting Aspects of the Sibling Experience. Vicarious Mastery, 337-351; Abarbanel, J.: The Revival of the Sibling Experience during the Mother's Second Pregnancy, 253-379

[20]S. Freud: Eine Kindheitserinnerung aus "Dichtung und Wahrheit", 26

allerdings waren die Folgen schrecklich, wie man aus dem Verlauf der Geschichte weiß.

Was mag einen Vater bewegen, eins seiner Kinder so eindeutig zu bevorzugen? Dieser Frage soll anhand der einleitenden Kasuistik nachgegangen werden, weil daran die Vielschichtigkeit der Antwort deutlich werden kann. Mit der Geburt eines Kindes werden bei seinen Eltern Gefühle aktiviert, die mit der eigenen Geschwisterbeziehung zu tun haben. Jakobs Bruder Esau war der Lieblingssohn des Vaters, er dagegen der Liebling der Mutter. Mit ihrer Hilfe hat er seinen Bruder um den Segen des Vaters und um das Erstgeburtsrecht bestohlen und damit den Vater betrogen. Genauso wird er von seinen Söhnen betrogen, indem sie ihm seinen Lieblingssohn nehmen. Jakob muß aus seiner Kindheit das Gefühl gekannt haben, das man bekommt, wenn eins der Geschwister bevorzugt wird. Aber man muß noch einen Schritt weitergehen: Weil ihm der Kampf unter Brüdern so vertraut war, weil sein eigener Erfahrungshorizont Ungleichbehandlung und Kampf war, mußte er im Sinne des Wiederholungszwangs eine solche Situation auch in seiner Familie herstellen. Das, was ihm an narzißtischer Bewunderung von seinem Vater versagt blieb, projizierte er auf diesen Sohn, der das erste Kind seiner Lieblingsfrau Rahel war. Das Geschehen scheint, triebdynamisch betrachtet, auch einen ödipalen Aspekt zu haben: Er selbst war der Lieblingssohn seiner Mutter, und er machte den Sohn seiner Lieblingsfrau zu seinem Lieblingssohn.

Aber den wesentlichsten Aspekt für die Erwählung gerade Josephs nennt der biblische Erzähler: Er war der Sohn seines Alters. Demnach war Joseph für den Vater ein Beweis seiner Potenz und ein Garant des Weiterlebens.

Es mag deutlich geworden sein, wie in dieser Familiengeschichte die Ungleichbehandlung der Brüder durch den Vater Jakob familiendynamische Relevanz im Sinne einer Mehrgenerationenproblematik hat und auch erst auflösbar wird, als die Schuldverstrickungen zwischen den Brüdern in einem längeren Prozeß bearbeitet werden. Aber auch Verstrickungen aus dem Bereich der Triebdynamik (ödipal) und der Objektbeziehungen (grandioses Selbst) sind als Erklärungsmuster nötig, um die Geschwisterbeziehungen in ihrer Komplexität zu verstehen. Es handelt sich also um ein differenziertes Netzwerk von verschiedenen Komponenten, die letztlich Josephs Beziehung zu seinen Brüdern bestimmt. Nur ein Teil davon ist aktiv durch ihn selbst bestimmt.

Inwieweit haben diese Überlegungen Relevanz für heutige Familienbeziehungen? So direkt wie in den alttestamentlichen Geschichten können Triebimpulse heute nicht mehr ausgelebt werden. M. Kris und S. Ritvo meinen, daß die Beziehungen in der Familie zielgehemmt sein müssen in bezug auf sexuelle und aggressive Triebe, wenn die Familie ihre sozialisierende, adaptive Funktion wahrnehmen will,[21] ähnlich wie S.Freud in "Das Unbehagen in der Kultur" ausgeführt hat, daß der zielgehemmte Umgang mit den Trieben der Preis sei, der für den Fortgang der Zivilisation zu zahlen wäre und häufig Repression und Neurosen bedeutete. Man könnte jedoch fragend anmerken, ob nicht Phänomene wie Ausstoßungsmechanismen in Familien oder Suizide Jugendlicher Anzeichen eines relativ ungehemmten Umgangs mit mörderischen Impulsen gegenüber Familienmitgliedern sind.

Junge Eltern müssen sich mit Geschwisterbeziehungen in ihrer Familie beschäftigen, wenn das erste Kind geboren wird, spätestens jedoch, wenn die Mutter zum

[21] M. Kris/S. Ritvo: Parents and Siblings. Their Mutual Influence, 311

zweitenmal schwanger ist. Von da ab ist klar, daß sie Kinder haben werden, die Geschwister sind. Eigene Erinnerungen, Anmutungen und Gefühle in bezug auf das Leben als Bruder oder Schwester mit eigenen Geschwistern tauchen auf und bestimmen – meist unbewußt – die Beziehung zum ersten Kind und zu dem Kind, das geboren werden soll. Diese regressiven Prozesse betreffen Mutter und Vater zugleich, wie Mechthild Papousek (1987) in ihrer Arbeit "Die Rolle des Vaters in der frühen Kindheit" beschreibt. Beide Eltern haben sich während der Schwangerschaft mit der Frage auseinanderzusetzen, ob sie überhaupt zwei Kinder gleichzeitig, und das heißt unterschiedlich, lieben können. Das ist besonders bei einer guten Beziehung zum ersten Kind nur schwer vorstellbar. Die häufig zu beobachtende Gleichmacherei der Kinder, die Eltern rechtfertigend und gleichzeitig beschwichtigend sagen läßt: "Wir behandeln unsere Kinder absolut gleich", treibt manchmal merkwürdige Blüten und ist häufig aus der Abwehr eigener Geschwisterproblematik der Eltern und der Abwehr der bewußtwerdenden unterschiedlichen Gefühle den eigenen Kindern gegenüber erwachsen. Gerade solche Gleichmacherei erhöht die Rivalität und fördert nicht die Unparteilichkeit der Eltern gegenüber ihren Kindern.[22]

Einen wesentlichen Einfluß üben Eltern auf die Beziehung ihrer Kinder durch die Art und Weise aus, wie sie sich untereinander verhalten. Ihre Ehebeziehung ist ein Modell, und die Kinder übernehmen per Identifikation wesentliche Merkmale der elterliche Interaktion. Sind Eltern nicht nur Eltern, sondern auch ein Ehepaar mit einer Beziehung, zu der die Kinder keinen unmittelbaren Zugang haben, dann müssen auch die Kinder untereinander eine Beziehung bilden, in der freundliche Gefühle einen Platz haben. Ist die Ehebeziehung von Streit geprägt, wird das auch die Aggressivität unter den Kindern fördern. In Scheidungsfamilien oder auch Alkoholikerfamilien sieht man manchmal, daß Geschwister sich im Sinne einer Notgemeinschaft eng aneinander gebunden haben. Eine solche Notgemeinschaft sichert zwar das Überleben ohne Einsamkeit, bleibt jedoch defizitär, weil der lebendige Austausch zwischen den Generationen mit Gefühlen von Zuneigung, Spannung, Rivalität, Liebe und Haß fehlt.

Wir haben Elternbeziehungen in ihrer Auswirkung auf Geschwister betrachtet, die eng sind, entweder weil die Eltern sich gut verstehen, oder weil sie im Streit miteinander verstrickt sind. In beiden Fällen sind Geschwister aufeinander angewiesen. Was geschieht aber in unglücklichen Ehebeziehungen, in denen Eltern sich ein Kind als Partnerersatz wählen? Das Kind wird aus seinen Altersbezügen gerissen und muß den Partner einer anderen Generation ersetzen. Man weiß aus Behandlungen, welch katastrophalen Folgen das für die Persönlichkeitsentwicklung dieser Kinder und seiner Geschwister hat.

> Zum Beispiel in einer Familie, in der der schwer depressive Vater sich suizidierte, als seine beiden Töchter 1 und 4 Jahre alt waren. Die Mutter wurde selbst depressiv und mußte lange z.T. auch stationär behandelt werden. Sie nahm sich die Ältere zum Partnerersatz und lebte in enger dyadischer Beziehung mit ihr, während die Jüngere ungeliebt und lästig war. Die Jüngere kam neunjährig mit einer schweren Depression mit zeitweiligen psychotischen Entgleisungen in

[22] Vgl. Kris/Ritvo, 1983, 317

meine Behandlung. Sie versuchte, Mutter und Schwester mit regressivem, anklammerndem Verhalten, mit einer Art Pseudodebilität und diversen Körpersymptomen auf sich aufmerksam zu machen, was die Ablehnung und die enge Gemeinschaft zwischen den beiden nur noch verstärkte. Die erwählte Tochter entwickelte sich zwar unauffälliger, dekompensierte dann aber als Jugendliche, weil altersentsprechende Loslösungsschritte nicht möglich waren.

Man sieht an dieser kasuistischen Vignette als wohl schwierigste Bedingung für die Entwicklung von Geschwisterbeziehungen, wenn ein Kind Partnerersatz sein und die emotionale Bedürftigkeit eines Elternteiles befriedigen muß, weil es aus seinen altersgemäßen Beziehungen, zu denen eben auch die Beziehungen unter den Geschwistern gehören, herausgerissen wird.

4 Geschwister unter sich

Zunächst sei der Blick wieder auf Joseph und seine Brüder gerichtet: Seine einseitige Bevorzugung durch den Vater und seine prahlerische Überheblichkeit war für die Geschwister unerträglich. Sie planten seinen Tod, der jedoch durch das Verantwortungsgefühl des Ältesten verhindert wurde. Josephs Ausstoßung war ein für alle akzeptabler Kompromiß. Er war von da ab allein auf sich gestellt, und er machte in der Fremde seinen Weg. Unter den schwierigen Lebensbedingungen in Ägypten war er gereift. Er war nicht mehr der schöne jugendliche Prahler, sondern war ein geschickter, weitblickender Regierungsbeamter geworden. Beim ersten Wiedersehen mit den Brüdern ließ er sich nicht von weichen Gefühlen übermannen, sondern er begegnete ihnen kritisch und prüfte ausgiebig, ob sie noch einmal imstande wären, einen, diesmal Benjamin, zu verraten und zu verlassen. Erst als er feststellte, daß sie immer noch unter Schuldgefühlen wegen seiner Ausstoßung litten und solche Tat nicht noch einmal begehen würden, gab er sich ihnen zu erkennen. Eine solche Prüfung wäre aber wohl nicht möglich gewesen, wenn die Beziehung unter den Brüdern ausschließlich von Haß geprägt gewesen wäre. Er hätte dann wohl sofort Rache genommen. Joseph muß auch Repräsentanzen guter Objekte aus positiven Aspekten der Beziehung zu seinen Brüdern in sich gehabt haben, die die emotionale Grundlage für die Bearbeitung seiner Ausstoßung boten.

Bei den Brüdern blieb allerdings ein Rest an Unsicherheit in bezug auf Joseph, die sich zeigte, als der Vater Jakob starb. Sie hatten Angst, daß er sich nun, da die normensetzende Kraft des Vaters, seine Über-Ich Funktion in der Familie fehlte, an ihnen doch noch rächen könnte. Sie hatten allerdings dabei übersehen, daß Joseph, vielleicht anders als sie selber, die sie Zeit ihres Lebens im Elternhaus zugebracht hatten, einen Loslösungs- und Individuationsprozeß durchgemacht hatte, der ihn innerlich wirklich unabhängig vom väterlichen Vorbild gemacht hatte.

Nun sei wieder ein Sprung aus der alttestamentlichen in unsere heutige Zeit gemacht! Geschwister unter sich – es ist ein Problem, ihre Beziehung losgelöst von den Eltern zu betrachten, denn viele Aktionen unter Geschwistern sind als ein Appell an die Eltern zu verstehen und soll deren Reaktion herausfordern. Aber es ist auch bekannt, daß Geschwister, wenn sie wirklich aufeinander angewiesen und ohne ihre Eltern sind, sich gut verstehen.

Die Beziehungen von Geschwistern untereinander sind unter verschiedenen Gesichtspunkten untersucht worden, z.B. in bezug auf die Stellung in der Geschwisterreihe, in bezug auf die Geschlechtsrolle, die Größe der Geschwistergruppe oder die Übernahme bestimmter Rollen. Eine empirische Studie zum Verlauf der Geschwisterbeziehung ist von Y. Schütze u.a. am Max-Planck-Institut für Bildungsforschung in Berlin erstellt worden. Sie haben in einer Langzeituntersuchung 16 Familien untersucht, die ein zweites Kind bekamen. Die familialen Veränderungsprozesse durch die Ankunft des zweiten Kindes werden als Dreiphasenmodell rekonstruiert. In der ersten Phase (1-9 Monate) machen die Eltern Versuche,die Kinder miteinander bekanntzumachen. In der zweiten Phase (9-18 Monate) beginnt das zweite Kind sich fortzubewegen, und das erste muß sich ihm gegenüber behaupten. In der dritten Phase gewinnt das Geschwistersystem eine gewisse Unabhängigkeit. Die Eltern lassen die Kinder mehr und mehr ihre Konflikte selber regeln. Die Autoren weisen in dieser familiensoziologischen Studie nach, daß die Interaktion zwischen den Kindern u.a. dadurch geprägt wird, wie die Eltern ihr erstes Kind damit vertraut machen, daß es ein Geschwister bekommt.

Welche Bedeutung hat es für die Ich-Entwicklung von Kindern, mit einem oder mehr Geschwistern aufzuwachsen? Es wurde experimentell nachgewiesen, daß bereits der wenige Wochen alte Säugling differenziert auf Signale verschiedener Menschen reagiert. Er imitiert Bewegungen und Laute, vorausgesetzt, die Entfernung ist in seiner Sichtweite, also etwa im Leseabstand eines Erwachsenen. Die Ergebnisse M. Papouseks, die nachweist, daß der Säugling ohne weiteres Beziehungen zu mehr als einer Person verkraften kann, können m.E. auch über die Beziehung zu Mutter und Vater auf die Erfahrungen mit Geschwistern ausgedehnt werden, vorausgesetzt, der Säugling kann sich mit seiner Mutter, seinem Vater und seinem Geschwister in regelmäßigen "Zwiegesprächen" vertraut machen, wird das seine visuelle, auditive und sensorische Erfahrungswelt bereichern.

Das scheint von erheblicher Relevanz für die Bildung der Repräsentanzenwelt vom Selbst und von den Objekten. Positive Interaktionen unter Geschwistern kommen auf dem Wege über eine Identifizierung mit den pflegenden und liebevollen Eltern zustande. Je günstiger die Objektbeziehungen eines Kindes, desto erfolgreicher sind auch seine Identifizierungen, und das wiederum hängt mit der Fähigkeit des erstarkenden Ich zusammen, Frustrationen zu ertragen und Sublimierungen aufzubauen. Letztlich haben gesunde Identifizierungen ihre Bedeutung für die Loslösung von den Eltern und die Unabhängigkeit des Kindes. Edith Jacobson weist auf den Zusammenhang zwischen der Konsolidierung von Selbst- und Objektrepräsentanzen und der zunehmenden Triebfusion und Triebneutralisierung – also der fortschreitenden Ich-Entwicklung – hin.[23] Gerade frühe Neidgefühle, die zu intensiven Rivalitätsgefühlen führen, spornen zum Vergleich mit den Geschwistern an. Das Kind nimmt Unterschiede wahr, muß Enttäuschungen und Frustrationen erleben und lernt so, zwischen dem Selbst und dem Objekt zu unterscheiden und schließlich einen Unterschied zwischen wunschbestimmten oder realistischeren Selbst- und Objektimagines zu machen. Sowohl liebevolle, vor allem aber die feindlichen Gefühle sind für das Kind Antriebskräfte, die Identifizierungen und Objektbeziehungen aufzubauen und die Repräsentanzenwelt zu erweitern.

Wir können beobachten, daß Geschwister trotz aller Gemeinsamkeit eine starke Tendenz haben, sich voneinander abzugrenzen. Gerade dafür sind die Rivalitäts-

[23]E. Jacobson: Das Selbst und die Welt der Objekte

gefühle ein Motor, weil die Tendenz besteht, sich des bösen Objekts,des beneideten Geschwisters zu entledigen. Das wirft auf die eigenen Fähigkeiten zurück, stimuliert die narzißtische Besetzung des Selbst und führt in Richtung Autonomie. Also gerade die ambivalente Beziehung zum Rivalen gibt kräftige Anstöße für die Loslösung aus symbiotischen Beziehungen.

Jüngere Geschwister scheinen weniger heftig unter Eifersucht zu leiden. Sie haben die Eltern nie für sich allein gehabt und können daher in der Regel leichter deren Aufmerksamkeit teilen. Wenn der Altersabstand nicht zu groß ist, nehmen sie direkt an den Erfahrungen der Älteren teil, versuchen zu lernen und zu imitieren und überfordern sich dabei häufig. Sie zeigen Bewunderung für die "Kunststücke" der Älteren, entwickeln in der Regel aber auch gute Fähigkeiten, sich den Machtansprüchen der Älteren zu widersetzen. Sie sind dabei in der Regel charmanter als die Älteren und gewinnen damit leicht die Zustimmung der Erwachsenen, weil sie offenbar weniger mit aggressiven Gefühlen zu kämpfen haben.

Entwicklungsmäßige Nähe unter Geschwistern ermöglicht ein unmittelbares Verstehen, besser als es manchmal zwischen Kind und Eltern möglich ist.[24] Diese Nähe macht Geschwister auch zu Bundesgenossen gegen die Eltern. Allen Eltern ist vertraut, daß ihre Kinder sich gut verstehen, wenn sie in schwierigen Situationen aufeinander angewiesen sind, auch wenn sie sich sonst häufig zanken. In Phantasiespielen wie "Räuber und Gendarm" oder "Vater, Mutter, Kind" proben Kinder gefahrlos verschiedene Rollen und können Aggressionen und libidinöse Bedürfnisse per Externalisierung bearbeiten. Eine gute Geschwisterbeziehung ist also ein wichtiger Nebenschauplatz, auf dem Kinder übend und agierend mit Szenen ihres inneren Lebens umgehen können.[25]

Während der Adoleszenz kommt der Geschwisterbeziehung eine besondere Bedeutung zu. Die Jugendlichen müssen sich endgültig von den primären Liebesobjekten lösen, während gleichzeitig die ödipalen Verstrickungen wiederaufleben, und sie müssen eine endgültige erwachsene Geschlechtsidentität gewinnen. Jugendliche, die eine gute Beziehung zu Geschwistern erlebt haben, konnten die Erfahrung machen, in einer Gruppe stärker zu sein als allein, in der Gruppe mehr Sicherheit zu haben und an einer Gruppenidentität teilzuhaben, was die eigene Identitätsdiffusion mildern kann.

In einer Familie mit mehreren Kindern trennt sich in der Regel ein Kind nach dem anderen endgültig von zu Hause. Das gibt den Eltern die Chance, sich allmählich mit der Trennung auseinanderzusetzen. Das ist ein langwieriger Trauerprozeß, an dessen Ende das Elternpaar die Fähigkeit erlangt haben muß, wieder wie am Beginn ihrer Ehe ein Leben zu zweit zu führen. Die Intensität der Trauerreaktion auch bei zurückbleibenden Geschwistern sollte nicht unterschätzt werden. Sie bedeutet einen Objektverlust und läßt einen Rückschluß darauf zu, daß die Geschwister eine wirklich eigenständige Beziehung untereinander hatten.

[24]Diese Empathie kommt zustande, wenn die Geschwister sich auf gleicher Ebene ihrer psychischen Organisation befinden. Neubauer sagt, daß sie sich aufeinander einstellen in Hinsicht auf Triebmanifestationen und die Fluktuation zwischen Regression und Progression, vgl. Neubauer, 334

[25]S. Provence/A. Solnit, 351

5 Therapie

Zum Schluß sollen einige Gedanken zur psychoanalytischen Behandlung von Kindern und Jugendlichen im Zusammenhang mit unserem Thema angestellt werden. Die beinahe verwirrende Fülle von Aspekten mag deutlich geworden sein und ist natürlich auch in bezug auf die psychoanalytische Behandlung relevant. Es sollen daher – weit entfernt von einer Systematik – einige Gedanken eher assoziativ aneinandergereiht werden.

Es scheint, daß in der Behandlung präödipaler Störungen das Geschwisterthema kaum eine Rolle spielt. Hier gibt die dyadische Beziehung zum Therapeuten als ein Abbild der Beziehungsmuster des Patienten den Rahmen ab für die therapeutische Arbeit. Könnte es nicht sein, daß das Auftauchen von Geschwistern in der Therapie ein wichtiger Indikator für das Erreichen von Objektkonstanz ist?

> Ein siebenjähriger Junge entdeckte z.B. nach zwei Jahren Therapie im gleichen Raum plötzlich, daß Bilder von anderen Kindern an der Wand hingen und fragte erstaunt "kommen auch andere Kinder zu dir?" Diese Frage schien anzudeuten, daß er inzwischen zu Dreipersonen-Beziehungen fähiggeworden war. Dieser schwer psychosomatisch kranke Junge hatte zuvor in der Übertragung seine narzißtischen Größenphantasien und seine heftige unneutralisierte Aggression bearbeitet. Mit der Wahrnehmung der Bilder der anderen Kinder trat er dann in eine Auseinandersetzung mit den therapeutischen Geschwistern ein. Er rivalisierte mit ihnen, indem er z.B. schönere und höhere Türme baute, und er agierte seine Eifersucht, indem er ihre Bauwerke zerstörte. Später nahm er auch andere Kontakte mit ihnen auf, indem er einmal an den Sandkasten einen Zettel legte und darauf schrieb: "Das ist eine Burg, wenn ihr wollt, könnt ihr daran weiterbauen."
>
> Am Ende dieser Therapie verabschiedete sich der Junge mit zwei wichtigen Bemerkungen, die seine Beziehungen auf den verschiedenen Ebenen betrafen. Er sagte: "Wer wohl jetzt meine Stunden bekommt? Ach, ich weiß, zu dir kommen wohl immer Jungen." Und bereits auf der Treppe rief er: "Übrigens wollte ich dir noch sagen, meinem Papa geht es gut." Aus dem Kontext der Gesamtbehandlung schien dies zu bedeuten: "Ich habe sowohl die ödipalen Konflikte als auch die Beziehung zu den Geschwistern bearbeitet."

In dieser Vignette zeigt sich, daß der Junge in der Übertragung zu seiner Therapeutin seine Beziehung zu Mutter und Vater durcharbeitete. Die Geschwisterkonflikte arbeitete er vorwiegend an den "Therapiegeschwistern", den anderen Patienten, durch.[26]

> In einer anderen Behandlung nahm ein neunjähriges Mädchen initial eine heftige Rivalitätsbeziehung zu den "Therapiegeschwistern" auf. Sie sah in ihrer ersten Behandlungsstunde, daß ein Kind Papiergirlanden gebastelt und an die Decke gehängt hatte. Das wollte sie

[26] B. Diepold/J. Zauner: Beziehung und Deutung in einer analytischen Kindertherapie, 1987

> auch machen, ihre Girlanden sollten jedoch viel schöner und zahlreicher sein. Sie war über mehrere Stunden unter heftigem Druck an der Arbeit und trieb auch die Therapeutin zur Mithilfe an. Das Ergebnis war eindrucksvoll: Die gesamte Decke des Spielzimmers hing voller bunter Girlanden. Genießen konnte die Patientin ihr Werk und ihren Triumph über die anderen Kinder allerdings nicht. Allmählich wurde mit Hilfe der Diagnostik der Übertragung und vor allem der Gegenübertragungsgefühle deutlich, daß ihre Kontaktaufnahme phallisch-narzißtisch war, ohne daß sie eine direkte Beziehung zu jemand aufnahm. Dieser Beziehungsmodus war eine wirksame Abwehr ihrer schweren Depression, die nach Lockerung dieser Abwehr dann in einer längerdauernden Therapie bearbeitet werden konnte. Geschwister spielten vorerst keine Rolle mehr, sondern sie arbeitete ihre Enttäuschung an der präödipalen Mutter in der Übertragung durch.[27]

Diese Art der Einbeziehung von Geschwistern in die Therapie ist vertraut: Der Analytiker ist in der Übertragung eine Elternfigur, die in Rivalitätsauseinandersetzungen Stellung beziehen soll: Welches Kind ist das liebere?

Es erhebt sich aber die Frage, ob auch direkte Geschwisterübertragungen in Kinder- und Jugendlichentherapien eine Rolle spielen. Es scheint, daß in der Behandlung von Übertragungsneurosen, wenn es inhaltlich um Rivalität und Eifersucht geht, die Übertragung auch Aspekte der Geschwisterbeziehung haben kann. Eine differenzierende Unterscheidung ist in bezug auf die Übertragung wichtig, weil die Intervention sicher eine andere ist, wenn z.B. ein Achtjähriger sich beim Kampf zwischen Cowboys und Indianern in einer ödipalen Auseinandersetzung mit seinem Vater befindet oder wenn es dabei um den Rivalitätskampf mit einem Bruder geht.

Diese Übertragungsdiagnostik ist sicher dann erschwert, wenn beim Therapeuten Abwehrhaltungen gegenüber Geschwisterbeziehungen bestehen.[28] Sie gründlicher durchzuarbeiten sollte also ein Ziel in der psychoanalytischen Ausbildung sein. Eine Möglichkeit dazu bietet ein Workshop, der an der Menninger Clinic entwickelt wurde und der ein besseres Verstehen der kindlichen Entwicklung zum Ziel hat. Er wurde in Göttingen für Ausbildungskandidaten durchgeführt, und es war überraschend, daß Geschwisterbeziehungen bei den Teilnehmern in starkem Maße wiederbelebt wurden. Der Workshop war gegliedert in drei Teile: frühe Kindheit, Latenz und Adoleszenz.[29]

Jeder der drei Teile bestand aus einer Spielphase und eine daran anschließende Gruppe, in der die Erfahrungen der Spielphase im gruppentherapeutischen Setting bearbeitet wurde. Für den jeweils ersten Teil war ein großer Raum wie ein Spielzimmer für die entsprechende Altersstufe eingerichtet. Für die frühe Kindheit fanden sich darin z.B. Stofftiere, ein Puppenwagen mit Puppen, Bauklötze, ein Sandkasten, Bilderbücher, Malutensilien, und es wurden Saft und Kekse angeboten. Die Anweisung bestand darin, sich von den angebotenen Materialien anregen

[27] Diepold, B., Haar, R., Fragen der diagnostischen Einschätzung bei der Behandlung präödipal gestörter Kinder

[28] Siehe dazu Berger, M., Zur psychodynamischen Relevenz der Geschwisterbeziehung

[29] P. F. Kernberg, L. M. Ware: Understanding Child Development through Group Techniques and Play

zu lassen und hineinzugleiten in Erlebnisse der frühen Kindheit. Es kann darauf an dieser Stelle nicht näher eingegangen werden, nur soviel: die Teilnehmer regredierten unmittelbar auf die jeweilige Altersstufe, wesentliche Interaktionsformen dieser Altersstufen wurden deutlich und die verschiedenen Übertragungsauslöser riefen Erinnerungen und Gefühle wach, die, wie hinterher mehrfach betont wurde, in der Einzelanalyse bisher noch kaum eine Rolle gespielt hatten. Geschwisterbeziehungen im weitesten Sinne wurden erlebbar und konnten ansatzweise in den nachfolgenden Gruppensitzungen bearbeitet werden. Sie sind, wie in einer späteren Beurteilung dieses Workshops zurückgemeldet wurde, noch längere Zeit in den Lehranalysen durchgearbeitet worden.

6 Schlußbemerkungen

Es sind vier Komponenten, die die Beziehung unter Geschwistern bestimmen:

1. die eigene Geschichte der Eltern mit deren Beziehung zu den Geschwistern,
2. die Ehebeziehung der Eltern,
3. die Abfolge unter den Geschwistern in bezug auf Alter und Geschlecht und
4. die Anlagen der einzelnen Kinder.

Die Geschwisterbeziehung ist kein einfaches Abbild der Elternbeziehung. Sie ist zwar in starkem Maße abhängig von ihr, hat aber eine eigene Qualität, die sich, wie an der Josephsgeschichte sichtbar, auch im Alter noch ändern kann. Ihre Bedeutung über die primären Bezüge in der Ursprungsfamilie hinaus erhalten Geschwisterbeziehungen, weil sie in jeder Gruppe wiederaufleben und sich z.B. in Arbeitsgruppen, Freundeskreisen usw. neu konstellieren. Ein letzter Blick soll auf Joseph und seine Brüder gerichtet werden: Eine Auseinandersetzung mit den negativen Aspekten der Geschwisterbeziehung lohnt, damit die positiven Gefühle wie Vertrauen, Verläßlichkeit und Liebe stärker die Beziehung bestimmen können.

Eßstörungen bei Kindern und Jugendlichen
(1983)[1]

Zusammenfassung

Über Eßstörungen bei Erwachsenen ist in den letzten Jahren vermehrt gearbeitet worden; auffallend spärlich ist dagegen die Literatur über Eßstörungen bei Kindern. Die vorliegende Arbeit versucht, ausgehend von empirischen Daten aus einer größeren Erziehungsberatungsstelle, Quantität und Qualität kindlicher Eßstörungen zu beschreiben und einzuordnen: In welchem Umfang treten Eßstörungen bei Kindern in der psychotherapeutischen Praxis auf? Mit welchen anderen Symptomen sind sie gekoppelt? Wie sind generell Essen und Eßstörungen psychoanalytisch und sozialpsychologisch einzuordnen? Welche therapeutischen Konsequenzen sind daraus zu ziehen?

There have been several important publications on eating disorders with adults, but hardly any on childhood eating disorders. Describing data of some 450 cases of a communal center for counseling and therapy, this paper attempts to evaluate both quantity and quality of eating disorders, analyzing them on the background of psychoanalytic and socio-psychological theories. Practical consequences for prevention and treatment are demonstrated.

Nach dem Ernährungsbericht der Bundesregierung von 1980 sind 60% aller Bundesbürger übergewichtig. Viele Menschen leiden an ihrer Übergewichtigkeit, die u. a. auch eine gewaltige finanzielle Belastung für die Volkswirtschaft darstellt. Die durchschnittlichen Kosten für die ernährungsbedingten Folgeerscheinungen sind hoch und steigen trotz aufwendiger Informationskampagnen, wie z. B. die "Trimm Dich Aktion" oder die Fernsehsendung "IDR" ("Iß das Richtige"), weiter an (Aliabadi/Lehnig, 1982). Ganze Wirtschaftszweige machen Geschäfte mit der Übergewichtigkeit: Reformhäuser mit Diätprodukten, Apotheken mit Schlankheitsmitteln, Firmen mit medizinischen Geräten, Autoren mit immer neuen Diätvorschlägen.

Über Eßstörungen bei Erwachsenen ist in den letzten Jahren vermehrt gearbeitet worden (vgl. Aliabadi/Lehnig, Battegay, Bruch, Pudel). Eher spärlich ist die Literatur über Eßstörungen bei Kindern, ausgenommen die Fülle von Untersuchungen zum Krankheitsbild der Anorexia nervosa. Zwei mir bekannte Arbeiten befassen sich allgemein mit Eßstörungen im Kindesalter (A. Freud, A. Bentovim), die Arbeiten von Bruch, Tolstrup und mein Aufsatz über Bulimie befassen sich mit einzelnen Krankheitsbildern.

Unterstellt man, daß viele Störungen bei Erwachsenen eine Folge gestörter Eßgewohnheiten sind, die bereits in der Kindheit ihren Ursprung haben, dann muß

---

[1]Veröffentlicht in: Praxis der Kinderpsychologie und Kinderpsychiatrie 32 (1983), 298-304.

dieser Sachverhalt nachdenklich stimmen. Sind Eßstörungen bei Kindern so selten wie die Literatur darüber? Oder werden sie möglicherweise übersehen? In welchem Umfang treten Eßstörungen bei Kindern in der psychotherapeutischen Praxis auf? Mit welchen anderen Symptomen sind sie gekoppelt? Wie sind generell Essen und Eßstörungen entwicklungspsychologisch und sozialpsychologisch einzuordnen? Welche therapeutischen Konsequenzen sind daraus zu ziehen?

1. Eßstörungen in der psychotherapeutischen Praxis

1. 1 Zu den Daten

Im Therapie- und Beratungszentrum der Stadt und des Landkreises Göttingen wurden in den letzten beiden Jahren 454 Fälle abgeschlossen (220 Fälle im Jahre 1981, 234 Fälle im Jahre 1982). In 39 Fällen wurden neben anderen Symptomen Eßstörungen diagnostiziert. Diese Fälle habe ich auf der Basis der Behandlungsunterlagen in bezug auf die Art der Eßstörung und auf die Kombination mit anderen Symptomen einer Sekundäranalyse unterzogen.

Bevor die qualitativen Ergebnisse dargestellt werden, sei auf einige Auffälligkeiten im quantativen Bereich hingewiesen. Zum einen ist das geringe Vorkommen von Eßstörungen – nur bei 8,4% aller Fälle – bemerkenswert, das angesichts der Gewichtigkeit des Problems bei Erwachsenen überrascht. Auffällig ist dabei, daß Eßstörungen nie der primäre Vorstellungsgrund eines Kindes oder Jugendlichen in der Beratungsstelle sind, es sei denn, es handelt sich um ein so bedrohliches Krankheitsbild wie die Anorexia nervosa. In der Regel wird über die Eßstörung erst gesprochen, wenn der Untersucher etwa fragt: "Gibt es sonst noch etwas, was Ihnen bei Ihrem Kind Sorgen oder Schwierigkeiten macht?", oder wenn er im Anamnesengespräch dazu auffordert zu erzählen, wie sich das Kind vom Säuglingsalter an beim Essen verhalten habe. Eßstörungen sind offenbar weniger auffallend als andere Symptome. Insofern stimmt die Praxis dieser Beratungsstelle mit der Literaturlage durchaus überein.

Diese Unauffälligkeit steht nun allerdings in einem merkwürdigen Kontrast zur Behandlungsbedürftigkeit, wie die folgende Tabelle zeigt: *Patienten mit Eßstörungen bedurften hochsignifikant häufiger einer analytischen Psychotherapie als andere Patienten.*

Tabelle: Indikation für analytische Kinderpsychotherapie

	Eßstörungen	andere Symptome	Summe
Beratung	22 = 56 %	361 = 87 %	383 = 84 %
Therapie	17 = 44 %	54 = 13 %	71 = 16 %
Summe	39 = 100 %	415 = 100 %	454 = 100 %

Bei 383 der 454 Patienten wurde eine Beratung von durchschnittlich 6 Stunden Dauer durchgeführt oder ein bestimmtes Teilleistungstraining verordnet, bei 71 (= 16%) war eine längere analytische Kinderpsychotherapie indiziert. Unterstellt man, daß Artefakte weitgehend ausgeschlossen sind (Anamnese und Diagnose werden von verschiedenen Untersuchern vorgenommen, ein besonderes Interesse für Eßstörungen liegt – außer bei mir – nicht vor), dann ist auffällig, daß bei den Patienten mit Eßstörungen in 44 Prozent aller Fälle – gegenüber 13% ohne diese Symptomatik – eine analytische Kinderpsychotherapie durchgeführt wurde. Von den 39 Fällen mit Eßstörungen hätten eigentlich 33 (der statistische Erwartungswert) mit einer Beratung auskommen müßen, statt der 17 Kinder hätte man eigentlich nur bei 6 mit einer längeren Behandlung rechnen sollen.[2] Wenn die behandelten Fälle von Eßstörungen tatsächlich Behandlungsbedürftiger (im Sinne einer längeren analytischen Therapie) waren als vergleichbare andere Fälle, dann stellt sich die Frage nach Zusammenhängen und Hintergründen, selbst wenn man aus dem begrenzten Datenmaterial ohne weitere, umfassendere Untersuchungen noch keine allgemeinen Schlüsse ziehen darf.

1. 2 Phänomenologische Betrachtung

Die vorkommenden Eßstörungen (N = 39) lassen sich in 5 Gruppen zusammenfassen:

Das Essen wird abgelehnt (N = 7)

In seiner Extremform wird das Essen bis hin zur Verhungerung bei dem Krankheitsbild der Anorexie (N = 3) abgelehnt. Die meist weiblichen Patienten lehnen ihre weibliche Rolle in der Regel ab, demonstrieren Triebverzicht in einer Welt des Überflusses und scheinen Befriedigung durch eine Existenz zwischen Leben und Tod sowie die Machtlosigkeit ihrer Beziehungspersonen zu erleben. Battegay nennt die Magersuchtspatienten in seiner 1982 erschienen Monographie "Die Hungerkrankheiten" "ein Denkmal des zur Sucht gewordenen Hungers" (S. 21). Bruch prägte das Bild des "goldenen Käfigs", in dem die Patienten stecken. Weniger dramatisch ist das Essverhalten der sog. "schlechten Esser", die unter Appetitlosigkeit leiden und denen es offenbar nicht möglich ist, Lustgewinn aus der Stillung des Hungergefühls und aus dem Geschmack der Speisen zu ziehen.

Es wird zu viel gegessen (N = 14)

Auch hier gibt es eine Bandbreite von ernsten Krankheitsbildern bis hin zu leichteren Formen. Auf der einen Seite das gravierende Krankheitsbild der Bulimie (deutsch: entweder Freßsucht oder auch Kotzsucht genannt), bei der durch das Essen gigantischer Nahrungsmengen und das darauffolgende Erbrechen und Laxantienabusus akute Lebensgefahr auftreten kann. Eine Reihe von Forschern hält dieses Krankheitsbild für eine Variante der Anorexia nervosa. Ich halte es zum Kreis der Borderlinesyndrome gehörig, mit allen Problemen, die sich daraus für eine Therapie ergeben. Neueste Untersuchungen zeigen, daß es in den letzten Jahren stark zunimmt, sowohl in den Vereinigten Staaten, als auch in Europa.

Eine Adipositas (N = 3) entwickelt sich, wenn übermäßig gegessen wird oder wenn die Nahrung übermäßig gut vom Körper verwertet wird. In der Regel werden

[2]Die zufallskritische Überprüfung des Zusammenhanges zwischen Eßstörung und Indikation für eine analytische Kinderspsychotherapie (Phi = 0,24) zeigt bei einem Chi-Quadrat-Wert von 25,3 und einem Freiheitsgrad Signifikanz auf dem 0,1%-Niveau.

adipöse Kinder und Jugendliche nicht dem Schweregrad ihrer Krankheit entsprechend ernst genommen. Beim Anblick eines anorektischen Mädchens sind Mediziner und Therapeuten alarmiert, sie wissen um den lebensbedrohlichen Zustand dieser Krankheit und um die Schwierigkeiten im Bezug auf therapeutisches Einwirken. Einem adipösen Patienten gegenüber verhalten sie sich anders: Ihm werden Vorwürfe gemacht, etwa so: "Auch so einer, der zu viel ißt, wahrscheinlich ißt er zu viele Süßigkeiten, er sollte mehr Sport treiben, sollte sich einfach mehr zusammenreißen. " Die Vorwurfshaltung wird häufig auch auf dessen Mutter ausgedehnt: "Die sollte gesünder kochen, – oder speist sie Kind vielleicht mit Süßigkeiten ab?" Dicken gegenüber bestehen heftige gesellschaftliche Vorurteile und dicke Kinder sind in der Regel Zielscheibe von Spott. Bezeichnungen wie "Dickmops", "Fetti", "Dicki" belegen das. In der ärztlichen Praxis wird oftmals schnell eine Diät verordnet, ohne vorher genauer zu explorieren, welche somatischen Ursachen das Dicksein evtl. hat und ob der Patient und seine Familie überhaupt in der Lage sind, eine Diät einzuhalten. Vielleicht ist der Essensstil der Familie hektisch und gierig, vielleicht kann der Patient Gefühle von Hunger und Sattsein gar nicht unterscheiden. Vielleicht überfüttert die Mutter den Patienten, weil sie damit eigene Schuldgefühle dem Kind gegenüber dämpft. Tolstrup (1963) weist in seiner Arbeit "Psychosomatische Aspekte der Fettsucht im Kindesalter", darauf hin, daß es ohne psychische Veränderung keinen Gewichtsverlust geben kann und daß man bei einer Behandlung immer mit dem sehr heftigen Widerstand sowohl vom Kind als auch von der Mutter zu rechnen habe. In diesem Zusammenhang sei Bruch (1973) zitiert, die diese Krankheit hin und wieder als den besten Kompromiß und als Schutz vor noch schwererer Erkrankung (Psychose) ansieht.

Das Essen ist Ersatzbefriedigung

Aus Befriedigungen, die durch Geschmack und Konsistenz von Speisen gewonnen werden, bilden sich bestimmte individuelle Vorlieben und Abneigungen heraus, z. B. Vorlieben für süße Speisen oder für bestimmte Getränke. Die Sucht nach Süßigkeiten, von Eltern auch "Naschsucht" genannt (N = 3), ist häufig ein Rückgriff, eine Regression auf frühe Formen oraler Befriedigung im Angesicht schwer zu ertragender Frustrationen. Beim Nuckeln oder Daumenlutschen (N = 3) steht ab etwa 3 Jahren auch der Ersatzbefriedigungsaspekt im Vordergrund, hier speziell gekoppelt mit der lustvollen Reizung der Mundschleimhaut.

Wählerisches und anspruchsvolles Essen

Es ist weniger der Eßvorgang oder die orale Triebbefriedigung gestört, als vielmehr die Beziehung zwischen dem Kind und seinen Bezugspersonen. Häufig spielen sich Auseinandersetzungen um Art und Menge des Essens nach folgendem Muster ab. Die Mutter sagt: "Es wird gegessen, was auf den Tisch kommt", das Kind weigert sich oder drückt seine Weigerung durch schlechtes Benehmen bei Tisch aus. Eltern beklagen sich: "Es vergeht kaum eine Mahlzeit, wo er nicht sein Glas mit Milch auf dem Tisch verschüttet, und dann dieses ständige Gezappel bei Tisch. . . ". Andere Kinder drücken ihren Ärger durch Langsamessen aus und fesseln so die Mutter u. U. stundenlang am Tisch. Kinder dieser Gruppe fordern bestimmte Speisen, lehnen andere heftig ab, und häufig spielen sich in den Familien um das Essen im weitesten Sinne heftige Auseinandersetzungen ab.

Kopplung von Essen mit dissozialem Verhalten

Ein Aspekt, der etwas am Rande liegt, aber doch in unmittelbarer Beziehung zu Eßstörungen steht, ist dissoziales Verhalten (N = 7), das seinen häufigsten Ausdruck im Stehlen findet. Meistens wird Geld gestohlen, um Süßigkeiten zu kaufen, um die eigene orale Gier zu befriedigen oder um damit Freunde anzuwerben. Im letzteren Fall handelt es sich um Kinder mit meist schweren Kontaktstörungen. In einem Fall trat Stehlen von Nahrungsmitteln bei einem Mädchen mit einer Bulimie auf: sie stahl Essbares, das sie dann sogleich suchtartig verschlang. Auch das Horten von Essensvorräten in oft großen Mengen hat m. E. eine dissoziale Komponente und wird von Eltern in der Regel als unverständlich, fremd, fast verrückt beschrieben.

Soweit die Übersicht über die in den Jahren 1981/82 im Beratungszentrum Göttingen gesehenen Eßstörungen. Bei der Darstellung der Phänomene wurde nicht die intrapsychische Dynamik berücksichtigt, die sich häufig erst in einer längeren psychoanalytischen Behandlung erschließt.

1. 3 Die Koppelung von Eßstörungen mit anderen Symptomen

Die Untersuchung hat ergeben, daß Eßstörungen nie als einziges Symptom genannt werden, sondern immer mit anderen Symptomen zusammen vorkommen. Mit Eßstörungen zusammen treten je 11 mal auf:

* Leistungsstörungen
* Kontaktstörungen
* Ängste

Mit Eßstörungen zusammen treten je 4 mal auf:

* depressive Verstimmungen
* Migräne
* aggressives Verhalten
* Enuresis
* Tics
* Selbstwertproblematik

Die Kopplung mit anderen Symptomen aus dem somatischen oder psychischen Bereich oder dem der Verhaltensauffälligkeiten ist nicht signifikant.

2. Die Entwicklung der Essensfunktion und ihre Störanfälligkeit

Es ist ein Ziel kindlicher Entwicklung, die Nahrungszufuhr quantitativ und qualitativ, aktiv und rationell aufgrund des eigenen Bedarfs zu regulieren, unabhängig vom Ernährer und von seinen eigenen unbewußten Phantasien (A. Freud, 1946). Dieses Endziel reifen, autonomen Essens wird in folgenden Entwicklungsschritten erreicht:

a) das Ernährtwerden im Säuglingsstadium

b) die Entwöhnung von Brust oder Flasche

c) erstes selbständiges Essen

d) allmähliche Auflösung der Gleichung Nahrung = Mutter und Selbständigkeit der Essensfunktion

(a) Vor der Geburt gibt es für den Menschen keine Nahrungsprobleme. Es herrscht ein idealer Zustand, bei dem ihm die Nahrung durch die Nabelschnur in ausreichender Menge und richtiger Temperatur zufließt. Grunberger bezeichnet diesen Zustand als ein "erhaben-erhebendes Gefühl" (1976, 33), nach dem der Mensch Zeit seines Lebens Sehnsucht habe. Mit seiner Geburt ist der Mensch dann plötzlich mit dem Hunger konfrontiert, er ist darauf angewiesen, daß seine Umwelt nährend und versorgend für seine Bedürfnisse da ist. Deshalb bezeichnet Portmann den Säugling in Hinsicht auf die absolute Hilflosigkeit der ersten Lebensmonate als "physiologische Frühgeburt". In den ersten Lebensmonaten stehen die leiblichen Bedürfnisse und ihre Befriedigung im Vordergrund. Das Nahrungsbedürfnis z. B. wird außerordentlich intensiv und bedrohlich erlebt und jeder Spannungszustand wird für den Säugling dadurch verschärft, daß ihm noch Möglichkeiten fehlen, das Erlebte als bestimmte Gefühle wahrzunehmen, zu differenzieren und einzuordnen. Er kann die Unlustspannungen noch nicht den verschiedenen, sie verursachenden Quellen zuordnen, wie Hunger, Nässe, Kälte oder Überwärmung. Erst die Pflege der Mutter, die sich nach Winnicott am Ende der Schwangerschaft und während des ersten Lebensjahres des Kindes in einem ganz spezifischen Zustand der inneren Einstellung auf ihr Kind befindet, den er "primäre Mütterlichkeit" nennt, versetzt das Kind in die Lage, die verschiedenen Qualitäten des Unwohlseins differenzierend wahrzunehmen (Winnicott, 1958). Damit einher geht die Zunahme der Leistungsfähigkeit der Sinnesorgane und des Nervensystems. Es ist vorstellbar, welch eine Verunsicherung es für den Säugling bedeutet, wenn jede Unlustäußerung von der Mutter durch Fütterung die Antwort erhält: "Du hast Hunger", auch wenn die eigentliche Quelle der Unlust vielleicht Nässe oder Kälte war. Die Wahrnehmungs- und Differenzierungsfähigkeit wird entscheidend eingeschränkt.

Wenn der Säugling in diesen ersten Lebensmonaten aber von einer "ausreichend guten Mutter" versorgt wird, die adäquat auf seine Bedürfnisse eingeht, dann wird er ein Grundgefühl entwickeln, das Erikson "Urvertrauen" genannt hat, das vor jeder Vorstellung und kognitiver Wahrnehmung liegt und dem Säugling ein Gefühl von Sicherheit auch in bedrohlichen Zuständen von Unlust und Gefahr gibt (Erikson, 1966).

Ich finde es nützlich, sich bezüglich der Entstehung von Eßstörungen klarzumachen, was Winnicott mit dem Begriff *ausreichend gute Mutter* meint. Er spricht nicht von der guten Mutter und meint nicht die immer versorgende, sondern die Mutter, die ihrem Kind den Wechsel zwischen Präsenz und Absenz bietet. Gerade dadurch qualifiziert sich das Selbst- und Welterleben des Kindes, denn wenn die Mutter immer real vorhanden wäre, brauchte das Kind sie nicht psychisch zu reproduzieren; es brauchte kein inneres Bild zu entwickeln, keine Repräsentanz des Objektes.

Gerade der Wechsel von Befriedigung und Frustation – der Wechsel von Hunger und Sattsein – ist Voraussetzung zum Phantasieren, Denken, Zeiterfahrung, Realitätsprüfung. Eine Mutter, die ständig für das Kind da ist und all seine Unlustsignale als Hunger mißdeutet und mit Nahrungszufuhr beantwortet, verhindert, daß sich die Persönlichkeit des Kindes mit den eben genannten Prozessen strukturiert.

In dieser ersten Lebensphase des passiven Ernährtwerdens durch Brust oder Flasche kann es Störungen geben durch ein zu rigides zeitliches Reglement. Jedoch scheint mir, daß der "eiserne Vierstundenrhythmus" weitgehend der Vergangenheit angehört. Unsicherheiten und Ängste der Mütter können sich auf die Nahrungsmenge und deren Konsistenz beziehen. Zauner meint, daß Dissonanzen in dieser ersten Zeit zu bleibenden Störungen einer positiven Beziehung zur Nahrung führen können, d. h. also zu einer zunächst völlig diffusen, noch mehr somatisch verankerten Unlust und Unsicherheitstönung, die jedoch alle weiteren Schritte zur Differenzierung der Eßfunktion schwer belasten kann (Zauner, 1980).

Das Daumenlutschen in dieser Phase kann verschiedene Bedeutungen haben: Es kann der Genuß oraler Triebbefriedigung schlechthin sein im Sinne eines Vorwegnehmens der Nahrungsaufnahme, kann ein Ersatz der Nahrungsaufnahme sein (der Daumen als Tröster) aber auch bereits der Ausdruck einer Störung der Ernährung.

(b) Die Entwöhnung von Brust oder Flasche fällt zeitlich etwa zusammen mit dem von MAHLER beschriebenen Prozeß der Loslösung und Individuation. Sie kann sowohl vom Kind als auch von der Mutter ausgehen. Geschieht diese Entwicklung zu plötzlich, kann das negative Wirkung auf den normalen Genuß von Nahrung haben, die sich immer noch in einer mehr diffusen affektiven Einstellung zur Nahrung und zur Mutter äußert. In diesem Alter äußern sich Eßstörungen dadurch, daß ungewohnter Geschmack von Nahrung und das Essens mit dem Löffel abgelehnt werden. Eltern sagen über diese Zeit: "Wir mußten ihm seinen Brei mit der Flasche geben, und der mußte immer genauso schmecken wie sein Fläschchen, sonst hätte er nichts genommen". Bereits hier wird die enge Koppelung von Störungen der Nahrungsaufnahme und Störungen der Interaktion, von späteren Beziehungsstörungen deutlich.

Gelingt die Entwöhnung, werden durch die Veränderung der Nahrungsaufnahme, die ja in der Regel mit einer Veränderung der Körperposition vom Liegen zum Aufrechtsitzen verbunden ist, körperliche Engramme einer beginnenden Loslösung aus der absoluten Abhängigkeit, aus der Symbiose mit dem mütterlichen Objekt gelegt. Solche Erfahrungen werden ein Motor in Richtung Individuation sein, der wohl störungsanfälligsten Entwicklungsphase von Kindern.

(c) Erstes selbständiges Essen: Stellen wir uns ein 1 – 1 1/2 jähriges Kind vor, das in einem Kinderstühlchen vor einem Teller mit Breinahrung sitzt und diesen Brei allein zu essen versucht. Die Auge-Hand-Koordination ist noch nicht perfekt, sodaß weder der Teller noch der Mund ohne Schwierigkeiten gefunden werden. Ist eine Mutter innerlich nicht dazu bereit, ihrem Kind auf diesem Gebiet des Essens erste Schritte in Richtung Individuation zu ermöglichen, gibt es gute Gründe für sie, den selbständigen Gebrauch von Messer und Gabel zu verhindern. A. Freud weist darauf hin, daß im Zusammenhang mit der Verschiebung der kindlichen Lustquelle vom Mund zum Anus, von der Orallust zur Anallust die Lust am Schmieren als ein analerotischer Impuls im Vordergrund stehe. Sie meint, daß die Verunreinigungen des Tisches weniger der mangelnden kindlichen Geschicklichkeit als den analen Impulsen zuzuschreiben seien. Sie meint, daß wenn die Anallust toleriert würde, diese in erheblichem Maß zur Lust am Essen beitrüge (A. Freud, 1946).

In der Regel steht nicht so sehr der Kampf zwischen Mutter und Kind um die Nahrungsmenge oder Konsistenz im Vordergrund, sondern verschiebt sich auf das interaktionelle, soziale Umfeld der Nahrungsaufnahme. Hier haben Auseinandersetzungen um Tischmanieren, die sich ja durch die ganze Kindheit hinziehen können, ihre Wurzel. Mahlzeiten werden zum Kampf, und dieser Kampf spielt sich mehrmals täglich ab.

Die Gier sowohl nach Nahrung als auch nach Beziehung, wird allmählich auf die Gier nach Süßigkeiten verschoben, die ein Ersatz für den Genuß des Saugens und der regressiven Objektbeziehung sein kann (Zauner, 1980).

Im Zusammenhang mit der Verlagerung der erogenen Zone zur Analregion wird die Sauberkeitserziehung mit dem Endziel der Kontrolle des Schließmuskels wichtig. Häufig ist der Verdauungsvorgang von Phantasien über den Verbleib der Nahrung gekoppelt, und Widerwille gegen bestimmte Nahrungsmittel hat hier häufig seine ersten Quellen. So stellte sich z. B. bei einem älteren Kind die absolute Weigerung, Spinat zu essen, als die Phantasie heraus, dabei handele es sich um Kot. Ein anderes Kind aß keine Wurst, weil es dabei immer an Kotwurst denken mußte.

(d) Auf der ödipalen Stufe, also mit etwa 4 – 5 Jahren, tritt die Gleichung Nahrung = Mutter in den Hintergrund und an ihre Stelle treten aus der infantilen Sexualtheorie stammende Phantasien; z. B. die Phantasie von oraler Befruchtung erregt Angst vor Vergiftungen, Schwangerschaftsphantasien, d. h. Angst vor Gewichtszunahme führt zu Essensverweigerung, Phantasien von analer Geburt zu Störungen in Nahrungsaufnahme und Entleerung" (A. Freud, 1968, 73). Hysterische Symptome können durch die Sexualisierung des Mundes und durch deren Verdrängung, mit denen das Kind sich vor damit zusammenhängenden Ängsten schützt, ausgelöst werden. Dazu gehören Globus hystericus, hysterisches Erbrechen. Bei beiden Krankheitsbildern ist in der Regel die Eßfunktion in Mitleidenschaft gezogen. Im Zusammenhang mit den ödipalen Auseinandersetzungen, mit Rivalität und Todeswünschen den Eltern gegenüber können massive Schuldgefühle auftauchen, die dann zu dem masochistischen Wunsch, nicht erwachsen zu werden, führen können. Das kann ebenso eine Nahrungsverweigerung nach sich ziehen. Nach Zauner wird die innere und äußere Entwicklung der Essensfunktion durch die graduelle Auflösung der Sexualisierung der Nahrung erreicht.

Ich meine, daß ein Kind nach Abschluß der ödipalen Entwicklungsstufe einen Reifegrad in Hinsicht auf seine Triebentwicklung, seine Ichentwicklung und die Objektbeziehungen erreicht hat, daß es sich in seiner Eßfunktion autonom und zunehmend rationell verhalten könnte.

3. Sozialpsychologische Aspekte des Essens

Eßstörungen sind nicht nur ein Produkt von Hemmungen oraler Triebe oder von Arretierungen in der Ich-Entwicklung, sondern sie haben immer auch – wie wir bereits gesehen haben – eine soziale Komponente. Dazu ein eher alltägliches Beispiel:

Kürzlich erlebte ich in einer Familie folgendes: die Mutter aß mit ihren 3 Töchtern zu Mittag, Zwillingen von 11 Jahren, und einer 5jährigen. Die Mutter und die Zwillinge waren bereits fertig und warteten darauf, daß auch Katja, die Jüngste, fertig würde. Der Fernseher lief laut und wurde leise gedreht, als ich in die Küche trat. Während ich mich mit der Mutter unterhielt, stocherte Katja lustlos im Essen herum, ohne etwas zu sich zu nehmen.

Schließlich drehte die Mutter gereizt den Ton des Fernsehers laut, "sie ißt nämlich nur, wenn der Fernseher läuft", und nachdem Katja immer noch nicht aß, "und wenn sie Saft zu trinken bekommt". Aber auch das bewirkte nichts. Darauf setzte sich die Mutter das Kind abrupt auf den Schoß, schob ihr rasch Löffel für Löffel in den Mund und sagte resigniert und ärgerlich: "So geht das fast immer. . . ". Katja lächelte triumphierend.

Ein eher alltägliches Ereignis, das sich Mittag für Mittag in Familien abspielt. Es ist wohl kaum ein Ereignis mit Krankheitswert, aber eine Eßstörung.

Was hat sich hier neben dem reinen Eßproblem auf der Ebene der Beziehung abgespielt? Katja ist die Jüngste unter den Geschwistern. Durch ihr Verhalten schafft sie es, alle Aufmerksamkeit der Mutter und Gäste auf sich zu ziehen und damit von ihren Schwestern weg. Im Geschwisterrivalitätskampf ist sie Sieger. Befriedigung durch das Essen scheint sie nicht in ausreichendem Maß zu erleben, sie fordert zusätzliche Befriedigung durch Saft und Fernsehen und sie zwingt die Mutter zu ganz direkter Zuwendung, indem sie sich von ihr auf den Schoß nehmen läßt. Der Machtkampf in dieser Situation ist unübersehbar. Er wird zu Katjas Gunsten entschieden, sie ist die Überlegene und kostet ihren Triumph aus. Von ihrem Alter her ist Katja allerdings bereits auf der Stufe d) der eben erörterten Entwicklungslinie der Essens, wo die Fähigkeit zu autonomer Nahrungsaufnahme möglich wird und die Kopplung Nahrung = Mutter sich löst.

Es scheint so, daß zwischen Eltern und Kindern das Essen ein Bereich besonderer Empfindlichkeiten und Kränkbarkeiten bleibt, eventuell sogar in der Beziehung erwachsener Kinder zu ihren alten Eltern. In diesem Zusammenhang ist das Ergebnis des empirischen Befundes zu sehen, nach dem Eßstörungen vorwiegend ein Problem zwischen Müttern und Kindern sind. Mütter reagieren gekränkt, wenn die Kinder "ihr" Essen verweigern, und der Grad der Kränkbarkeit scheint sich in dem Maße zu verstärken, in dem die Mutter aus ihrer Tätigkeit als Hausfrau und als Köchin für die Familie ihr Selbstwertgefühl bezieht. In diesem Zusammenhang sei daran erinnert, daß am Beginn des Lebens für ein Kind die Nahrung und der Nahrungsspender – in der Regel die Mutter – eins sind. Lehnt ein Kind die

Nahrung ab, lehnt es die Mutter ab. Es könnte sein, daß die Kränkung der Mütter in bezug auf die Eßstörung ihrer Kinder mit Relikten aus dieser Anfangszeit des kindlichen Lebens zusammenhängen.

Ein weiterer Aspekt wäre zu bedenken: in unserem Kulturkreis ist das Essen ein intimer Bereich. Dazu einige Assoziationen: Die juristische Trennungsformel heißt: "Trennung von Tisch und Bett". Bei Telefonanrufen um die Mittagszeit kommt häufig die Frage: ". . . oder störe ich gerade beim Essen?" Ein Kind bekommt auf die Frage, wie lange es zum Spielen bei seinem Freund bleiben darf, die Antwort: "Komm nach Hause, wenn die Familie zu Mittag ißt".

Es besteht eine Scheu, andere in ihrer Intimität bei Tisch zu stören, und bis vor kurzem war es noch ein Ausdruck besonderer Zuneigung und Nähe, wenn eine Abendeinladung zum Essen und nicht nur zu Wein und Snacks ausgesprochen wurde. Hier scheint sich in den letzten Jahren eine Veränderung anzubahnen, die ihren Ausdruck vielleicht auch darin findet, daß eine Tendenz besteht, die Küche und den Eßplatz in den allgemeinen Wohnbereich zu integrieren.

Bei der Überprüfung der 454 Fälle aus der Beratungsstelle hatte sich gezeigt, daß Eßstörungen fast nie Leitsymptomatik sind, sondern eher erst auf Nachfragen des Untersuchers hin genannt werden. Ich vermute, daß dieser Tatbestand mit der Intimität des Essens zu tun hat. Es ist ein so selbstverständlicher, wichtiger, aber intimer und auch familiengeheimer Vorgang, daß Störungen in dem Bereich erst sehr spät als krankhaft erlebt werden. Sie gehören dann als eine somatische Erscheinung eher in die Zuständigkeit des Arztes als in die von Psychologen oder Psychotherapeuten.

Als letzter Aspekt dieses dritten Teils sei auf die übertragene, transzendente Bedeutung des Essens hingewiesen. "Liebe geht durch den Magen". In keiner menschlichen Gesellschaft wird nur gegessen, um Körperfunktionen aufrechtzuerhalten. So gibt es Festbanketts zur Ehrung wichtiger Staatsgäste, dem Gast wird ein Willkommenstrunk gereicht, es bilden sich Gruppen, die durch ihre Ernährung ihrer inneren Einstellung dem Leben gegenüber Ausdruck geben, z. B. Vegetarier oder alternative Gruppen. Hungern dagegen wird beim Hungerstreik als Druckmittel zur Durchsetzung eigener Forderungen benutzt oder auch von Mächtigen zur Strafe und Manipulation.

Essen kann aber noch sehr viel mehr bedeuten. Im kultischen Bereich drückt sich die Gemeinschaft Gottes mit den Menschen im heiligen Mahl aus, das die Gemeinde der Gläubigen gemeinsam feiert. Essen ist hier Symbol für diese Glaubensgewißheit geworden.

4. Therapeutische Konsequenzen

4. 1 Diagnostik

Ich halte wegen der Verflochtenheit mit anderen Symptomen und der Schwere einiger Krankheitsbilder in diesem Bereich eine gründliche Diagnostik für unabdingbar.

(a) Neben einer biographischen Anamnese sollte die Entwicklung der Essensfunktionen anhand der Freud'schen Entwicklungslinie (Teil II dieser Arbeit) gesondert untersucht werden. Mit diesen Informationen läßt sich ein Entwicklungsprofil zeichnen in bezug auf die psychologische Entwicklung, die Ich-Entwicklung und die Objektbeziehungen des Kindes.

(b) In einem nächsten Schritt wäre zu ermitteln, mit welchen anderen Symptomen Eßstörungen zusammen vorkommen. In dem Zusammenhang erhält man Aufschluß auf die Frage, ob es sich bei den Patienten eher um einen vorwiegend psychosomatisch Kranken handelt, ob eine Beziehungs- oder Leistungsstörung im Vordergrund steht oder ob es sich vielleicht um das besonders schwer zu diagnostizierende Krankheitsbild einer kindlichen Depression handelt.

(c) Ein dritter wichtiger Schwerpunkt der Diagnostik muß bei kindlichen Eßstörungen in jedem Fall bei der Familiendiagnostik liegen. Mit folgenden Fragestellungen könnte man vorgehen:

- Wie sind die Beziehungsstrukturen in der Familie?
- Welche Rolle spielt der Patient innerhalb seiner Familie?
- Welchen Stellenwert hat das Essen?
- Ist die Familie genußfähig?
- Haben die Eltern in bezug auf das Essen Unabhängigkeit von den eigenen Eltern erreicht, oder kocht vielleicht die Großmutter und wacht über das Essen der ganzen Familie (wie es häufig bei Magersuchtsfällen der Fall ist)?

4. 2 Indikation

(a) Schwere psychosomatische Krankheitsbilder wie die Anorexie, die Bulimie oder die schwere Adipositas gehören in stationäre Therapie, bei der im Schonraum der Klinik bei intensiver Psychotherapie die somatische Betreuung und vor allem das Therapeuticum des kontrollierten sozialen Bezugsfeldes (sozialpädagogische Betreuung, Beschäftigungstherapie, Sport etc.) wirksam wird.

(b) Bei leichteren Fällen psychosomatischer Störungen und bei neurotischen Eßstörungen ist eine psychotherapeutische Einzelbehandlung angezeigt. Das Ziel einer solchen Behandlung wäre es, im Rahmen der Übertragungsbeziehung Fixierungspunkte der Libido und Regressionsneigung soweit zu bearbeiten, daß dem Kind der Anschluß an seine altersentsprechende Entwicklung auch im Bereich der Eßfunktionen wieder gelingt. Auf der Ebene der Objektbeziehungen bedeutet das, Enttäuschungen und schwere Frustrationen durch frühe Objekte in der Übertragungsbeziehung zum Therapeuten soweit zu bearbeiten, daß das Kind seinen inneren Weg in Richtung Individuation fortsetzen kann, Objektkonstanz gewinnt oder festigt und das Essen ein autonomer Bereich wird, frei von Kämpfen mit dem bösen Mutterobjekt.

Sowohl bei der stationären als auch bei der ambulanten Therapie solcher Eßstörungen ist auf Seiten des Therapeuten eine differenzierte Kontrolle der eigenen Gefühle – psychoanalytisch gesprochen seiner Gegenübertragung – notwendig, da er in die Kämpfe zwischen Liebe und Haß, Idealisierung und Entwertung einbezogen wird, was heftige Gefühle seinerseits auslösen kann.

(c) Letztlich gibt es den Bereich leichterer Eßstörungen, der der psychotherapeutischen Beratung zugänglich ist. Hier sollten im besonderen die Chancen der kinderärztlichen Praxis oder der Beratungsstellen genutzt werden. Die ängstlichen und unsicheren Mütter können durch Aufklärung z. B. über entwicklungspsychologische Zusammenhänge gestärkt werden. Durch Aufklärung über die Fähigkeit des gesunden Säuglings oder Kleinkindes, seine Essensmenge selber zu bestimmen, kann ihnen die Angst genommen werden, ihr Kind könnte verhungern. Ärztliche Aufklärung darüber, daß die Gewichtszunahme ausreichend ist, daß Kleinkinder physiologisch weniger Appetit haben, daß ein kleiner Imbiß sehr nahrhaft sein kann, häufig nahrhafter als eine Hauptmahlzeit, ist oft nutzlos. Daher halte ich es für sinnvoll, Beratungsgespräche mit beiden Eltern, eventuell sogar mit der ganzen Familie, durchzuführen. Ich sehe eine große Chance darin, den Vater in das Beziehungsgefüge zwischen Mutter und Kind mit einzubeziehen. Häufig ist seine Rolle als triangulierender Partner innerhalb der Dualunion Mutter-Kind undeutlich. Er kann in dieser Rolle bestärkt werken und so einen wichtigen Beitrag für die Individuation seines Kindes leisten. Das wird auch Auswirkungen auf die Eßstörung haben.

Friedrich Specht zum 65. Geburtstag

Ich-Identität bei Kindern und Jugendlichen (1989)[1]

Zusammenfassung

Auf der Grundlage der Theorie Erik H. Eriksons wird die Entwicklung der Ich-Identität während der Kindheit und Adoleszenz dargestellt. In drei Abschnitten (Säuglingsalter, Kleinkind- und Vorschulalter, Schulalter und Adoleszenz) werden wesentliche Stadien dieser Entwicklung aufgezeigt. Anhand jeweils einen kasuistischen Beispiels aus den verschiedenen Altersstufen werden Schwierigkeiten der Identitätsbildung verdeutlicht und kurze Einblicke in die therapeutische Bearbeitung gegeben.

Based upon Erik H. Erikson's theory, the development of ego identity during childhood and adolescence is shown. In three main parts (the ages of babyhood, pre-school childhood, school age and adolescence), relevant stages of this development are characterized. Case studies taken from the three stages focus on the problems of identity formation and on the therapeutic process.

1 Einleitung

"Ich bin nicht Stiller."
(Max Frisch)

"Ursula gibt es nicht;
es gibt 256 Ursulas-"
(neunjähriges Mädchen)

Identität, die Unverwechselbarkeit einer Person, ist in der Regel mit wenigen Daten feststellbar: Name, Geburtstag, Geburtsort, gegebenenfalls noch ein Paßfoto oder Fingerabdruck, eventuell ein Genom. Ich-Identität bedeutet, daß ein Mensch eine innere Korrespondenz zu seiner objektiv feststellbaren Eigenheit herstellen kann: Er weiß, er fühlt und er bejaht, er selber zu sein.

Das kann sich in folgenden Fragen ausdrücken:

- Was weiß ich über meinen Körper, und wie zutreffend ist dieses Wissen?
- Was weiß ich über mein Gewordensein, über meine Festlegungen? Was habe ich für Phantasien in Bezug auf kommende Veränderungen?

[1]Vortrag auf der wissenschaftlichen Jahrestagung der Bundeskonferenz für Erziehungsberatung am 6. Oktober 1989 in Hannover. Veröffentlicht in: Praxis der Kinderpsychologie und Kinderpsychiatrie 39 (1990), Heft 6, 214-221

- Wie stehe ich zu anderen Menschen (Eltern, Geschwistern, Partner, Freunden, Mitbürgern, Ausländern)?
- Was für ein Verhältnis habe ich zu Dingen (Natur, Technik, Bücher, Ideen, Kunst)?
- Welche Normen vertrete ich (Verhältnis zu Gesellschaft, Religion, Nation)?
- Wie stehe ich gefühlsmäßig zu mir selbst in all diesen Bezügen? Habe ich eine positive oder negative Einschätzung meiner selbst?

Die Antworten auf all diese Fragen formen sich in einem lebenslangen Prozeß, der durch die Kindheit und die Adoleszenz bis ins Erwachsenenalter führt.

2 Eriksons Identitätsmodell

Ich lege meinem Referat die Theorie Erik Homburger Eriksons über die stufenweise Entwicklung der Ich-Identität zugrunde, weil ich sie für ein geeignetes theoretisches Konstrukt halte, um daran wesentliche Merkmale und Stadien im Kindes- und Jugendalter aufzuzeigen.

Nach einem allgemeinen Abriß der Identitätsentwicklung werden exemplarisch anhand von drei Kasuistiken aus verschiedenen Altersstufen nicht gelungene Identitätsverläufe und Möglichkeiten der therapeutischen Einflußnahme dargestellt.

Erikson hat als erster den Terminus "Identität" als systematische Grundlage verwendet, um das Leben einzelner Menschen innerhalb bestimmter Gesellschaftsgefüge zu betrachten (vgl. Adams 1977, 172-218). In seinem Hauptwerk "Kindheit und Gesellschaft" entwirft er auf der Grundlage der traditionellen psychoanalytischen Entwicklungstheorie, die sich an der Triebentwicklung orientiert, einen Gesamtplan menschlicher Entwicklung. In einem Diagramm stellt er in acht diagonal verlaufenden Feldern eine Aufeinanderfolge psychosozialer Krisen dar.

In jedem Feld steht ein Kriterium relativer psychosozialer Gesundheit und darunter das korrespondierende Kriterium relativer psychosozialer Störung (Erikson, 1959, 149). Er meint, daß zwischen beiden eine Polarität bestehe, und daß in der normalen Entwicklung das erste dauerhaft überwiegen, wenn auch nie das zweite ganz verdrängen werde. Erikson zeigt mit diesen aufeinanderfolgenden Stadien eine Entwicklungslinie von Komponenten der Persönlichkeit, die sich in psychosozialen Krisen herausbilden. Er möchte eine Kontinuität von Entwicklung herausarbeiten, während der die Summe von Selbstvorstellungen, Selbstrepräsentanzen, die aus den Kindheitskrisen stammen, geprüft, sortiert und integriert werden. Er definiert, daß Ich-Identität sich aus einer gestuften Integration aller Identifikationen entwickle, daß aber das Ganze eine andere Qualität als die Summe seiner Teile habe (ebenda, 108).

3 Säuglingsalter

Während der Entwicklung des ersten Lebensjahres stehen in bezug auf die Identität die beiden Pole Urvertrauen-Urmißtrauen im Zentrum.

Der positive Pol, das Urvertrauen, ist eine der Grundlagen für die sich später in der Adoleszenz konstituierende Identität. Freud nannte diese Zeit im Rahmen seines psychosexuellen Entwicklungsschemas die orale Phase (vgl. Freud, 1905) Damit brachte er zum Ausdruck, daß Triebbedürfnisse während der ersten Lebensmonate die Mundwelt und vor allem die Nahrungsaufnahme betreffen.

Am Anfang seines Lebens wurde der Säugling noch nicht als beziehungsfähig eingeschätzt, was der Volksmund in der populären Rede vom "dummen Vierteljahr" ausgedrückt. Diese Sicht der Dinge hat eine Entsprechung in der psychoanalytischen Theorie. Freud spricht vom primären Narzißmus (Freud, 1914), Mahler von autistischer Phase (Mahler, 1975), und sie drücken damit aus, daß beim Säugling noch keine Bezogenheit auf Menschen oder Dinge existiert. Insgesamt sah man ihn am Lebensanfang als passives Wesen, das physisch und psychisch unentwickelt und ganz von der liebenden Fürsorge seiner Mutter abhängig war. (Stork, 1985)

Diese Sicht läßt sich heute nicht mehr so aufrechterhalten. Seit ungefähr 15 Jahren ist die frühe Säuglingszeit ins Interesse empirischer Forschung verschiedener Disziplinen, vor allem der Verhaltensforschung, gerückt. Ich referiere – sehr verkürzt – ein unsere Fragestellung betreffendes Ergebnis: Der Säugling ist vom ersten Lebenstag an ein aktiver Teilnehmer und Gestalter der Beziehung zwischen sich und seiner Mutter. Er nimmt z. B. Kontakt zu seiner Mutter mit den Augen auf, genießt ihn kurze Zeit und bricht ihn wieder ab. Brazelton weist nach, daß Kontaktaufnahme und Abwendung in Zyklen erfolge und meint, daß der Säugling im Rückzug eine Art "Revitalisierung", eine Art Auftanken, erlebe (Brazelton 1974 und 1982, zit. nach Stork, 1985). Man könnte es als eine erste, nonverbale Art der Verneinung verstehen. J. Stork sieht darin die Grundlage des Dialogs, der Widerspruch und Konflikt mit einschließe.

Was bedeutet das nun für die Entwicklung der Grundlagen von Ich-Identität? Wenn der Säugling Kontakt aufnehmen kann, sich danach aber auch zurückziehen darf, wird sein Bedürfnis nach Selbstregulation anerkannt. Versucht eine Mutter jedoch, durch vermehrte Aktivität das Kind zu fesseln, muß es Schutzmechanismen entwickeln. Es kommt zu einer Art Fluchtreaktion, zum Wegstoßen der Mutter, leerem Blick, Einschlafen oder lautem Schreien (ebenda, 28).

Der aktive Säugling sucht also den Kontakt und bricht ihn wieder ab und ist sogar, wie die verhaltensbiologischen Forschungen des Ehepaares Papousek zeigen, schon kurz nach der Geburt in der Lage, zu Vater und Mutter eine differenzierte Art von Kontakt aufzunehmen (Papousek, 1987, 46).

Was bewirkt dieser frühe Kontakt für die Selbstwerdung? R. A. Spitz hat an Säuglingsbeobachtungen herausgestellt, daß im ersten Lebensjahr das affektive Klima zwischen Mutter und Kind entscheidend für den Ablauf und Erfolg früher Entwicklungsvorgänge ist (Spitz, 1965). Erste Wahrnehmungen des Kindes sind mit dem Ernähren, dem Kreislauf und Sensationen des autonomen Nervensystems verbunden, sie sind also ganz auf den eigenen Körper zentriert. Der Säugling nimmt vor allem in der Fütterungssituation das Gesicht der Mutter wahr. Der Stillabstand ist dafür optimal. Diese Wahrnehmung löst bei ihm ein positives Gefühl aus, das mit der Erwartung baldiger Spannungsabfuhr verbunden ist. Entfernt sich das Gesicht, steigt die Spannung, und die affektive Antwort darauf ist Weinen. In dieser frühen Mutter-Kind-Interaktion entwickeln und differenzieren sich die regulativen Funktionen im Kind, und die Interaktion wird koordinierter. Stern (1979, zit. nach Deneke 1989, 585) vermutet, daß die frühesten Repräsentanzen sich als Kerne um solche sich wiederholenden Interaktionserfahrungen bilden. Diese stabilen Erfahrungen ermöglichen dem Kind eine erste, einfache Organisationsform seiner Welt. Die Qualität dieser Erfahrungen macht es aus, ob ein Kind mit Sicherheit, Hoffnungsfähigkeit und Urvertrauen im Eriksonschen Sinne sein Leben beginnen kann. "Vermutlich sind das auch die Kernerfahrungen für die Entwicklung eines Subjektgefühls, einer Bewußtheit der persönlichen Eigenart bzw. Identität" (Deneke, 1989, 586)

Ich ziehe ein erstes Fazit für die Frage nach der Identität bei Kindern: Vom ersten Lebenstag an werden wichtige Engramme für ein allmählich sich entfaltendes Identitätsgefühl dadurch gelegt, daß ein Kind von einer ausreichend guten Mutter ("good enough mother", Winnicott, 1958) versorgt wird, die sich auf beide Modalitäten seines Selbst einstellen kann, auf seine Hilflosigkeit und Abhängigkeit einerseits und seine Autonomiebestrebungen andererseits.

Was geschieht aber, wenn die ersten Lebenserfahrungen eines Kindes so sind, daß Urmißtrauen überwiegt? Zur Beantwortung dieser Frage möchte ich Ihnen einen 7 Jahre alten Jungen vorstellen, den ich Jochen nenne.[2]

Jochen

Als ich Jochen kennenlernte, zeigte er Anzeichen schwerer Deprivation: Seine Pflegeeltern beklagten, daß er sich bei kleinsten Kränkungen total zurückziehe und dann tagelang kein Wort mehr spreche. Er zeige keine Gefühle und Wünsche und sein Verhalten falle durch Stereotypien auf. So herrsche in seinem Zimmer immer peinliche Ordnung, alle Spielsachen stünden in Reih und Glied, er spiele aber nicht damit, weil er zu nichts eine Beziehung habe. Das ins-Bett-Gehen finde nach einem bestimmten Ritus statt, den er aus dem Säuglingsheim, in dem er aufgewachsen war, beibehalten habe. Auffällig sei auch das Eßverhalten: Er esse grundsätzlich alles, was ihm vorgelegt werde, ob das ein ganzer Kuchen oder ein kleines Häppchen Brot sei, Geschmack scheine er nicht wahrzunehmen, und die Mutter müsse entscheiden, wann er satt sei. Weiter leide er an einer Wahrnehmungs- und Orientierungsschwäche. Er finde sich z. B. in der Stadt auch auf den Wegen nicht zurecht, die die Mutter schon viele Male mit ihm gegangen sei. Aus der Schule kämen Klagen wegen seines unkonzentrierten, aggressiv-überschießenden Verhaltens. Bis zum 5. Lebensjahr habe er an einem Ekzem und an Enuresis nocturna gelitten.

Seine Genese ist durch lange Hospitalisierung gekennzeichnet. Seit seiner Geburt war er wegen mangelnder Pflege und ständiger Unterernährung unter Aufsicht des Jugendamtes. In den ersten vier Monaten

[2] vgl. Diepold 1980

wurde er zwischen der jugendlichen Mutter, den Eltern des inhaftierten Vaters und der Mutter der Mutter hin und hergereicht. Mit viereinhalb Monaten mußte er wegen Darmverschlusses operiert werden. Da die Wunde nicht heilte, dauerte der Krankenhausaufenthalt ein Jahr. Mit etwa eineinhalb Jahren wurde er in ein Säuglingsheim verlegt. Die Mutter hatte sich kurz nach seiner Operation suizidiert. Der Vater soll ihn einige Male aus dem Gefängnis besucht haben, dann riß auch der Kontakt ab. Mit dreieinhalb Jahren kam er aus dem Säuglingsheim in eine Pflegefamilie.[3]

Zu Beginn der Behandlung fiel mir bezüglich seines Selbstgefühls auf, daß er weder zu mir noch zu den Dingen im Behandlungsraum eine Beziehung aufnahm. Seine Sprache war vorwiegend befehlend, ordinär, manchmal auch zärtlich einschmeichelnd, oft bizarr, von unartikulierten Lauten durchsetzt, im ganzen beziehungslos und primärprozeßhaft: "Gleich fällt mir Kacke in die Hose – Sand – mmh – das ist Zucker – fress ich auf – Mutter – der schlag ich den Kopf ab – jetzt hab ich'n Pup gelassen – (und während er auf einen Boxball einschlug) das ist eine Schlange, die hat Zucker geklaut."

Manchmal traf mich unvorhersehbar seine Wut, oder er traf sich auch selbst, was in meiner Gegenübertragung ein Gefühl der Sorge auslöste, die sich vor allem auf die aggressiven und autoaggressiven Durchbrüche bezog. Als er kurz nach Therapiebeginn Haferflocken und Zucker im Therapieraum entdeckte, stürzte er sich mit ungeahnter Intensität, beinahe wie ein Verhungernder darauf, und von da ab war das Essen sowie der Kampf um die Begrenztheit der Menge eine Art integrierender Bestandteil der Therapie, der ihm den Erfahrungshintergrund für eine Nachentwicklung verschiedener Ich-Funktionen lieferte.

Ich war für ihn das bedürfnisbefriedigende Objekt, wenn er essen konnte. Dann befand er sich mit mir in einem Zustand stillen, zufriedenen Wohlbehagens, und die Verständigung zwischen uns fand vorwiegend im präverbalen Raum statt, im Austausch von Phantasielauten oder dem Summen von Melodien. Ich funktionierte zu dieser Zeit wie eine Verlängerung seines Selbst und kleidete das Geschehen häufig in Worte. An folgender Sequenz mag deutlich werden, wie er zu diesem Zeitpunkt der Behandlung die Beziehung zu mir sah: Er fragte mich, ob er satt sei, worauf ich erwiderte: "Du meinst, ich könnte wissen, wann du satt bist?" Er antwortete: "Ja, du bist doch ... mir."

Es folgte ein langer Prozeß des Durcharbeitens seiner Symbiosewünsche, seiner archaischen Aggressionen, die oftmals unsere Beziehung ernsthaft bedrohten, und schließlich seiner Depression. Er zeigte mir in einer der letzten Stunden seine riesige Narbe auf dem Bauch

[3] Jochens psychosexuelle Reifung befand sich auf oralem, die Objektbeziehungen auf bedürfnisbefriedigendem Niveau. Die synthetische Funktion des Ich war nur ansatzweise entwickelt, was sich im begrenzten Gebrauch der Sprache als Möglichkeit der Welterfassung und des Denkens zeigte. Dementsprechend war sekundärprozeßhaftes Denken und Realitätsprüfung noch nicht fest etabliert. Das Abwehrgefüge zeigte ein Vorherrschen früher Mechanismen, nämlich vorwiegend Spaltung, Projektion und Verleugnung, und hatte nur eine schwache Reichweite.

und sagte: "Sag mal, weißt du eigentlich, daß meine Mama gestorben ist? Traurig, nicht?"

Aus seiner Genese war das Überwiegen des Urmißtrauens in Beziehungen verständlich. Was aber hat in der Behandlung bewirkt, daß sich das Schwergewicht von diesem Pol ein wenig in Richtung Urvertrauen verschieben konnte? Ich meine, daß die therapeutische Beziehung in dieser Behandlung (und darüber hinaus grundsätzlich bei strukturellen Ich-Störungen bzw. frühen Beziehungsstörungen (vgl. Blanck/Blanck, 1978, 344) das therapeutische Mittel war, mit dem gearbeitet wurde. Die therapeutische Haltung entsprach zu dieser Zeit der frühen Mutter-Kind-Beziehung mit ihren haltenden und spiegelnden Funktionen (Diepold/Zauner, 1989, 28)

Allmählich konnte er sich als von mir getrennt erleben und sich von der Vorstellung "du bist doch mir" lösen. Er erreichte das wichtige Stadium der Objektkonstanz, was sich u.a. daran zeigte, daß er Trennungszeiten von mir während der Ferien ohne Panik überbrücken konnte. Für seine Identitätsentwicklung war das eine wichtige Grundlage, nämlich ein Bild von mir in sich zu haben und es von dem Bild von sich selbst trennen zu können.

Ein weiterer wichtiger Schritt zu einem positiven Selbstgefühl war, daß er in einem längeren Therapieabschnitt anhand der Beschäftigung mit Märchen Trauerarbeit leistete. Am Ende dieser Phase hatte er, als er mit mir über den Tod seiner Mutter sprach, das Wissen darum mit dem Gefühl der Trauer verbunden und so einen wichtigen Teil seiner Lebensgeschichte in sein Selbst integriert.

4 Kleinkind- und Vorschulalter

Auf der zweiten Stufe des Eriksonschen Schemas bewegt sich das Kind zwischen den Polen "Autonomie gegen Scham und Zweifel".

Der Muskelapparat reift. Das Kind lernt zu laufen, es übt sich im Festhalten und Loslassen, erkundet mit Hilfe seiner Neugier die Wohnung, faßt alles an und will alles alleine machen. Es beginnt zu sprechen. Es grenzt sich ab, indem es "nein" sagt, und es sagt "ich" und "mein". Triebdynamisch betrachtet geht es in diesem Alter um die Lust an den Ausscheidungsvorgängen. Das besser koordinierte Muskelsystem erlaubt, auch die Ausscheidungsvorgänge nach dem Prinzip des Festhaltens oder Loslassens zu gestalten. Sie werden also auch dem Willen des Kindes unterworfen. Die Frage ist auf dieser Altersstufe, ob ein Kind allmählich seine Körperfunktionen nach eigenem Willen beherrschen lernt und daraus ein dauerndes Gefühl von Autonomie und Stolz schöpft, oder ob sich die Waagschale zur anderen Seite neigt. Dann werden aus ständigem Erleben seines Unvermögens und der Übermacht des elterlichen Willens und deren Unzufriedenheit Gefühle von Scham und Zweifel im Vordergrund des Erlebens stehen.

Eltern sind mit der schwierigen Aufgabe konfrontiert, einerseits ihr Kind mit deutlichen Grenzen zu schützen, weil es durch Fehleinschätzung von Gefahren und der Überschätzung eigener Fähigkeiten gefährdet sein kann, andererseits aber den kindlichen Trotz nicht mit Gewalt zu brechen, sondern dem Kind das Gefühl zu lassen, wirklich auf seinen eigenen Füßen stehen zu können. Erikson meint, daß solches Autonomiegefühl entstehen könne, wenn das Urvertrauen fest verwurzelt und überzeugend weitergeführt sei (Erikson, 1959, 79).

Auf der dritten Stufe geht es um "Initiative gegen Schuldgefühl".

Mit 4 bis 6 Jahren erweitert sich der soziale Rahmen des Kindes und reicht in der Regel über die Familie hinaus. Es hat Spielkameraden und besucht in der Regel den Kindergarten. Seine motorischen Fähigkeiten haben sich weiterentwickelt, es lernt z. B. Fahrradfahren und Schwimmen. Es hat Freude am Wettbewerb, an Zielstrebigkeit und Eroberungslust. Seine Phantasietätigkeit nimmt zu, und es übt in Spielen, wie z. B. "Vater-Mutter-Kind" oder "Hochzeit", verschiedene Rollen. Geschlechtliche Neugier und genitale Erregbarkeit finden ihren Ausdruck in den sogenannten Doktorspielen, die während der Latenzzeit verdrängt werden, wenn ihnen nicht durch eine rigide Erziehung zu viel Aufmerksamkeit beigemessen wird. Kinder werden von ängstigenden Träumen und Phantasien gequält. Geister und Räuber bedrohen ihre innere Sicherheit.

Auf der Triebebene wird phallisches Erleben wichtig: Jungen, manchmal aber auch Mädchen, versuchen, einen großen Bogen zu pinkeln. Sie dringen ein: mit Krach in die Ohren anderer, mit Rennen in Räume und mit Fragen in unbekannte Wissensgebiete (Erikson 1959, 89) Sie identifizieren sich mit den Eltern, rivalisieren mit dem gleichgeschlechtlichen Elternteil und möchten sich an deren Stelle setzen. So sagt ein fünfjähriges Mädchen zu seiner Mutter: "Weißt du, was ich mir am allermeisten wünsche? daß du tot bist. Dann würde ich immer bei Papa sein, für ihn sorgen und immer bei ihm schlafen." Wenn es erkennt, daß die Realisierung dieser ödipalen Wünsche unmöglich ist, erlebt es Verzweiflung und Schuldgefühl und es entsteht die Angst, die Quelle seiner Lust und Wünsche verloren zu haben. Das verdichtet sich in der Kastrationsangst. Am Ende der ödipalen Phase, wenn die Konflikte gelöst sind, haben sich zwei wesentliche Elemente der Identität des Kindes gefestigt: Es hat "seinen Platz in einem Geschlecht und einer Generation gefunden." (Lebovici, 1988, 58)

Daniel

Daniel, ein zu Beginn der Behandlung 7jähriger Junge, hat diesen Entwicklungsschritt nicht machen können. Er litt an ständigem Einnässen, tagsüber bis zu 20 Mal, aber auch nachts. Als Säugling hatte er ständig, bis zu 8 Stunden am Tag geschrien und hatte an einem Säuglingsekzem gelitten.

In der Therapie wurde eine Pistole sein wichtigstes und liebstes Spielzeug. Er war von ihr begeistert, denn er durfte zu Hause kein "Kriegsspielzeug" haben. Er stellte mit ihr immer wieder in verschiedenen Spielvariationen seine phallischen Bedürfnisse dar, und ich war jemand, der ihn darin bewunderte. Es veränderte sich an der Symptomatik jedoch trotz gründlichen Durcharbeiten nichts. Seine Unsicherheit in Bezug auf seine Geschlechtsidentität zeigte er u.a. in folgendem Bild:

Einmal wollte er mit einer Pistole seine Mutter erschrecken, die im Wartezimmer auf ihn wartete. Das brachte schlagartig lange Verdrängtes in Erinnerung: Sie war als Kind jahrelang von einem älteren Mann sexuell mißbraucht worden. Auf diesem Hintergrund wurde ihre kastrierende Haltung verständlich, die in vielen Elterngesprächen spürbar gewesen war. Ihr Männerhaß war ihr jedoch unbewußt. Daniel durfte kein Junge sein. Das muß er gespürt haben, denn er hatte einmal zu seiner Mutter gesagt: "Wenn ich im Sitzen pinkeln könnte wie du, dann würde ich nicht in die Hose machen."

Daniel konnte sich aber auch nicht mit seinem Vater identifizieren, weil der selber in seiner männlichen Identität stark beeinträchtigt war. Unehelich geboren, war er bei Verwandten aufgewachsen und durfte nie den Namen des Vaters erfahren. Darunter litt er ständig, weil er in sich eine Art weißen Fleck empfand, der sich durch nichts ausfüllen ließ.

In einer langdauernden intensiven Elternarbeit haben die Eltern ihre eigene Identitätsstörung ein Stück weit bearbeitet. In dem Maß gelang es auch Daniel, sich mit seinem Vater zu identifizieren, sodaß er am Ende der Therapie davon überzeugt war, später einmal den gleichen Beruf wie sein Vater zu ergreifen. In Bezug auf seine Geschlechtsidentität sagte er, "Gut, daß ich ein Junge bin, das ist doch viel besser."

In diesem Beispiel hat sich gezeigt, daß Daniel in seinem Gefühl des sich selbst Gleichseins gestört war. Seine Mutter hatte ihm aus eigener nachfühlbarer Betroffenheit nicht seinen Phallus lassen können. Da der Vater als Identifikationsobjekt ausfiel, blieb er unsicher in Bezug auf seine Geschlechtsidentität. Er löste den Konflikt mit Hilfe der Symptomatik, einer mädchenhaften Ausstrahlung und einer Verstrickung in ödipale Konflikte. Erst in der Therapie konnte er Initiative entwickeln, sich männlich identifizieren und sich von Schuldgefühlen lösen. Er sagte, "die meinen immer, daß ich Schuld bin, wenn sie sich streiten, das stimmt aber nicht." Diese Entwicklung konnte er machen, weil die Mutter nicht mehr seine Geschlechtsidentität in Frage stellte, der Vater sein Vorbild wurde und die Eltern sich selbst und einander mehr akzeptieren konnten.

5 Schulalter und Adoleszenz

Mit der Lösung der ödipalen Konflikte tritt das Kind in das Latenzalter ein, das von Erikson psychosexuelles Moratorium genannt wird und eine Zeit des Lernens und der Ausweitung sozialer Erfahrungen ist. Das Kind lernt in der Schule und darüberhinaus z. B. beim Sport oder beim Musikunterricht. Es spielt in Gruppen. Vorwiegend sind es jetzt Spiele, die nach bestimmten Regeln ablaufen, z. B. "Fußball" oder "Räuber und Gendarm". Mädchen neigen eher zu Spielen in Dyaden oder kleinen Gruppen. (Zauner, 1985, 70) In diesem Alter wird die Bindung an die Gleichaltrigengruppe gelernt und eine weitere Loslösung von den Eltern vorangetrieben. Erikson meint, daß die Krise während dieses Alters um die beiden Pole "Leistung gegen Minderwertigkeitsgefühl" zentriert sei.

Während der Latenzzeit stehen die Kinder miteinander im Wettbewerb, sie erproben ihre Kraft, weiten ihre Spielareale aus, setzen sich mit dem Problem des Verlierenkönnens auseinander und versuchen, libidinöse und aggressive Triebinhalte zu bewältigen.

Mit der körperlichen Geschlechtsreifung und den dadurch ausgelösten vermehrten Triebspannungen endet die Latenzzeit und beginnt die Adoleszenz.[4] Während der Präadoleszenz, etwa mit 11 bis 12 Jahren, schockieren Jugendliche gern mit schmutzigen Wörtern, analen Witzen und Körpergeräuschen. Sie wollen sich nicht waschen und sind häufig gierig beim Essen und Trinken. Jungen sind mädchenfeindlich – "die blöden Weiber", sie spielen Töten, Kämpfen, Siegen in endlosen Spielen. Mädchen geben sich häufig besonders jungenhaft und sie neigen zum Tuscheln und zu Geheimnissen. Hauptaufgabe dieser Altersstufe ist der schwierige Ablösungsprozeß von der Mutter. Die Gleichaltrigengruppe wird wichtig, weil man hier Schuldgefühle teilen oder auf andere projizieren kann.

Mit 13 – 14 Jahren beginnt der Trennungsprozeß von den Eltern, und Jugendliche gehen Bindungen zu Menschen außerhalb der Familie ein. Bisher wurden die Eltern idealisiert, jetzt der meist zunächst noch gleichgeschlechtliche Freund oder die Freundin. Mädchen haben in diesem Alter häufig einen Schwarm, eine idealisierte, erotische Beziehung zu einem Erwachsenen. Das Agieren erfüllt verschiedene wichtige Funktionen: durch starke Reize (waghalsige Unternehmungen) wird Entfremdung verhindert, man erringt die Aufmerksamkeit anderer, wird als Individuum anerkannt und muß nicht einsam sein.

Die eigentliche Adoleszenz bringt eine Wendung zu heterosexuellen Liebesobjekten. Allerdings geht der Übergang von der libidinösen Besetzung der Eltern zu Gleichaltrigen nicht nahtlos, weil zunächst große Ängste vor einer heterosexuellen Beziehung bestehen. Daher wird das Ich mit narzißtischer Libido besetzt, und es kommt zu Selbstüberschätzung, Überempfindlichkeit und Selbstbezogenheit. Diese Zeit ist ein Höhepunkt im Phantasieleben und in schöpferischen Tätigkeiten. Das Tagebuch nimmt häufig die Qualität eines Gesprächspartners an. Mit der endgültigen Bewältigung des Ödipuskomplexes sind, wie A. Freud in ihrer Arbeit über die Pubertät (1958) gezeigt hat, Zustände von Trauer verbunden, weil der Jugendliche nämlich auf die ödipalen Eltern verzichten muß. Ein anderes wesentliches Gefühl dieses Alters ist das Verliebtsein.

Die Abwehr geschieht vorwiegend durch Intellektualisierung und Askese, und Peter Blos fügt diesen beiden von Anna Freud herausgestellten Abwehrmechanismen noch den Uniformismus bei. Ich habe den Eindruck, daß diese Abwehr stark an Bedeutung gewinnt, wenn ich in Therapien höre, wie wichtig es für einige Jugendliche ist, sich den spezifischen Merkmalen einer bestimmten Gruppe anzugleichen, um dann an der Sicherheit und Stärke dieser Gruppe teilzuhaben.

Die Postadoleszenz ist die Phase der eigentlichen Festigung und Vereinheitlichung der Identität. Es kommt zu einer festen sexuellen Einstellung (hetero- oder homosexuell) und zu stabilen Beziehungen. Die Jugendlichen entwickeln eigenständige Interessen und soziale Einstellungen gegenüber Gleichaltrigen und Erwachsenen und ein Wissen und Gefühl für die historische Kontinuität ihres Ich. Ihre Ich-Struktur ist jetzt festgelegt und muß akzeptiert werden. Dieser Prozeß der

[4]Erikson bezieht sich in seiner Auffassung von Adoleszenz auf Peter Blos, der 1962 in den USA die bis heute umfassendste psychoanalytische Arbeit über das Jugendalter vorlegte. Er entwickelt darin ein Vierphasenmodell: Präadoleszenz, Frühadoleszenz, eigentliche Adoleszenz, Postadolesenz.

Entfaltung ist ganzheitlich, er baut auf den mehr oder weniger gelungenen Identifizierungen der verschiedenen Kindheitsphasen auf und ist daher bei jedem Einzelnen unterschiedlich akzentuiert. Der Prozeß ist krisenhaft, aber er bekommt am Ende der Adoleszenz eine bestimmte Gestalt. Die Identität festigt sich im weitesten Sinne. Im Laufe der Kindheit entscheidet sich, ob dieser Prozeß während der Adoleszenz im Rahmen einer üblichen "normativen" Krise verläuft, oder ob eine Identitätsdiffusion daraus wird.

Abschließend soll am Beispiel eines jugendlichen Mädchens aufgezeigt werden, wie diese Aufgabe zu bewältigen ist, wenn eine Identitäsdiffusion vorliegt.

Silvia

Silvia kam 16jährig in meine Behandlung. Sie ging nicht mehr zur Schule, lag seit Wochen nur noch auf ihrem Bett, und ihre einzige Aktivität war Musikhören, Essen und Trinken. Sie war stark adipös. In den ersten Gesprächen, in denen sie viel weinte und von ihrer verzweifelten Situation zu Hause als Nachkömmling alter Eltern und in der Schule als Arbeiterkind unter lauter Akademikern sprach, formulierte sie einen Behandlungsauftrag folgendermaßen: "Ich weiß nicht, wer ich bin, und das möchte ich herausfinden." Sie wählte dazu einen eigenständigen Weg, indem sie anfangs in immer neuen Gegensatzpaaren, die eine Symbolisierung ihrer Zerrissenheit waren, über ihre innere Situation sprach. In der 3. Stunde knetete sie eine Speerspitze und sagte: "So möchte ich sein, so schlank, scharf, hart und tödlich. So wie auch Feuer ist, aber nicht so ein gemütliches Kaminfeuer, an dem jemand eine Raviolidose öffnet." Sie malte Schlangenlinien, die für sie das Gegenteil von Quadraten waren. "Quadrate finde ich furchtbar, das ist alles so festgelegt, man kann nichts verändern. Das hatte mal seinen Sinn bei den Griechen, die damit ihre Felder bestimmten. Bei uns gibt es auch so viele Quadrate. Aber ich zwinge mich, sie nicht zu mögen. Das ist genauso mit den Pyramiden. Ich finde die blöd, und daß so viele Touristen davorstehen und die bestaunen... Eine Anmaßung, die genauso zu bauen, daß die Sonne darüber untergeht. Die Sonne ist erhaben, lebensspendend und erhaltend, die können die Ägypter doch nicht für sich nehmen. Die Sonne ist rund, die Pyramiden eckig, das gehört nicht zusammen, genauso wie Quadrate und weiche Linien nicht zusammengehören. Ich bin richtig erstaunt, ich hab mich eben richtig aufgeregt, ich war richtig wütend über die Ägypter." Ich: "Da war eben ein Gefühl?" – "Mit Gedanken und Gefühlen ist es auch so. Gedanken sind wie Quadrate, Gefühle sind rund." – "Und beides sollte nicht zusammenkommen?" – "Nein." "Und bei Ihrem Ärger ist das eben doch so ein wenig passiert" – "Ja, und mir tut das gut, wenn ich mal über sowas sprechen kann."

Mir scheint, daß in diesen Symbolisierungen bereits Wesentliches der Problematik dieser Patientin, aber darüberhinaus auch Wesentliches von Adoleszenzproblematik überhaupt deutlich wird. Sie sagte, daß die Quadrate einmal wichtig waren, damals für die Griechen, vielleicht auch damals während der Latenzzeit, in der die Ich-Struktur sich festigt, das Kind lernt und Kontakte über seine Familie hinaus knüpft. Die Patientin ist jetzt in einer Entwicklungsphase, in der sie diese Quadrate nicht mehr brauchen möchte und in der sie spürt, daß ihre Ich-Struktur sich gelockert hat. Bei ihr hat eine Triebregression auf die orale Stufe stattgefunden, was an ihrer Eßstörung deutlich wird. Ihre Lern- und Arbeitsstörungen lassen vermuten, daß die Regression über das Triebgeschehen hinaus auch das Ich betroffen hat. Nachträglich betrachtet meine ich, daß alle ihre Phantasien und Bilder ein Ausdruck ihrer damaligen Identitätsdiffusion waren. Sie setzte sich dann im Schutz einer idealisierenden Übertragungsbeziehung ("Ihr Zimmer ist so klar und hell, ich finde das schön") mit ihren Eltern und ihrem Selbsthaß auseinander. ("Diese widerliche polnische Mischpoche, alle sind sie fett und dumm, genauso wie ich.") Anhand ihres Fotoalbums kam es zu einer Entidealisierung des Vaters und zu einer allmählichen Identifizierung mit der Mutter. Ihr wurde die riesige Diskrepanz zwischen Idealselbst (schlank, klug und aktiv) und Realselbst (dick, dumm und inaktiv) zunehmend schmerzlich bewußter. Später bestimmte ihre soziale Realität mehr die Stundeninhalte: Ihre schwierige Situation als Arbeiterkind unter lauter Akademikerkindern in der Schule, die Kontaktlosigkeit und die von ihr als nicht mehr altersgemäß empfundene Bindung an die Mutter. In der 34. Stunde formulierte sie als Behandlungsauftrag: "Ich möchte mich besser kennenlernen und so leben, daß ich vor mir bestehen kann."

Sie begann, sich mit mir auseinaderzusetzen. Dabei ging es zunächst um die Termine der Therapiestunden, die sie häufiger verschieben wollte. Nachdem sie einige Male Stunden vergessen hatte, setzen wir uns um Pünktlichkeit, Zuverlässigkeit und Geld auseinander. Nachdem sie sich um die 45. Stunde zum ersten Mal verliebt hatte, verglich sie ihre Beziehung zu ihrem Freund mit der Beziehung zu mir. Der Freund hatte zu ihr gesagt, "bleib so, wie du bist", und das wurde für sie ein zentraler Satz. An mir begann sie manches zu stören, mein aufgeräumter Schreibtisch, meine Frisur, meine Brille. Zu Hause änderte sie ihr Zimmer: sie tapezierte, weil sie sich von der verhaßten Familien-Blümchen-Tapete trennen wollte und richtete das Zimmer neu ein. Vor allem aber drängte sie ihre Mutter heraus, die das Zimmer immer ganz selbstverständlich mitbenutzt hatte. Sie nahm Veränderungen an sich selbst wahr, und um die 50. Stunde setzte ein Trauerprozeß darüber ein, daß sie als Kind in ihren Bedürfnissen mißverstanden und abgespeist worden war. Sie entwickelte Mitgefühl und Sorge für ihre kleine Nichte, bei der sie die gleichen Mechanismen der Familie entdeckte.

Einmal sagte sie: "Mich beschäftigt in dieser Woche, was Schönheit ist, was für mich Schönheit ist." Zunächst konnte sie diese Frage nur in Negationen beantworten: "Nicht Polstermöbel, Teppichböden, Gardinen, Frisuren, Rouge", und ihr fiel in diesem Zusammenhang ein, daß sie in einem Geschäft wegen Ladendiebstahls gefilzt worden war sei. Da sei sie sich wegen ihres Dickseins ganz dreckig vorgekommen, als ob alle zu ihr sagten, "friß nicht soviel". Dicke Menschen seien Menschen zweiter Klasse. In diesem Moment und in ähnlichen kränkenden Situationen verschwammen für sie Objektrepräsentanzen mit ihren Selbstrepräsentanzen: Die Unverschämtheit der Verkäuferin, sie zu filzen, bedeutet gleichsam ihre Dreckigkeit.

Schließlich fand sie in einem Bild von einer irischen Frau ihr Bild von Schönheit. Diese Frau sei ernst und würdevoll, nicht hübsch und nett. Mir fiel auf, daß diese Frau blaß und dunkelhaarig wie die Patientin und nicht blond und braun wie ich war. Einen weiteren entscheidenden Loslösungsschritt machte sie, als sie ein größeres Goldstück, was sie von den Eltern geschenkt bekommen hatte, verkaufte, davon eine Querflöte erwarb und den Unterricht finanzieren wollte. Sie fühlte sich gut und entwickelte Zukunftspläne. Sie wünschte sich, in unmittelbarer Beziehung zur Natur zu leben, weil sie sich als Teil derselben fühlte. Sie sagte, "nur fehlen mir dazu die Traditionen." Darauf erwiderte ich: "Und dann bleibt man Außenseiter?" Sie: "Ja, aber vielleicht kann ich Traditionen schaffen."

Über die Therapie sagte sie: "Das ist wie eine Droge für mich, wo ich die Umwelt vergesse. Ich war sehr unglücklich als ich kam, und ich brauchte unbedingt Hilfe. Ich habe aber inzwischen mehr Selbstbewußtsein. Ich will nicht mehr soviel in mich gucken, sondern will endlich mehr handeln. Ich hab immer nach einem System gesucht, womit ich alles erklären kann. Das gibt es aber nicht, ich will jetzt etwas tun."

Ich konnte ihren Entschluß zum Therapieende akzeptieren, obgleich ich darüber traurig war, weil ich gern mit ihr gearbeitet hatte. Aber sie zeigte auch in der letzten Stunde noch einmal, daß sie wirklich in der Lage war, ihren Adoleszenzprozeß alleine weiterzuführen. Sie erzählte, daß sie kleine Kinder gernhabe (früher hatte sie Kinder gehaßt) und daß sie später auch gern Kinder haben wollte. Sie sagte: "Ich hab gemerkt, daß es nicht alle, die einen jüngeren Vater haben, besser haben, wie ich das am Anfang der Therapie immer gedacht habe. Die Faulheit von Kerstin kotzt mich an, da sehe ich, wie ich früher war. Ich hab gemerkt, daß ich etwas tun kann. Früher dagegen hab ich immer einen Sündenbock gebraucht und habe gesagt, mir geht es so schlecht, weil die Verhältnisse so schwierig sind. Jetzt merke ich, wenn ich faul liegen bleibe, versinke ich im Sumpf."

Die Patientin hat am Anfang der Therapie Symbole gefunden und benutzt, um eine Ordnung in ihre gespaltene innere Welt zu bringen. Für den Therapieprozeß war es günstig, daß das ein eigenes Modell aus ihrer inneren Welt war, und sie nicht, wie viele andere Jugendliche, auf Ideologien zurückgreifen mußte. Nachdem sie eine innere Orientierung gefunden hatte, brauchte sie dieses System nicht mehr. Sie hatte jetzt die Möglichkeit, mehr innere Spannung auszuhalten und die Realität nach ihren Vorstellungen zu verändern.

6 Schluß

In der Einleitung war vermutet worden, daß eine gelungene Identitätsentwicklung mit der inneren Bejahung des eigenen Gewordenseins in den verschiedenen Lebensbereichen sowie der Bereitschaft zur Veränderung zu tun hat.

Die Übereinstimmung mit sich selber ist nicht glatt und einfach zu erreichen, und es treten Schwierigkeiten in allen Entwicklungsverläufen auf. Die dialektische Beziehung zwischen Identifikation und Abgrenzung schafft Spannung. Es sind im Lebensverlauf Entscheidungen nötig, die Verzicht bedeuten, und häufig löst eine Identitätskrise sich nur, wenn ein solcher Verzicht betrauert werden kann.

Je früher im Leben jemand etwas Lebensnotwendiges vermissen mußte, um so tiefer werden die Wunden sein, die daraus entstanden sind, und umso dringender ist Trauerarbeit, damit diese Wunden vernarben können.

Ich fasse meine Ausführungen in folgender *Definition von Ich-Identität* zusammen:

- Ich-Identität ist das Gefühl für ein inneres Sich-Selbst-Gleichsein, ein Wissen um die eigene Unverwechselbarkeit und deren Bejahung.
- Ich-Identität umfaßt verschiedene Bereiche: den eigenen Körper, seine Fähigkeiten und Begrenzungen, die eigene Geschichte, die persönlichen Beziehungen zu Menschen, zu Dingen und zu normativen Vorstellungen wie Religion, Nation, Ethik.
- Ich-Identität wird im Laufe des Sozialisationsprozesses in der Interaktion mit Menschen und Dingen (Identifizierung und Abgrenzung) erworben.
- Ich-Identität festigt sich während der späteren Adoleszenz, wo der Jugendliche seine verschiedenen Kindheitsidentifikationen in eine neue Form von Identität überführt. Diese ist nicht mehr spielerisch wie in der Kindheit und nicht probierfreudig wie in der Pubertät, sondern sie ist Folge von Entscheidungen, die zu dauerhaften Festlegungen führen.
- Ich-Identität bildet sich in einem lebenslangen Prozeß.

Das dumme Vierteljahr – Neuere Ergebnisse der Säuglingsforschung (1992)[1]

1 Das "dumme Vierteljahr"

Kennen Sie die Rede von dem ersten "dummen Vierteljahr" im Leben eines Menschen? Ältere Menschen kennen den Ausdruck, jüngeren ist er in der Regel nicht vertraut. Dahinter verbergen sich traditionelle Vorstellungen, die das Verhalten von Müttern gegenüber ihren Neugeborenen lange geprägt haben. Was besagen sie?

"Ein Säugling schläft fast immer. Er sieht und hört noch nichts, er ist dumm. Da er noch nicht weiß, daß er alle vier Stunden Nahrung braucht, muß ihm dieser Rhythmus antrainiert werden. Nachts muß er durchschlafen. Im ersten Vierteljahr schreit der Säugling sehr viel, danach wird es weniger. Mit dem ersten Lächeln – nach drei Monaten – wacht der Säugling langsam aus dem dummen Vierteljahr auf." – Das sind die Vorstellungen über Neugeborene, die ich als Kind in dem Dorf hörte, in dem ich aufgewachsen bin.

Um meine eigenen Erinnerungen zu überprüfen habe ich verschiedentlich herumgefragt, ob der Ausdruck "das dumme Vierteljahr" bekannt sei. Eine 60 jährige. Frau erzählte mir: "Natürlich kenne ich 'das dumme Vierteljahr', davon waren früher doch fast alle überzeugt. Meine Mutter hat mir z. B. nach der Geburt unseres ersten Kindes folgendes nachdrücklich gesagt: 'Am Anfang darf man nicht darauf reagieren, wenn ein Kind außer der Reihe weint. Es hat zu lernen, daß es nur zur richtigen Zeit etwas bekommt. Zwischen der Zeit haben Kinder niemand zu sehen. Und wenn sie weinen und du unbedingt gucken willst, dann schleich Dich ganz leise ins Zimmer, mach nicht hell, sag nichts und laß Dich nicht sehen, mittendrin haben die nicht hochgenommen zu werden.'"

Frühere Generationen gingen mit Säuglingen anders um als wir in den neunziger Jahren:

Die Zeit, die Eltern mit ihren kleinen Kindern verbrachten, war minimal. Es war weit verbreitet, die Kinder in den ersten Jahren von einer Säugamme versorgen zu lassen und nicht selber zu stillen, sogar in Familien, die es sich eigentlich finanziell nicht leisten konnten. Es galt nämlich als "schweinisch und schmutzig", sein Kind selbst zu stillen. Gegen diese Gewohnheit der Säugeammen kämpfte Rousseau mit Erfolg.

Übrigens auch gegen den Brauch, die Kinder fest zu Paketen zu wickeln, häufig unter Einbeziehung der Ärmchen. Diese Gewohnheit hat sich lange bei uns gehalten. Das "Wickelkind" wurde in sog. Luren, ungefähr 1 m große Moltontücher, eingeschlagen. Strampeln konnte das Baby nur in den kurzen Momenten, in denen es nackt war und gewindelt oder gebadet wurde (auch das gibt es noch nicht sehr lange).

---

[1] unveröffentliches Manuskript eines Vortrages in Göttingen 1992

Beruhigt wurden die Säuglinge zu allen Zeiten mit Opium oder Alkohol. 1799 beklagte der Arzt Dr. Hume, daß jährlich Tausende von Kleinkindern von ihren Ammen durch Beruhigungsmittel getötet würden, die ein starkes Opiat enthielten. Ein ähnlicher Brauch, nämlich einen Säugling mit Hilfe eines mit Zucker gefüllten und in Rum getränkten Mullbeutelchens zu beruhigen, hat sich in ländlichen Gegenden bis fast in unsere Tage erhalten.

Auf den Entbindungsstationen war es häufig vom Wohlwollen der Schwester abhängig, ob eine Mutter ihr Kind nach dem Stillen noch kurze Zeit bei sich behalten durfte, um mit ihm zu spielen. Das "Rooming In", heute fast selbstverständlich, gab es vor 25 Jahren noch nicht.

Ich fasse zusammen: Es scheint ein Zusammenhang zu bestehen mit den Gewohnheiten des Umgangs mit Säuglingen und der Einschätzung, daß der Säugling am Beginn seines Lebens noch dumm und ohne Wahrnehmungsvermögen sei. Wie könnte man ihn sonst von einer fremden Frau stillen lassen? Wie könnte man seine Beweglichkeit behindern, indem man ihn in feste Tücher einwickelt? Wie könnte man ihn nachts so weit wegschieben, daß man sein Schreien nicht hört?

Mir scheint, daß in der Rede vom "dummen Vierteljahr" die Dummheit nicht bei den Säuglingen, sondern vielmehr bei denjenigen lag, die den Müttern einredeten, sie sollten sich nicht auf ihre Intuition, sondern an vorgegebene Traditionen und Regeln halten.

Um zu begreifen, wie brutal, ja unmenschlich das war, versetzen Sie sich einmal in einen Säugling vor der Geburt. Er bewegt sich schwerelos im Fruchtwasser der Gebärmutter, er hört die Stimme und den Herzschlag seiner Mutter, ist ihr ganz nahe, warm und geborgen. Er reagiert auf das, was seine Mutter macht, bewegt sich fühlbar, und die Mutter reagiert erfreut. Auch das teilt sich dem Kind mit, unbewußt-vorbewußt, und geht in seine Lernerfahrungen und seine Erwartungen ein.

Dann die Beengung der Geburt, die Angst zu ersticken – ein jämmerlicher Schrei, und von 37 Grad Körperwärme und der schummerig-schwerelosen Umgebung wird das Kind in die Kälte entlassen, durch Windeln unbeweglich gemacht, von der Mutter getrennt. Seine elementaren Lebensäußerungen werden betäubt, er wird abgestellt, abgeschoben, er merkt ja nichts, er ist ja dumm.

Ist er es wirklich? Das meinen immer noch manche, viele andere bestreiten dies. Aber es geht hier gottlob nicht mehr um Meinungen, sondern um Tatsachen. Facts, die die empirische Säuglingsforschung der letzten 20 Jahre zusammengetragen hat und die beweisen, daß die These vom dummen Vierteljahr nicht stimmt. Darüber möchte ich Ihnen im Folgenden berichten.

2 Ergebnisse der empirischen Säuglingsforschung

Wie haben Wissenschaftler die Fähigkeiten von Neugeborenen erforscht? Sie haben z. B. Methoden entwickelt, Babys Fragen zu stellen, die diese auch tatsächlich beantworten können. In einem Experiment hat man einem Säugling auf sein Kopfkissen je rechts und links von seinem Köpfchen milchdurchtränkte Stilleinlagen gelegt, rechts die von seiner Mutter, links die von einer anderen Frau. Er drehte sein Köpfchen nach rechts zur Stilleinlage seiner Mutter. Dann hat man die Stilleinlagen vertauscht, sodaß die von der Mutter auf der linken Seite lag, er drehte nun sein Köpfchen nach links. Der Säugling hatte mit Hilfe einer Kopfdrehung die Frage beantwortet, daß er wenige Tage nach der Geburt den Geruch seiner Mutter erkennt und ihn bevorzugt (Stern 1992, 14)

Auch mit Hilfe des Saugens haben Säuglinge Fragen beantwortet. Sie saugen immer in kurzen Schüben, halten dann an und bestimmen selbst die Dauer, Intensität und die Länge der Pausen. Man hat in einem Experiment den Schnuller mit zwei Kassettenrecordern gekoppelt. Auf einem der Geräte ist die Stimme seiner Mutter zu hören, auf dem anderen die Stimme einer fremden Frau. Beide Stimmen sprechen den gleichen Text. Bei diesem Test haben Säuglinge bei der Stimme ihrer Mutter lange gesaugt, um die vertraute Stimme zu hören. Sie konnten also ihre Mutter an der Stimme erkennen.

Ein weiteres wichtiges methodisches Instrument bei der Erforschung der Interaktionen zwischen dem Säugling und seinen Eltern ist die Videokamera. Es lassen sich einzelne Einstellungen anhalten, um bestimmte Körperhaltungen oder Gesichtsausdrücke etc. zu wiederholen und eventuell zu messen. Stern meint, daß sich die Videokamera zur Erforschung menschlichen Verhaltens vor allem im nonverbalen Bereich als ähnlich nützlich erwiesen habe wie das Mikroskop.

Soweit nun zu den Methoden, mit Hilfe derer man Erkenntnisse über die Fähigkeiten und das Erleben von Säuglingen erforscht hat. Was sind diese Erkenntnisse?

Der Säugling ist von der Natur mit einer großen Anzahl angeborener Fähigkeiten, sog. Auslösemechanismen ausgestattet, die ihm die Kontaktaufnahme und Beziehung zu Menschen ermöglichen, auf deren Pflege und Zuwendung er angewiesen ist. Die Pflegepersonen wiederum sind von der Natur mit der Fähigkeit ausgestattet, diese angeborenen Auslösemechanismen richtig zu deuten und sich entsprechend der Bedürfnisse des kleinen Kindes zu verhalten, wenn sie Ihrer Intuition und nicht fremden Regel vertrauen.

Das Kind organisiert seine Lebensfunktionen weitgehend selbst, z. B. das Schlafen, das Trinken und die Wahrnehmung der äußeren Welt. Es erhält dabei sein Gleichgewicht aufrecht oder versucht, ein gestörtes Gleichgewicht wiederzugewinnen. Dabei wird es von der Mutter unterstützt. Es dauert etwa 3 bis 4 Wochen, bis sich im geglückten Fall zwischen Mutter und Kind eine Ordnung eingestellt hat, die beiden bekannt ist und die sich immer wiederholt, z. B. bei einer Phase von Aufwachen, Stillen und Wiedereinschafen. Die Mutter sagt dann, daß sie ihr Baby "kennt", und das Baby hat seinerseits erste Erwartungen an die ständig sich wiederholenden ähnlichen Pflegesituationen ausgebildet. (Köhler 1990, S.35)

Wie entwickelt sich der Säugling? Daniel Stern, ein bekannter amerikanischer Kinderarzt, Psychoanalytiker und Säuglingsforscher meint, daß der Säugling in den ersten drei Monaten in einer Welt der Gefühle lebe. Er nimmt Wahrnehmungen aus seinen verschiedenen Sinnesorganen auf: dem Sehen, Hören, Fühlen, dem Gleichgewichtssinn und der Tiefensensibilität. Er muß nicht erst lernen, diese Sinneseindrücke zusammenzubringen, sondern das "transmodale" Zusammenbringen der einzelnen Sinneseindrücke ist durch angeborene cerebrale Verknüpfungen gewährleistet. Dazu zwei Beispiele: Die gesehene, die gefühlte und die geschmeckte Brust sind eines, oder: die Mutter, die zu hören, zu riechen und zu fühlen ist, ist die gleiche. In Experimenten wurde diese transmodale Fähigkeit belegt: 3 Wochen alte Säuglinge konnten einen Schnuller mit einem Buckel, den sie im Mund gehabt hatten, wiedererkennen. Sie konnten ein sprechendes Gesicht, das ihnen aber mit einem falschen akustischen Laut gekoppelt gezeigt wurde, von einem Gesicht unterscheiden, bei dem Lippenbewegung und Laut übereinstimmten.

Mit zwei bis drei Monaten kennen Säuglinge das Gesicht ihrer Mutter so genau, daß ihnen das nicht verlorengeht, wenn sie mal fröhlich, mal traurig, mal nah und mal weiter weg ist. Überhaupt ist das Unterscheidungsvermögen schon gut entwickelt, und man vermutet, daß Kinder vor dem Spracherwerb globaler und direkter wahrnehmen. Eindrücke der Gestalt, der Zeit, der Töne und der Affekte fließen ineinander und bilden einen Gefühlszustand. Allerdings haben so kleine Kinder noch keine symbolischen Vorstellungen, das bedeutet, daß sie sich noch kein inneres Bild oder keine Vorstellung von etwas machen können. Diese Fähigkeit ist an weitere Reifungsschritte des Zentralnervensystems gebunden.

Wie können wir uns das, was ein Säugling in den ersten Wochen erlebt, vorstellen? Es ergibt sich die Schwierigkeit, Erleben aus dem vorsprachlichen Bereich in Worte zu fassen. Der von mir schon erwähnte Daniel Stern versucht das. Er versetzt sich in einen Säugling hinein, der gerade aufgewacht ist und der unverwandt auf den Reflex eines Sonnenstrahls an der Wand neben seinem Kinderbett schaut. Er versucht, die Gefühle dieses Babys in Worte zu kleiden.

Das Kind sieht und erlebt die Wärme, das Licht, die Bewegung und es läßt sich von ihm verzaubern. Es erlebt ganzheitlich. Denken, Handlung und Wahrnehmung sind bei diesem Vorgang noch keine Kategorien. Wenn man als Erwachsener den Versuch macht, dies Erleben in Worte zu fassen und etwa sagt: "schau auf den gelben Sonnenstrahl", vermittelt man nur wenig von dem globalen Gefühlserleben. Am ehesten erfaßt man vielleicht die Dimension, um die es hier geht, wenn man an künstlerischen Ausdruck in Musik und Poesie oder beim Tanz denkt. (Köhler 1991, 5)

Wie sieht es nun in dieser Welt der Gefühle aus, in der der Säugling lebt? Sigmund Freud hatte gemeint, es gäbe darin zwei gegensätzliche Gefühle, Libido und Aggression, aus denen sich im Laufe der menschlichen Entwicklung die ganze Palette der Gefühle eines Erwachsenen entwickele. Diese Sicht hat sich lange erhalten, obgleich schon vor 30 Jahren (1962 durch Silvan Tomkins) beschrieben wurde, daß es 8 angeborene unterschiedliche Affekte gibt. Es sind Wut, Freude, Überraschung, Ekel, Interesse und Distreß, ein Ausdruck von Qual, Verzweiflung oder Traurigkeit. Später kommen als 7. und 8. Affekt noch Furcht und Scham hinzu. Zu jedem dieser 8 Affekte gehören definierte mimische Muskelbewegungen und bestimmte Reaktionsmuster des autonomen Nervensystems (Pulsrate, Atemgeschwindigkeit, u.a.) ausgelöst werden diese Affekte automatisch durch Körperreize: Freude erlebt der Säugling z. B., wenn die Reizspannung rasch abfällt, Wut, wenn ein gleichbleibender starker Reiz ihn stört, z.B. ein Preßlufthammer. Wenn also ein solcher Reiz auftaucht, dann wird im Säugling automatisch das dazugehörige Affektmuster ausgelöst, ohne daß er bereits Einfluß darauf hätte. Er erlebt von dem Affekt die Bewegungen seiner mimischen Muskulatur und die Reaktionen des autonomen Nervensystems.

Bereits wenige Tage nach der Geburt kann er Gesichtsausdrücke imitieren: Lächeln, Überraschung (durch ein wenig hochgezogene Braue) und sogar eine herausgestreckte Zunge. (Meltzoff und Moore 1983, Field at al. 1982). Emde hat 1984 in Experimenten an acht Monate alten Kindern nachgewiesen, daß die Mutter dem Kind ihren Affekt quasi "überstülpen" kann, weil dieser Imitationszwang besteht. Mir fällt dieser Sachverhalt manchmal ein, wenn ich in meiner Praxis Kinder sehe, deren Eltern an einer schweren Depression gelitten haben. Wieweit mag da etwas von den depressiven Affekten unwillentlich den Kindern "übergestülpt" worden sein?

Mit diesem Beispiel bin ich bei der Interaktion zwischen dem Säugling und seinen Eltern. Wir haben eben erfahren, daß er von der Natur gut ausgestattet ist und die nötigen Voraussetzungen mitbringt, zum Partner innerhalb dieser Interaktion zu werden und darin schrittweise seine unreifen Funktionen reifen zu lassen. Schauen wir uns nun an, wie die Eltern sich ihrerseits auf diese Interaktion einstellen. Vielleicht wundern Sie sich, daß ich von den Eltern und nicht von der Mutter als ersten Bezugspersonen spreche. Die Ergebnisse der Vaterforschung belegen, daß auch er in einem kaum erwarteten Ausmaß in der Interaktion mit dem Säugling eine unmittelbare und aktive Rolle spielt. Seine Beziehung zum Neugeborenen unterscheidet sich im wesentlichen nicht von der Beziehung der Mutter zu ihm. Die Schwangerschaft bedeutet auch für den Vater eine Umstellungsphase in Bezug auf seine Identität als Mann, Sohn und Vater. Er erlebt den ersten Kontakt mit seinem Kind nicht weniger intensiv als die Mutter und folgt in der ersten Kontaktaufnahme demselben sich vortastenden Verhaltensmuster wie sie.(Parke et al. 1981) Es ist empirisch belegt, daß Väter ihre Kinder mit Hilfe der gleichen Strategien beruhigen und daß sie ebenso einfühlsam und feinfühlig wie die Mütter sind. Säuglinge entwickeln zu ihren Vätern etwa um die gleiche Zeit wie zu ihren Müttern, etwa mit 7 bis 8 Monaten, eine verläßliche emotionale Bindung.

Wie aber kann es nun zwischen so ungleichen Partnern wie den Eltern und ihrem Kind zu einer Verständigung kommen? Auf der einen Seite haben wir die Erwachsenen mit ihren Erfahrungen, ihren sprachlichen Möglichkeiten und ihrem Bedürfnis, ihre Erfahrungen mit dem Säugling zu teilen. Auf der anderen Seite ist das Kind, das die Erwachsenensprache weder sprechen noch verstehen kann, das ständig wechselnde Bedürfnisse und Befindlichkeiten hat, das aber vor allem eine angeborene Bereitschaft hat, sich in der Umwelt zurechtzufinden, mit ihr vertraut zu werden, aktiv auf sie einzuwirken und sich in seinen Erfahrungen eine gewisse Ordnung zu machen. (Papousek 1987, 37)

Wie wird nun die Kluft, die sich zwischen Erwachsenen und Neugeborenem auftut, überbrückt? Es ist die *Intuition*, die diese Lücke schließt. Lassen Sie mich das an 4 Beispielen darlegen: Das intuitive elterliche Verhaltensrepertoire umfaßt vier Bereiche der frühen Kommunikation: 1. Eltern verstehen die Signale ihres Kindes, 2. sie fördern die Entwicklung der Kommunikation, 3. sie greifen auf nichtsprachliche Kommunikation zurück, 4. sie helfen ihrem Kind, die vielfältigen Erfahrung zu integrieren.

Eltern verstehen die Signale ihres Kindes: Versetzen Sie sich bitte in das Zusammensein mit ihrem Säugling zurück. Können Sie sich daran erinnern, daß sie häufig mit seinen Händchen gespielt oder seine Mundregion berührt haben? Das hatte einen Sinn, denn Sie haben darüber Informationen über den Muskeltonus, also den Spannungszustand ihres Kindes erfahren. Ist der Säugling schläfrig, läßt sich der Mund widerstandslos öffnen, ist er hungrig, beginnen sogleich heftige Saug- und Suchbewegungen, ist er satt, schließt er fest den Mund, nimmt Blickkontakt auf und hat Interesse an der Kommunikation. Mit Hilfe der Erforschung von Spannung oder Entspannung verschaffen Eltern sich intuitiv Informationen darüber, was ihr Kind gerade für eine Art der Zuwendung braucht.

Sie fördern die Entwicklung der Kommunikation: Dabei spielt der Blickkontakt zwischen Eltern und Kind eine wichtige Rolle und wird von den Eltern intuitiv sehr gefördert. In einem geglückten Dialog allerdings ist es auch wieder das Kind, das seine Bedürfnisse nach Blickkontakt zeigt und sind es die Eltern, die sich mittels ihrer Intuition darauf einstellen. Indem das Kind den Eltern seinen Blick zuwendet, signalisiert es Interesse an ihrer Zuwendung, wenn es aber den Blick abwendet, zeigt es, daß sein Interesse nachläßt und es eine Ruhepause braucht. Eltern bemühen sich um den Blickkontakt mit ihrem Kind, sie bringen ihr Gesicht immer wieder in das Blickfeld des Kindes, wenden es ihm von vorn zu und bleiben im gleichen Abstand. Sie verkürzen den Abstand und nehmen den sog. "Dialogabstand" ein, der der Sehfähigkeit des Säuglings entspricht und etwa die Weite des Stillabstands, also 20 cm hat. Wenn der Blickkontakt hergestellt ist, dann wird er mit einem auffallenden Gruß belohnt: die Augenbrauen werden erhoben, die Augen sind weit geöffnet, auch der Mund ist geöffnet, insgesamt spricht aus der Mimik der Eltern erwartungsvolle Ermunterung.

Das Ehepaar Hanus und Mechthild Papousek, in deren Forschungslabors im MPI in München diese Versuche stattgefunden haben, filmten während solcher Interaktionen zwischen Mutter und Kind das Auge des Neugeborenen. Sobald das Kind den Blickkontakt mit der Mutter erreicht hat, d. h. sobald das mütterliche Spiegelbild zentral über der kindlichen Pupille erscheint und sich darin spiegelt, antwortet die Mutter mit den eben beschriebenen Grußreaktionen: sie hebt die Augenbrauen, öffnet die Augen weit und auch den Mund.

Die Eltern greifen auf nichtsprachliche Kommunikationsformen zurück: Sie vereinfachen ihre Mimik durch Übertreibung auf ein paar Grundmuster, die sie immer wiederholen, z.B. auf die eben erwähnte Grußreaktion. Ein anderes Phänomen, das in diesen Kontext gehört, ist die sog. "Babysprache". Stellen wir uns vor, in ein Bettchen zu schauen, in dem ein waches, munteres Baby liegt, und etwas zu ihm zu sagen. Ich weiß nicht, was für eine Situation Sie sich eben vorgestellt haben, aber sicher werden sie sich in ganz bestimmter Weise über das Baby gebeugt haben. Sie haben ihm ihr Gesicht frontal zugewandt, haben es mit übertriebenem Minenspiel angesehen, haben ganz langsam mit einer besonderen Sprechmelodie zu ihm gesprochen, viel leicht mit sich wiederholenden Lauten, "du, du, du, so munter bist du jetzt? Ja, schau mich nur richtig an" und sie haben dabei ihren Kopf nicht ruckartig, sondern eher wie im Zeitlupentempo bewegt. Sie haben in einer erhöhten Stimmlage gesprochen, und ihre Stimme hat sich in der Tonhöhe verändert. Das alles trägt dazu bei, die Aufmerksamkeit für die Sprache zu wecken und dem Kind zu helfen, die Stimme der Eltern zu lokalisieren und ihr zu folgen.

Es wurde experimentell nachgewiesen, daß Eltern mit ihren Säuglingen in ganz einfachen und kontrastreichen Mustern sprechen, "Ja, da bist du ja", solch ein Muster ist nicht unbedingt identisch mit dem Wortlaut, ihm können u. U. verschiedene Worte unterlegt werden. Es handelt sich um Sprechmelodien, und es ist experimentell nachgewiesen worden, daß jede Mutter und jeder Vater nur etwa fünf oder sechs solcher unterschiedlicher Sprechmuster hat und daß jedes bis zu 44 mal in drei Minuten wiederholt wurde. Man kann sich leicht vorstellen, daß wenn solche einfachen Muster tagaus tagein auftauchen, das Kind bald damit vertraut wird. Die Einfachheit dieser Muster erleichtert dem Kind die Wahrnehmung und Integration erheblich (Papousek, 1987, 42)

Besonders interessant scheint mir, daß die Melodik der elterlichen Sprache Botschaften ausdrückt, die das Kind unmittelbar zu verstehen scheint. Lassen sie mich das am unterschiedlich ausgesprochenen Wort "Ja" klarmachen: sage ich "Ja" (mit ansteigender Melodik) hat das animierenden Charakter, sage ich "Ja" (mit heller hoher Stimme und abfallender Melodik) ist es ein bestätigendes Lob, und "Ja" (mit fallender Melodik und tiefer Stimme ist eine tröstende Beruhigung. In erster Linie bestimmt das Befinden des Säuglings die Art des melodischen Musters, das von den Eltern benutzt wird. So macht er von Geburt an die Erfahrung, daß er je nach seinem eigenen Verhalten und Befinden von seinen Eltern in großer Zuverlässigkeit Antworten zurückbekommt, die für ihn bald vertraut sind.

Die Eltern helfen ihrem Kind, die vielfältigen Erfahrungen zu integrieren: Wir haben gesehen, daß es ein langwieriger Prozeß ist, in dem eine chaotische Umwelt für den Säugling allmählich zu einer wird, auf die es vertrauensvoll zugehen kann. Die Umwandlung von Chaos in hilfreiche Information wird für das Kind zunehmend vertraut und erwartbar. Sie entwickelt sich im Rahmen der Bindung an die Eltern, im Zwischenspiel mit ihnen, in den unzähligen Abläufen von Füttern, Baden, Wickeln, Spielen u.s.w.. Eine einzelne dieser Episoden, z. B. das Stillen, hat viele Aspekte, Wahrnehmungen, Gedanken, Affekte. Wenn solch eine Episode sich ständig wiederholt, stellt das Kind dabei kausale Zusammenhänge her und bildet Erwartungen aus. Es ordnet seine Wahrnehmungen sofort in Kategorien wie bekannt oder neu ein und erweitert kontinuierlich seinen Erfahrungsschatz. Aus einzelnen Episoden bilden sich generalisierte Episoden, diese generalisierten Episoden werden laufend verändert. Sie bilden nicht die Wirklichkeit ab, sondern sind eher eine Art Abstraktion von einer Vielzahl von Erfahrungen. Diese generalisierten Episoden bilden die Grundeinheiten der späteren Repräsentanzen, also der inneren Vorstellungen z. B. von sich selbst oder von der Mutter oder dem Vater. Die Möglichkeit dazu ergibt sich aber nicht vor dem 15. Lebensmonat. Diese eben genannten immer wiederkehrenden Abläufe haben für den Säugling eine besondere Bedeutung bei der Prägung seines Kern-Selbst (Köhler 1991, 9).

Etwas anderes zeigt sich in diesen wiederkehrenden vertrauten Handlungen, das man fast als ein Prinzip von genereller Bedeutung bezeichnen könnte: Das Kind möchte etwas bewirken, es möchte ein Urheber sein. Dazu ein Experiment des Ehepaares Papousek (1975): Sie zeigten 4 Monate alten Säuglingen mehrfarbig blinkende Lichter. Ihr anfängliches Interesse daran verlor sich bald und sie schauten gelangweilt weg. Das wurde anders, als die Papouseks die blinkenden Lichter immer dann angehen ließen, wenn die Kinder ihren Kopf um 30 Grad auf eine bestimmte Seite drehten. Sobald die Säuglinge entdeckt hatten, daß das Angehen des Lichtes von ihrer Kopfbewegung abhing, trat keinerlei Gewöhnungseffekt an das Licht ein. Zitat: "Sie wiederholten ihr Glanzstück immer wieder, begleitet von freudigem Affekt in Gesten und Bewegungen."

Dieses Experiment zeigt, wieviel Eigenaktivität im Säugling steckt. Geweckt wird sie allerdings erst in der Interaktion des Kindes mit seinen Eltern: Geschieht das so, daß ein gemeinsamer Dialog daraus wird, dann macht das Kind innerhalb dieser Beziehung auch Erfahrungen mit der Regulation seines Erregungsniveaus und seines Affektzustandes. Für seine Aktivität braucht es noch lange die wohlwollende Unterstützung durch die Eltern. Das möchte ich ihnen noch einmal an einem

Experiment zeigen: Man hat einen Tisch mit einer optischen Täuschung konstruiert. Er hatte eine Platte, die so aussah, als hätte sie in der Mitte eine Vertiefung, war aber in Wirklichkeit auf der Oberfläche glatt. An der eine Seite des Tisches saß eine Mutter, und ihr Baby lag auf der entgegengesetzten Seite auf dem Tisch. Das Baby sollte auf seine Mutter zukrabbeln. Die Mutter bekam die Aufforderung von den Versuchsleitern, ihrem Baby ermunternd zuzulächeln. Das Baby krabbelte auf sie zu und störte sich nicht an der vermeintlichen Vertiefung. Man hat das Experiment wiederholt und die Mutter aufgefordert, teilnahmslos in die Gegend zu schauen. Das Kind krabbelte los, machte aber an der Vertiefung halt und fing an zu weinen.

Nun ist es auch den einfühlsamsten Eltern nicht möglich, immer empathisch auf ihren Säugling einzugehen, es wird bei jedem Eltern-Kind-Paar Dissonanzen geben, sodaß die Tanzschritte nicht zusammenpassen. Das ist kein Unglück, im Gegenteil, dadurch ist das Kind gezwungen, sich an die Situation anzupassen und Mechanismen zu entwickeln, flexibel mit unerwarteten Situationen umzugehen. Eine Voraussetzung dafür, daß solche Frustrationen nicht zu Traumata werden, sondern entwicklungsfördernde Qualität haben, ist allerdings, daß die überwiegende Beziehung von Vertrauen geprägt ist und das Kind die Erfahrung machen kann, daß seine Eltern sich überwiegend seinen Bedürfnissen, seinem Erleben und seinem Rhythmus anpassen (Köhler, 1991, 12). An einem Bild mag deutlicher werden, was damit gemeint ist: Ist die Hintergrundatmosphäre zwischen dem Eltern-Kind-Paar relativ harmonisch, dann ist sie ein regulierendes Moment und kann auch Stimmungsschwankungen oder Dissonanzen im Vordergrund ausgleichen.

Ein Risiko für einen optimalen Dialog ergibt sich für Kinder, die übermäßig viel schreien, z. B. weil sie durch eine Krankheit viel Schmerz zu ertragen haben. Sie befinden sich dann zu oft in einem Zustand hoher Spannung. Säuglingsforscher haben solche Zustände in der Befindlichkeit beschrieben: ruhige Wachheit ist ein Zustand geringer Spannung, dann gibt es Zustände geringer Spannung und Zustände hoher Spannung. Zu viel Hochspannung ist darum gefährlich, weil sie allmählich bei dem Kind das Gefühl von einer basal schützenden Umgebung untergräbt. Außerdem findet keine Reifung und kein Lernen statt, weil das Kleinkind nur im Zustand geringer Spannung aktiv Reize sucht und Informationen aufnimmt.

3 Zusammenfassung

Der Säugling ist nicht dumm, sondern er kommt mit der Fähigkeit auf die Welt zu sehen, zu hören, zu tasten, zu fühlen und sich zu bewegen. All diese rudimentär vorhandenen Fähigkeiten entwickeln sich Hand in Hand mit einer schnellen Hirnreifung unter der Voraussetzung, daß das Baby eine konstante Pflegeperson hat, die in einen emotionalen Dialog mit ihm eintritt und für ihn verfügbar ist. Säuglingsforscher haben in vielen Experimenten eindrucksvoll gezeigt, wie sowohl das Baby als auch seine Eltern genetisch auf diesen Dialog angepaßt sind.

Welcher Eigenschaft oder Fähigkeit bedarf es auf Seiten der Eltern, daß sie sich entsprechend ihrer biologischen Fähigkeiten verhalten? Sie müssen ihrer Intuition mehr als überkommenen Traditionen trauen. Ich möchte dazu noch einmal meine Gesprächspartnerin vom Anfang zitieren, die mir von den strengen Anweisungen ihrer Mutter zum Umgang mit ihrem ersten Kind erzählt hatte. In dem gleichen Gespräch war sie fortgefahren:

> "Aber ich erzähle Ihnen viel lieber von meiner Schwiegermutter, einer einfachen Tagelöhnerfrau, die 1886 geboren wurde und von der ich so viel mehr über kleine Kinder gelernt habe als von meiner Mutter. Sie hat 6 eigene und vier Enkelkinder großgezogen, hat also über 50 Jahre ihres Lebens mit Säuglingen zu tun gehabt. Ihr häufigster Spruch über Kinder war: "Wo nichts mit gemacht wird, da ist auch nichts." Sie hat immer gesagt, daß man Kinder nicht nur füttern und wickeln dürfte, man müsse sich auch mit ihnen beschäftigen. Manchmal drückte sie das auch ganz drastisch aus: "Wer immer nur so ins Körbchen geworfen wird, der bleibt dumm." Und sie sagte uns: "Ihr müßt das Baby öfter mal holen und in die Sofaecke legen, daß es umhergucken kann. Zeit ihres Lebens hat sie darunter gelitten, daß sie so viel Arbeit gehabt hätte, und daß sie sich deshalb um die Kinder so wenig habe kümmern können. Als sie dann im hohen Alter bei uns gelebt hat, hat sie das mit unseren Kindern ein wenig nachgeholt."

Ich fände es gut, wenn zu der Ausbildung in den formalen Fertigkeiten der Säuglingspflege, Windeln, Baden, Füttern auch ein Lernen in Bezug auf die psychische Situation des Säuglings hinzukäme. Ich glaube zwar nicht, daß sich der emotionale Dialog mit dem Kleinkind pädagogisch vermitteln läßt. Aber vielleicht braucht es einige Anregungen, mit Neugier neben der körperlichen Reifung auch die Veränderungen in der Beziehung zum Säugling zu beobachten. Dabei könnten Gespräche unter jungen Eltern hilfreich sein, in denen man sich über seine Erfahrungen austauscht.

Wir können aber darauf vertrauen, von der Natur durch biologisch verankerte Behaltensbereitschaften so ausgestattet zu sein, daß wir im Zusammensein mit dem Säugling schöpferisch die Fähigkeiten zu entwickeln, die der Säugling zur Entwicklung von Kommunikation und Erfahrungsintegration braucht.

Psychogene Aspekte der Depression bei Kindern (1985)[1]

Zusammenfassung

Depression hat bei Kindern und Jugendlichen ein anderes Erscheinungsbild als bei Erwachsenen. Ausgehend von einem kurzen Abriss der psychoanalytischen Depressionsforschung werden die Phänomene der Depression bei Kindern und Jugendlichen angezeigt. Anhand einer Kausistik werden die verschiedenen Aspekte herausgearbeitet, die auf der psychogenen Seite bei der Entstehung dieses Krankheitsbildes mitverantwortlich sind: Verlusterleben, orale Fixierung, narzißtische Verwundung, Aggressivität, symbiotische Objektbeziehungen. Der Schweregrad der Erkrankung und damit auch das Erscheinungsbild werden geprägt vom Reifegrad des Ich und seinen Objektbeziehungen zur Zeit der Traumatisierung. Abschließend werden behandlungstechnische Probleme diskutiert.

Depression with children and adolescents has an appearance that differs from that with adults. Starting with a brief summary of psychoanalytic research on depression, the phenomena of depression with children and adolescents are characterized. Centering on a case study, various aspects of depression are worked out that are psychogenically responsible for the genesis of depression symptoms: the experience of loss, oral fixation, narcistissic trauma, aggressivity, symbiotic object relations. The degree of severity and its respective symptomatic depend on the degree of ego maturity and object relations at the time of the trauma. The latter part discusses technical problems of therapy.

1 Einleitung

Ulrike war 11 Jahre alt, als die Behandlung begann. Sie war altersentsprechend groß, schmal und hatte ein hübsches Gesicht, das von dunkelbraunen Locken eingerahmt war. Sie wirkte gehemmt und verlegen, und sie hatte eine verspannte, manchmal bizarr wirkende Motorik, wenn sie z. B. mit den Armen und Händen rang oder zwanghaft Haarsträhnen drehte und sich diese durch den Mund zog. Ihre Mimik war ernst, fast starr, und wenn sie angesprochen wurde, legte sich ein hilfloses Lächeln auf ihr Gesicht. Sie sprach kaum und wenn, dann mit einem seltsamen Singsang in der Stimme. Von Beginn ihres Lebens an hatte sie auffälliges Verhalten gezeigt: sie litt als Kleinkind

[1]Überarbeitete Fassung eines Vortrages im Rahmen einer öffentlichen Vorlesungsreihe "Schwermut" im Wintersemester 1984/85 in der Klinik für Kinder- und Jugendpsychiatrie an der Rheinischen Landes- und Hochschulklinik, Essen. Veröffentlicht in Kind und Umwelt. Beiträge zur analytischen Kinder- und Jugendlichen-Psychotherapie. Heft 64 (1989), 1-18.

an heftigem nächtlichen Schreien mit Ein- und Durchschlafstörungen, sie nässte nachts ein, sie litt an Schlafwandeln, was z. T. lebensbedrohliche Situationen verursacht und bei ihrer Mutter die Angst ausgelöst hatte, daß sie schizophren würde. Sie hatte keine Kontakte zu anderen Kindern, sondern klammerte sich an die Mutter, litt an einer schweren Lern- und Arbeitsstörung und knabberte an den Fingernägeln. Sie hatte ein suchtartiges Bedürfnis nach Süßigkeiten. Der Anlaß für ihre psychoanalytische Behandlung war schließlich, daß sie Zwangsbefürchtungen entwickelt hatte, die Mutter mit einem Messer oder mit einem Skistock zu erstechen. Sie mußte daher die Küche meiden und konnte nicht mehr skilaufen. Ihr selbst kamen diese Zwangsbefürchtungen verrückt vor, weil sie doch ihre Mutter so lieb habe.

Der psychoanalytischen Behandlung waren mehrere therapeutische Aktivitäten vorausgegangen: als Zweijährige verbrachte sie mehrere Wochen auf der psychosomatischen Abteilung einer Kinderklinik wegen des Pavor nocturnus Während der Grundschulzeit bekam sie wegen ihrer schweren Rechenschwäche eine Trainingsbehandlung und verbrachte zwei Jahre in einem sozialtherapeutischen Tagesheim; außerdem fand eine Familientherapie statt.

Bei der Vorstellung der Symptomatik dieser Patientin stellte sich die Frage nach der Diagnostik: Um was für ein Krankheitsbild handelt es sich, ist es eine Depression oder würde man diese Störung nicht genauer als Phobie oder als eine beginnende Zwangsneurose einordnen? Die diagnostische Einschätzung dieses Falles ist unmittelbar mit der Frage der Definition einer depressiven Erkrankung verknüpft. Diese Frage – also die inhaltliche Bestimmung dieses Krankheitsbildes – soll an den Schluß dieser Ausführungen gestellt werden.

Eine Vorbemerkung erscheint wichtig: Die Depression bei Kindern ist ein – und hier sei ein von G. Nissen (1971) geprägter Begriff gebraucht – multifaktorielles Krankheitsbild. Die vorliegenden Überlegungen zur Psychogenese sind als die Beschäftigung mit einem Faktor dieses Krankheitsbildes zu sehen, andere Faktoren wären der genetische, der körperliche und der soziale.

2 Depression in psychoanalytischer Sicht

Der theoretische Bezugsrahmen ist die psychoanalytische Krankheitslehre, die im Sinne eines Konstrukts als Erklärungsmodell gebraucht wird. Es wird sich zeigen, wieweit es Möglichkeiten bietet (hier liegt das Hauptinteresse dieser Arbeit), Erkenntnisse für den therapeutischen Umgang mit depressiven Kindern zu gewinnen.

Zur Einführung in den theoretischen Bezugsrahmen sei ein kurzer Überblick über die psychoanalytische Depressionsforschung gegeben: Fast von Anfang an hat man sich innerhalb der Psychoanalyse mit dem Phänomen der Depression auseinandergesetzt. Entsprechend der historischen Entwicklung der psychoanalytischen Theorie, die zunächst eine Triebpsychologie war und dann durch die Ichpsychologie, die Objektbeziehungstheorie und die Selbstpsychologie ergänzt wurde, ist auch die Depressionsforschung mit den entsprechenden Akzentsetzungen erfolgt: Im Rahmen des Triebkonzeptes hielten S. Freud und K. Abraham für wesentlich, daß eine

Fixierung auf der oralen Stufe der Libidoentwicklung – hervorgerufen durch übermäßige Versagungen oder übermäßige Verwöhnungen – zur Depression prädisponiere. Als krankheitsauslösend betrachten sie den Verlust des Liebesobjekts. Die Aggression richtet sich nicht gegen das verlorene Objekt, sondern ein überstrenges Gewissen straft das wertlos empfundene Ich. Die Ichpsychologie hob als Kern der depressiven Reaktion ein herabgesetztes Selbstwertgefühl heraus und erklärte sie als einen affektiven Zustand des Ich, analog der Angst.

Wichtige Anstöße für die theoretische Durchdringung des Problems sind seitens der Forscher gekommen, die sich mit den entwicklungsbedingten Voraussetzungen im Menschen befassen, überhaupt depressiv reagieren zu können. Sie gehen wie M. Klein und D. Winnicott von Kinderbehandlungen oder wie M. Mahler oder R. Spitz von Kinderbeobachtungen aus. M. Klein hat die Bedeutung der sog. "depressiven Position" als einer normalen Entwicklungsstufe jeden Kindes in der zweiten Hälfte des ersten Lebensjahres herausgearbeitet. Bei positivem Ausgang dieser Entwicklungsstufe kommt es zu einer inneren Loslösung vom Symbioseobjekt mit beginnender Individuation. Das Kind wird sich seiner Ambivalenz dem Objekt gegenüber bewußt und erwirbt u. a. die Fähigkeit zu "concern" (Rücksichtnahme, Sorge), bei ungünstigem Ausgang jedoch die Prädispositionen zur Depression. Nach den Ergebnissen von R. Spitz haben die schwer deprivierten Kinder diese Fähigkeit nicht erreicht. Sie sind so schwer kontaktgestört, daß ihnen die notwendigen Voraussetzungen fehlen, sich überhaupt auf die Bedürfnisse anderer Menschen einstellen zu können.

Nach dem heutigen Forschungsstand gehören Depressionszustände in unmittelbaren Zusammenhang mit Verlusterleben, erworben durch Wegzug oder Tod wichtiger Bezugspersonen oder durch übermäßige Frustration, Enttäuschung oder Kränkung. Ein gutes mütterliches Objekt konnte nicht verinnerlicht werden, und daher fehlt dem Depressiven die Fähigkeit zur Selbstbestätigung, die ein positives, aktives Lebensgefühl fördert. Er hat sich aus der symbiotischen Objektbeziehung nicht lösen können, und die sie wiederholenden Verluste des Symbioseobjektes, z. B. durch Zurückweisung, durch Frustration im weitesten Sinne, bewirken innere Leere und Entwertung. Wut und Haß richten sich gegen das Selbst und es kann zu gefährlichen selbstzerstörerischen Angriffen kommen. Unter zusätzlichen Druck gerät der Depressive durch ein entsprechend seiner gestörten Persönlichkeitsentwicklung rigide Gewissensinstanz und ein unreif überhöhtes Ich-Ideal. Deren strengen Forderungen kann er nicht nachkommen, sondern er verurteilt sich selbst und versinkt in Untätigkeit.

Diese theoretischen Erkenntnisse beziehen sich auf erwachsene Patienten. W. Joffe und J. Sandler stellen in ihrer 1965 erschienenen Arbeit "On Childhood Depression" fest, daß anerkannte Kriterien für diagnostische Kategorien fehlen, die das Verhalten oder die Psychodynamik von Depressionen im Kindesalter erfassen. Sie weisen darauf hin, daß häufig Anzeichen einer Depression beschrieben werden, die sich nach einer Formulierung von J. M. Toola (1962) "Depressions-Äquivalente" nennen.

3 Phänomene der Depression bei Kindern

Inzwischen liegen aus dem Bereich kinderpsychiatrischer Literatur Ergebnisse vor, die diese Lücke geschlossen haben (F. Specht 1982). Es soll versucht werden, die kindlichen Ausprägungen der Depression im Gegenüber zu den bekannten erwachsenen Erscheinungsformen auf dem Hintergrund kinderpsychiatrischer Arbeiten zu charakterisieren. Das Erscheinungsbild beim Kind hat meist wenig mit dem ursprünglichen Sinn des lateinischen Wortes deprimere = herabdrücken, herunterpressen zu tun. Entsprechend der kindlichen Neigung, sich unangenehmer Spannungszustände oder Konfliktsituationen durch Externalisierung zu entledigen, trägt es seine Spannungen mit den Beziehungspersonen in seiner Umgebung aus und nicht wie ein Erwachsener mit sich selbst in seinem Inneren. Ein Kind kann innere Zustände schwer wahrnehmen und beschreiben, daher muß es zu anderen Erscheinungsbildern als bei Erwachsenen führen, die über ihren Zustand klagen können und sich auf diese Weise Erleichterung verschaffen.

Ähnlich wie bei Erwachsenen ist bei depressiven Kindern die allgemeine Stimmung herabgesetzt; sie sind unzufrieden und gereizt, der mimische Ausdruck ist verändert und sie zeigen Versagensängste ohne verstehbare Gründe. Häufig lassen Aktivitäten nach, das Kind äußert Langeweile, seine Kontakte sind eingeschränkt und seine Handlungen verlangsamt. Nicht selten kommt es zu einer Veränderung vegetativer Körperfunktionen beim Schlaf- und Eßverhalten bis hin zu suchtartigem Fressen, es gibt Blutdruckschwankungen und Schweißausbrüche und in schweren Fällen auch Entfremdungsvorstellungen. Suizidales Verhalten ist häufig der Endpunkt einer depressiven Entwicklung, verbunden mit der Vorstellung, auf diese Weise Ängsten und Verzweiflung ein Ende zu machen. H. Henseler hat auf den Aspekt hingewiesen, durch den Suizid die Verletzung des Selbstgefühls aufzuheben und der Umwelt die eigene Verzweiflung begreifbar zu machen.

Spezifisch für die kindliche Depression ist die phobische Verarbeitung. Ängstigende Situationen werden vermieden, und die Kinder klammern sich verstärkt an ihre Bezugspersonen an. Ebenso typisch ist die zwangsneurotische Verarbeitung, bei der aggressive Impulse mit Hilfe von Zwangshandlungen kanalisiert werden. Beides macht eine Abgrenzung zu übertragungsneurotischer Entwicklung schwierig.

Für die beginnende Adoleszenz ist die anorektische Verarbeitung typisch. Sie kann ebenso wie auch bulimisches Verhalten ein Versuch sein, mit Diät, Fasten oder Fressen das innerpsychische Gleichgewicht wieder herzustellen und schuldhaft erlebte Bedürfnisse zu reduzieren.

Die Erscheinungsform, in der sich depressive Kinder am stärksten von depressiven Erwachsenen unterscheiden, scheint die aggressive Verarbeitung zu sein, die sich häufig gegen die Mütter richtet, die für die unerklärlichen Mißempfindungen verantwortlich gemacht werden. Die Kinder schwanken ihnen gegenüber zwischen Gefühlen hilfloser Anklammerung und ohnmächtiger Wut. So klagte z. B. die Mutter von Ulrike darüber, daß diese ständig heftige Auseinandersetzungen provozierte. Sie hätte nicht den Eindruck, daß es dabei um eine bestimmte Sache ginge, sondern sie habe eher das Gefühl, daß Ulrike an ihr herumzerren wolle.

4 Kasuistik

Anhand des einleitenden Beispiels soll anhand kasuistischen Materials aus der Lebensgeschichte und der Behandlung die Frage nach den psychogenen Aspekten einer Depression bei Kindern erörtert werden. Der Vater litt an einer schweren Depression, mußte teilweise stationär behandelt werden und suizidierte sich, als Ulrike 1/2 Jahre alt war. Auch die Großmutter war durch Suizid gestorben. Ulrikes Mutter reagierte auf den Tod des Vaters mit schwerer jahrelang andauernder Depression. In der Beziehung zur Mutter und zur zwei Jahre älteren Schwester schwankte Ulrike zwischen trotzig aggressivem Verhalten und hilfloser, kleinkindhafter Anklammerung. Die Beziehung der Mutter zu ihren beiden Töchtern war sehr unterschiedlich: die Schwester war in jeder Hinsicht vollkommen und wurde von der Mutter idealisiert, Ulrike war dagegen ein Problemkind und es schien, als projiziere die Mutter laufend negative Aspekte ihres eigenen Selbst auf die jüngere Tochter.

In den ersten Behandlungswochen war Ulrikes Verhalten immer gleich: sie setzte sich an einen bestimmten Platz, lächelte hilfesuchend, wirkte körperlich verspannt und sprach oder tat nichts. Es ging von ihr der heftige Anspruch aus, die Therapeutin solle etwas für sie tun. Allmählich wurde deutlich, was sie so reglos machte: "Du guckst mich immer so streng an und du würdest sagen, was machst du denn eigentlich da". Mittels der Abwehr der projektiven Identifikation verlegte sie ihr strenges Über-Ich in die Therapeutin. Nach und nach zeigten sich die hinter ihrer Hilflosigkeit verborgenen Größenvorstellungen, als sie nämlich mit einer Kuh-Handpuppe zu spielen begann, mit der sie sich über mehr als ein Jahr lang identifizierte. Die Kuh war die Größte, Schönste und Beste, sie war eigentlich eine Prinzessin, herrschte über alle anderen Tiere im Spielzimmer und ließ sich von mir bewundern. In der Übertragung war die Therapeutin eine doofe Kuh, eine Schweinekuh, zu nichts nütze, saudumm, und sie ließ Mord- und Folterphantasien an ihr aus. Sie berichtete von ängstigenden Phantasien, von Monstergestalten und Leichen unter ihrem Bett, die sie nachts starr und eiskalt werden ließen. Ein einigermaßen erträgliches inneres Gleichgewicht konnte sie erreichen, wenn sie alle Vorstellungen aus ihrem Kopf verbannte: "Dann ist alles schwarz in meinem Kopf und dann denke ich nur noch, schwarz, schwarz, schwarz."

Mit fortschreitender Behandlung erlebte es die Kuh als schmerzlich, in einer Familie zu leben, in der sie nicht beachtet wurde, in der es alle besser hatten als sie. Über längere Zeit spielte sie eine Familie, in der die Mutter eines ihrer beiden Kinder dem anderen vorzog. Sie sagte: "Ach die, um die braucht sich doch keiner zu kümmern. Die hab ich doch nur auf der Straße gefunden, die hat schon eine Hornhaut auf der Nase, so hab ich die geschlagen." Auf meine Frage, ob diese Spiele etwas mit ihrer Familiensituation zu tun haben könnten, erwiderte sie, daß sie manchmal dächte, ihre Schwester habe es besser als sie. Die Kuh, mit der sie sich seit Beginn der Therapie identifiziert hatte, war inzwischen verändert: ihr war nämlich ein langer Zahn gewachsen, und sie sagte: "Wenn ich wirklich etwas will, dann beiße ich mich so richtig daran fest."

Wie ein roter Faden zog sich das Thema der oralen Fixierung durch ihre Phantasiespiele: Essen als Strafe, Essen als Quälerei, Essen als Belohnung. Unter starkem Schuldgefühlsdruck sprach sie schließlich von ihrer Süßigkeitensucht, die sie einmal sogar zum Automatenbruch getrieben hatte. Der innere Kampf um diese Sucht war so stark, daß sie mit einer schweren Stoffwechselstörung reagierte, die einen Klinikaufenthalt erforderlich machte. Von da ab konnte sie etwa ein halbes Jahr lang nichts Süßes mehr vertragen, ihr Körper reagierte darauf mit schweren Koliken – ein fühlbar strafendes grausames Über-Ich.

Die Patientin litt häufig an quälenden schauerlichen Träumen. Einmal sah sie sich im Traum in einem Garten stehen und sollte gezwungen werden, in einen Teich zu steigen, in dem sie Teile einer zerstückelten Leiche schwimmen sah. Das Wasser war vom Blut rot gefärbt.

Sie setzte sich anhand dieses Traumes mit dem Tod des Vaters auseinander und empfand Wut, von ihm allein gelassen worden zu sein. "Andere Kinder haben einen Vater, meine Schwester hat ihn viel länger gehabt als ich, die kann sich noch an ihn erinnern." Sie brachte Bilder von ihm mit in die Therapiestunde und erlebte ihre Sehnsucht und Trauer. Die Mutter hatte ihr bisher nicht die näheren Umstände seines Todes mitgeteilt aus Angst, sie damit zu erschrecken. Die Wiederbelebung des Traumas in der Therapie, die Trauer über den Verlust und die Aufklärung der wirklichen Umstände des Todes bewirkten das Ende dieser quälenden Träume.

Nach ungefähr zwei Jahren Therapiedauer hatte Ulrike folgenden Traum: die Mutter sagte zu ihr: "Ich brauche zwei Pariser". Damit nahm die Therapie eine Wende zur Bearbeitung des eigentlichen Traumas des Objektverlustes, in dem die Depression ihre Ursache hatte. Auf dem Weg über Träume und Assoziationen arbeitete sie sich an das traumatische Erlebnis heran, das sie mit 4 1/2 Jahren hatte: sie wacht nachts auf, hat Angst und will zu ihrer Mutter. Sie sieht diese nackt mit ihrem Freund beim Coitus auf dem Sofa liegen. Dieses Erlebnis hielt sie selbst seit der Wiederentdeckung in der Therapie für die Ursache ihrer Krankheit. Auf der Suche nach der Mutter fand sie diese in den Armen eines Mannes. Ihre Verlassenheitsangst koppelte sich mit sexuellen Phantasien, ihre Eifersucht löste sie in Zukunft mit verstärkter Anklammerung. Die durch dieses Erlebnis ausgelöste Wut kanalisierte ihr Ich durch die Zwangsvorstellung, die Mutter mit dem Messer oder einem Skistock zu erstechen. Erst als sie die in dieser Zwangsvorstellung gebundene Wut in dem Kindheitserlebnis festmachen konnte, wurde diese dem Erleben zugänglich, und die Zwangsvorstellungen hörten auf.

Auch die vielfältigen sexuellen Phantasien fielen – ebenso wie die orale Lust – unter das Verdikt des Über-Ich, das den Körper strafte, diesmal mit juckenden Scheidenentzündungen. Sie erlebte das Über-Ich personifiziert als Teufelsfratze in ihrem Kopf wohnend, das ihr Botschaften in die Gehirnwände einritzte. Bei der Bearbeitung ihres traumatischen Erlebnisses setzte sie sich mit ihrem Idealbild einer Jungfräulichen Mutter auseinander, die frei von sexuellen Impulsen und Wünschen sein sollte. Allmählich löste sie sich damit aus ihren symbiotischen Bindungen, erlebte Trauer und Zorn darüber, den eigenen sexuellen Impulsen ausgeliefert zu sein. Auf dem Wege der Bearbeitung des ödipalen Konflikts ging ihr Weg in Richtung Individuation aus der Symbiose hin zu einer eigenen Identität.

Diese Behandlung hat insgesamt drei Jahre gedauert und 150 Stunden umfaßt. Ihr Ende war schwierig, weil es die Patientin aufs Neue mit dem traumatischen Erleben des Objektverlustes konfrontierte. Aber sie hatte neue Möglichkeiten des Umgangs damit gewonnen: sie hat lange getrauert und konnte sich schließlich in dem Gefühl lösen, etwas von dieser Beziehung und von der Therapeutin in sich zu haben. Sie sagte: "Und wenn es mir ganz schlecht geht, dann denke ich an die Therapie und daran, was du jetzt wohl sagen würdest."

5 Psychogene Aspekte der Depression

Anhand dieses kasuistischen Materials soll der Frage nachgegangen werden, welche psychischen Aspekte dazu beigetragen haben, bei Ulrike das beschriebene Krankheitsbild zu konstellieren. Es geht jetzt also im engeren Sinne um die verschiedenen psychogenen Aspekte bei der Entstehung einer Depression.

Verlust

Mit 1 1/2 Jahren verlor Ulrike ihren Vater. Für ihre psychische Entwicklung hatte dieser Verlust gravierende Konsequenzen: er kam, als das Kleinkind den Vater gebraucht hätte, damit er in die dyadische Mutter-Kind-Beziehung hätte treten und dem Kind die Loslösung aus dieser Beziehung hätte erleichtern können. Der Vater fiel als triangulierender Partner aus, der eine Entwicklung der Beziehungsfähigkeit in Richtung Mehrpersonenbeziehung in Gang gesetzt hätte. Ulrike hatte noch einen weiteren Verlust zu verarbeiten, nämlich den des idealen Mutterobjektes. Ihre Mutter hatte auf den Suizid des Mannes mit schwerer Depression reagiert, sie war also trotz ihrer physischen Präsenz emotional nicht anwesend, wodurch Ulrikes Bedürfnisse nach Nähe und Zuwendung unbeantwortet und unbefriedigt blieben. Ihre Sehnsucht nach der guten Mutter, die ihr Aufmerksamkeit, Bewunderung und Aufwertung hätte geben sollen, wurde immer neu enttäuscht und auch dadurch verstärkt, daß sie täglich sah, wie die ältere Schwester von der Mutter bevorzugt wurde. Der Aspekt des Verlustes wurde bereits von Freud und Abraham als auslösend für eine depressive Erkrankung angesehen. Dieser Faktor wird in allen Arbeiten als der wesentliche Faktor der Psychogenese gesehen.

Orale Fixierung

Ulrike litt an einer Naschsucht, obgleich sie sonst eher unlustig und mäkelig aß. Sie brauchte ständig einen Vorrat an Schokolade und Bonbons, hatte das Gefühl, von der Mutter nie genug zu bekommen und gab ihr ganzes Taschengeld dafür aus. Die Sucht war so stark, daß es in dem Zusammenhang sogar, wie kurz angedeutet, zu Ansätzen dissozialen Verhaltens kam. Offenbar linderte die orale Befriedigung innere unerträgliche Spannungszustände und half, im Sinne autoerotischer Betätigung, sich zu spüren und zu versorgen. Bleibt dieser Befriedigungsmodus beim Menschen aus Gründen übermäßiger Befriedigung oder unerträglicher Frustration bestehen, dann wird dadurch eine Erweiterung der Lustquellen über die Analität zum Phallischen und zur reifen Genitalität verhindert. Augenfällig ist die orale Fixierung bei Suchterkrankungen aller Art, vor allem bei der Adipositas oder der Magersucht.

Narzißtische Verwundung

Ulrike hat in ihrer Säuglingszeit von ihrer Mutter nicht uneingeschränkte liebevolle Zuwendung erlebt, die D. Winnicott unübertroffen in dem Bild vom "Glanz im Auge der Mutter" ausdrückt. So konnte sie nur mangelhaft ein gutes mütterliches Objekt internalisieren, was zu einem guten Selbstgefühl und zu Selbstsicherheit hätte führen können. Stattdessen war ihr Selbstgefühl schwach, sie blieb angewiesen auf Bestätigung von außen, und jeder neue Verlust, auch der Verlust von Zuwendung und Bestätigung setzte Selbstentwertung in Gang und bestärkte ihr Gefühl, der ersehnten Zuwendung nicht wert zu sein. Dieser Aspekt der narzißtischen Verwundung ist verknüpft mit unrealistisch überhöhten Größenvorstellungen, die besonders bei depressiven Kindern, wie es scheint, sorgsam verborgen werden müssen. Bei Ulrike deutet ihre Phantasie von der Kuh, die eigentlich eine Prinzessin war, auf solche tief verborgenen Größenphantasien hin. Vielleicht wird gerade bei diesem Aspekt der narzißtischen Verwundung deutlich, welche enormen inneren Spannungen ein depressives Kind aushalten muß, wenn es zwischen Selbstentwertung und Größenphantasien hin- und hergerissen ist.

Aggressivität

Bereits beim Erstkontakt mit Ulrike fiel eine merkwürdige Diskrepanz zwischen ihrem absolut aggressionslosen Auftreten und dem mörderisch aggressiven Inhalt ihrer quälenden Zwangsvorstellungen auf. Sie erlebte diese Vorstellung als ichfremd und nicht zu sich gehörig. Ihr war eine angemessene Äußerung ihrer Wut als Reaktion auf den erlittenen Schmerz durch die ständigen Zurückweisungen nicht möglich, das hätte nämlich Trennung von dem Objekt bedeutet, das sie doch so nötig brauchte. Eine andere depressive Patientin, die an einer Adipositas leidet, reagiert auf Kränkungen mit Wutausbrüchen, die dann mit Haßtiraden und Zerstörungen enden. Häufig richtet diese Patientin ihren Haß gegen sich selbst, bis hin zu dem Gedanken, sich selber umzubringen.

Symbiotische Objektbeziehungen

Ulrike hatte eine merkwürdig enge Beziehung zu ihrer Mutter: sie konnte nicht ohne die Mutter sein, wurde z. B. krank vor Heimweih, konnte es aber auch nicht mit der Mutter zusammen aushalten, weil sie sofort Streit mit ihr bekam. Sie verfolgte alle Freunde und Freundinnen der Mutter mit Neid und Eifersucht. In der Therapie auf der Übertragungsebene zeigte sich dieser Beziehungsmodus z. B. darin, daß sie erwartete, die Therapeutin könne ihre Gedanken wissen und daß sie Trennungen schwer ertragen konnte. Am unmittelbarsten hat einmal ein 7-jähriger Patient dieses Phänomen der Symbiose ausgedrückt. Die Therapeutin sollte ihm, als er in der Therapiestunde einen selbstgerührten Brei aß, sagen, ob er satt sei, darauf erwiderte sie: "Du meinst, ich könnte wissen, wann du satt bist?" Darauf er: "Ja, du bist doch mir".

Das Kind erlebt in diesem Entwicklungsstadium die Mutter gleichsam als Teil seines Selbst und es lebt und entwickelt sich innerhalb dieser Dyade, die auch für die Mutter befriedigend ist. In einer gesunden Kinderentwicklung wird eine, wie D. Winnicott formuliert hat, "ausreichend gute Mutter" ihrem Kind durch den Wechsel von Befriedigung und altersentsprechender Frustration ermöglichen, die Mutter allmählich als getrennt von sich zu erleben und als eine Person, die gut und böse zugleich ist. Es wird das Bild des guten mütterlichen Objekts verinnerlichen und den Weg in Richtung Loslösung aus der symbiotischen Beziehung in Richtung Individuation beschreiten können. Wäre die Mutter *nur* gut und immer da, brauchte das Kind nicht ein inneres Bild von ihr zu entwickeln und wäre an ständige Befriedigung fixiert. Depressive Kinder konnten diesen Entwicklungsschritt nicht tun.

Diese fünf Aspekte, der Objektverlust, die orale Fixierung, die narzißtische Verwundung, die Aggressivität und die symbiotische Objektbeziehung scheinen konstituierende Elemente auf der psychischen Seite der Entstehung einer Depression zu sein.

6 Ergebnisse der Untersuchung

Wie kommt es nun aber bei allgemeiner Übereinstimmung dieser fünf Aspekte bei allen Depressionen zu so unterschiedlichen klinischen Bildern mit den vielfältigen Erscheinungsformen, wie sie anfangs dargestellt wurden?

Das klinische Bild einer Depression im Kindesalter wird durch zweierlei geprägt, nämlich zum einen durch das Ausmaß der Ichstörung, das darüber entscheidet, auf welchem Entwicklungsniveau die Depression angesiedelt ist. Zum anderen ist es geprägt durch die Formation der Triebkonflikte, die z. B. zu einem zwangsneurotischen oder phobischen Erscheinungsbild oder zu einer Störung mit phallischem Agieren führt.

In Anlehnung an S. J. Blatt (1974) sollen zwei Arten von Depressionen unterschieden werden, die anaklitische und die introjektive Depression. Damit ist sowohl die Ätiologie der Erkrankung berücksichtigt als auch die Möglichkeit gegeben, Aussagen über das Ausmaß der zugrundeliegenden Ich-Störung zu machen. Das Syndrom der *anaklitischen Depression* hat Spitz für Säuglinge geprägt, die nach zunächst unauffälliger Entwicklung von ihren Müttern länger als drei Monate getrennt worden waren. Er beschreibt die anaklitische Depression als eine Folge des Abbruchs der sicherheitsspendenden Mutter-Kind-Bindung. Bei diesem Typ von Depression dominieren Verlassenheits-, Vernichtungs- und Verarmungsängste. Abraham hat auf die orale Fixierung dieser Patienten hingewiesen. Es handelt sich bei der anaklitischen Depression um eine frühe Störung der basalen Mutter-Kind-Beziehung.

Bei der *introjektiven Depression* sind die Objektrepräsentanzen weiter entwickelt, sie haben ambivalente Züge: feindlich, aggressiv und überidealisiert. Ein strenges Über-Ich erzeugt Schuldgefühle sowie Gefühle von Minderwertigkeit im Selbst, die Ansprüche des Ich-Ideals sind unerreichbar hoch. Diese Diskrepanz zwischen einem unrealistischen überhöhten Ich-Ideal und einem archaisch strengen Über-Ich macht narzißtisch verwundbar. Der Verlust des Idealzustandes, der durch den alleinigen Besitz der Mutter gewährleistet ist, löst die depressive Reaktion aus, die durch ein Gefühl von Hilflosigkeit und passiver Resignation gekennzeichnet ist. Die eigentlich zu erwartende Reaktion auf den erlittenen Schmerz, nämlich Aggression, die in gesunden Entwicklungsverläufen zur Veränderung der schmerzlichen Situation führt, darf aus inneren oder äußeren Gründen nicht angemessen gezeigt werden. Statt dessen besteht ein großes Bedürfnis nach ständig erneuter Introjektion des guten Objekts, von dem narzißtische Zufuhr erwartet wird und das nicht als Matrix eines sekundären Narzißmus verinnerlicht ist. Eine solche introjektive Form der Depression lag bei Ulrike vor.

Der Typus anaklitische Depression soll anhand der Kasuistik eines anderen Patienten verdeutlicht werden:

> Jochen war sieben Jahre alt, als er in psychoanalytische Behandlung kam. Seine Pflegeeltern machten sich Sorgen, weil er sich bei kleinsten Kränkungen total zurückzog, oft über Tage hin nichts mehr sagte und keine Gefühle oder Wünsche zeigte. Sein Verhalten war von starren Stereotypien geprägt, er hatte ein versteinertes Gesicht und eine eckige, verspannte Motorik. Er zeigte auffälliges Eßverhalten: er aß grundsätzlich alles, was ihm vorgelegt wurde, ob das ein kleines Häppchen Brot oder ein ganzer Kuchen war. Er litt weiter an einer ausgeprägten Orientierungs- und Wahmehmungsstörung, an aggressiven Durchbrochen und bis zum 5. Lebensjahr an einer Enuresis nocturnus. Aus seiner Genese war bekannt, daß er seit seiner Geburt wegen mangelhafter Pflege und ständiger Unterernährung unter Aufsicht des Jugendamtes stand. In den ersten vier Lebensmonaten wurde er zwischen der jugendlichen Mutter, den Eltern des inhaftierten Vaters und der Großmutter herumgereicht.
>
> Mit vier Monaten mußte er wegen Darmverschlusses operiert werden. Da die Wunde nicht heilte, dauerte der anschließende Krankenhausaufenthalt ein Jahr. Mit etwa 1 1/2 Jahren wurde er in ein Säuglingsheim verlegt. Die Mutter hatte sich kurz nach seiner Operation suizidiert. Der Vater soll ihn einige Male aus dem Gefängnis besucht haben. Mit 3 1/2 Jahren kam er aus dem Säuglingsheim in seine Pflegefamilie.

Bei Jochen lagen die typischen Bedingungen für eine anaklitische Depression vor, die entsteht, wenn die basale Mutter-Kind-Beziehung gestört ist, die Frustrationen oraler Bedürfnisse überwiegen und eine befriedigende symbiotische Beziehung nicht erlebt wird. Unter solchen Bedingungen gelingt die Internalisierung guter Objektrepräsentanzen nicht, und es kommt zu einer unvollkommenen Differenzierung zwischen Selbst- und Objektrepräsentanzen. Bei sehr früher Traumatisierung ist u. a. die Entwicklung autonomer Ich-Funktionen erheblich in Mitleidenschaft gezogen, und Objektkonstanz ist nicht erreicht. Es kann hier nur angedeutet werden, an anderer Stelle ist ausführlicher darüber berichtet (B. Diepold, 1980), wie sich im Rahmen der Übertragungsbeziehung eine Nachreifung autonomer Ich-Funktionen vollzog und wie der Kampf um die orale Fixierung der Motor der Behandlung war. Ein erster Behandlungsabschnitt war erreicht, als Jochen Trennungen, z. B. am Stundenende oder bei Ferien, ertragen konnte, ohne mit Panik und archaischer Wut zu reagieren. Auf der Grundlage der neu erreichten Objektkonstanz setzte er sich dann mit dem erlittenen Mangel auseinander, zunächst auf der Übertragungsebene: Die Therapeutin gab ihm nicht genug zu essen, nicht genug Zeit, nicht genug Aufmerksamkeit. Schritt für Schritt kam es zu Rekonstruktionen seiner Geschichte und in einer langen Phase der Therapie setzte er sich anhand von Märchen mit Stiefmüttern und dem Schicksal von Stiefkindern auseinander. Am Ende dieser Phase, in der Traurigkeit die Grundstimmung war, konnte er endlich die Symbolebene bei der Bearbeitung seiner Probleme verlassen, indem er sagte: "Weißt du eigentlich, daß meine Mama gestorben ist? Traurig, nicht?"

Jochen bietet das typische Erscheinungsbild einer sog. frühen Beziehungsstörung, Ulrike dagegen zeigt das klinische Bild einer Übertragungsneurose, und zwar in der Form einer Phobie. Bei beiden liegt eine Depression zugrunde, bei Jochen ist sie auf eine Störung in den ersten Lebensmonaten zurückzuführen, bei Ulrike ist die Störung zu einem späteren Zeitpunkt und damit auf einem reiferen Niveau der Ich-Entwicklung erfolgt.

7 Überlegungen zur Therapie

Es erscheint sinnvoll, beim Nachdenken über psychotherapeutische Möglichkeiten der Behandlung die herausgearbeiteten psychogenen Faktoren zu berücksichtigen.

1. Das kindliche Ich entwickelt sich innerhalb eines familiären Beziehungsgefüges. Bei gestörter Ich-Entwicklung ist die therapeutische Beziehung gleichsam als ein Instrument zu gebrauchen, um Defizite in der Entwicklung zu beheben. Dabei ist vom Therapeuten Empathie, Zuverlässigkeit und die Fähigkeit, einfühlsame Frustrationen zu setzen und Aggressionen zu ertragen, nötig.

2. Da das Kind noch in realer Abhängigkeit von seinen Eltern lebt, muß eine Psychotherapie dies mit berücksichtigen. Anders als der erwachsene depressive Patient lebt das Kind noch mit seinem Symbioseobjekt, in der Regel die Mutter, zusammen. Auch für die Mutter ist die Symbiose ein befriedigender Zustand. Daher sind auch mit ihr, bzw. mit beiden Eltern, die unbewußten Zusammenhänge aufzudecken, die bisher die Individuation des Kindes verhindert haben. Das ist ein oft langwieriger und mühsamer Prozeß, ohne den jedoch ein Kind nicht in die Selbständigkeit entlassen werden kann.

3. Der Therapeut muß die Verschränkung von Trieberleben und narzißtischem Erleben sehen. Beides ist miteinander verwoben wie zwei Stränge, die in einer Kordel zusammengedreht sind, d. h.: Sowohl die orale Fixierung als auch die Selbstwertstörung sind zu behandeln. Indem der Therapeut in der Übertragung als ideales

Primärobjekt benutzt wird, kommt es auf dem Wege des oralen Modus der Einverleibung zu einem stabilisierenden Ich-Ideal. Auf dieser Grundlage kann die Diskrepanz zwischen strengem Über-Ich und überhöhtem Ich-Ideal bearbeitet werden. Behandlungen depressiver Kinder treten in die Schlußphase ein, wenn phallisch ödipales bzw. beim Jugendlichen genitales Erleben zugelassen werden kann.

4. Die Heilung einer depressiven Erkrankung hängt m. E. letztlich davon ab, ob aus der Depression Trauer werden kann, Trauer über das verlorene Objekt, und ob aus der Trauer heraus sich die stagnierende Individuation fortsetzen kann. A. Miller (1979) sagt in ihrer Arbeit Depression und Grandiosität, daß die Depression in der Nähe der Wunde, aber erst die Trauer über das Vermißte, das in der entscheidenden Zeit Vermißte zur wirklichen Vernarbung führen kann. Es soll keinem therapeutischen Optimismus das Wort geredet werden: auch die erfolgreich behandelten Kinder behalten Narben, die sich zwar geschlossen haben und nicht mehr bluten, die aber doch ein Leben lang sichtbar und fühlbar bleiben.

Abschließend sei noch einmal betont, daß die vorliegende Arbeit lediglich einen Teilaspekt aus dem Gesamtbedingungsgefüge einer Depression im Kindesalter abdeckt, nämlich die psychischen Faktoren bei der Entstehung dieser Krankheit.

Einsicht und Urteilsfähigkeit von Kindern (1995)[1]

"Einsicht" und "Urteilsfähigkeit" sind Begriffe, die derzeit in der wissenschaftlichen Literatur kaum diskutiert werden. Beide Begriffe sind in einer Entwicklungspsychologie aus dem Jahr 1892 zu finden, und der Begriff "Einsicht" spielte in den 20er Jahren im Rahmen der Gestaltpsychologie eine Rolle; seitdem gibt es jedoch nach Ausweis der einschlägigen Datenbanken und Bibliographien im deutschen wie im angelsächsischen Sprachraum keine Veröffentlichungen, die über Forschungsansätze oder -ergebnisse zu diesem Thema berichten. Auch die Durchsicht der Aufsatzliteratur in bezug auf Einsicht in Krankheit, insbesondere Krebserkrankungen, brachte keine Ergebnisse.

Ich habe daraufhin Standardwerke zur Lern- und Entwicklungspsychologie befragt, die unter dem Thema "Problemlösendes Lernen" Hinweise auf Einsicht und Urteilsfähigkeit ergeben. Auch tragen Arbeiten zu psychosozialen Aspekten von Erkrankung oder zu Copingstrategien Einzelaspekte zum Thema bei.

Ich will im 1. Teil aus dieser Literatur einige wichtige Gesichtspunkte nennen, sie im 2. Teil mit einem Fallbeispiel aus meiner eigenen psychotherapeutischen Praxis verbinden, um im 3. Teil sodann einige Schlußfolgerungen zu ziehen.

1 Zur Entwicklung von Einsicht und Urteilsfähigkeit bei Kindern

Einsicht und Urteilsfähigkeit sind abhängig von der Entwicklung kognitiver Funktionen und beziehen sich auf die Fähigkeit zu denken, zu verknüpfen und zu beurteilen. Beide Fähigkeiten sind nicht unmittelbar meßbare oder beobachtbare Sachverhalte, sondern gedankliche Konstrukte, die ein beobachtetes Verhalten erklären sollen. Die neuere Lernpsychologie sieht im problemlösenden Lernen eine Lernart unter mehreren, die voraussetzt, daß der Mensch bereits gelernte Regeln in neuen Regeln höherer Ordnung kombinieren kann. Dazu ist Einsichtsfähigkeit nötig, die es ermöglicht, Beziehungszusammenhänge zwischen Menschen, zwischen Dingen oder zwischen Mensch und Ding zu erkennen. Diese Beziehungen sind in unterschiedliche Kontexte eingebettet und von unterschiedlicher Komplexität und Vernetzung.

Aufgrund von Einsichtsfähigkeit kann etwas als gut, sinnvoll oder notwendig erachtet oder als schlecht, unnütz oder sinnlos verworfen werden, und das Handeln wird entsprechend dieser Einsicht gestaltet. Die Einsichts- und Urteilsfähigkeit betrifft die intellektuelle Kompetenz, die Orientierung in sozialen Bezügen und das emotionale Erleben und ist ein Prozeß, der eng mit der Funktion der Selbstbeobachtung zusammenhängt: Sachverhalte verschiedener Ebenen werden miteinander verknüpft und in eine Beziehung zum eigenen Selbst gesetzt. Wenn eine Einsicht gewonnen ist, dann ist eine Reorganisation des Erfahrungsfeldes erreicht.

---

[1] Veröffentlicht in: Chr. Dierks und A. Wienke (Hrsg.): Therapieverweigerung von Kindern. Berlin u.a. (Springer) 1995, 39-48

Es gibt Einsichtsvorgänge unterschiedlicher Komplexität: Einsicht in die Gefahr einer heißen Herdplatte kann bereits von einem Kleinkind erwartet werden. Wenn es aber um komplexere Zusammenhänge geht, die vom Kind nicht so unmittelbar wie die heiße Herdplatte "begreifbar" sind, sind die damit verbundenen Denkoperationen ungleich differenzierter. Hierfür ist die Fähigkeit zur Abstraktion erforderlich: Man muß von den Besonderheiten der Einzelsituation absehen und das allgemeine Grundprinzip erkennen können. Erst dann kann man Erfahrungen, die man in bestimmten Einzelsituationen gemacht hat, auf andere, nicht identische, aber ähnliche Gegebenheiten übertragen.

Einsicht und Urteilsfähigkeit entwickeln sich allmählich und setzen einige Entwicklungsschritte voraus. Ich will das anhand einiger Ergebnisse aus meinem Fachgebiet, der psychoanalytischen Entwicklungspsychologie, erläutern:

1. Am Lebensanfang steht sensumotorisches Wahrnehmen und Erleben. Globale Handlungsmuster ohne Vorstellungen, wie z. B. das Spielen mit den Fingern oder Greifen nach einem Gegenstand, führen schrittweise zur Entstehung vorstellungsmäßigen Denkens, das ab ca. 18 Monaten mit dem Spracherwerb und der Symbolisierungsfähigkeit entsteht.
2. Ab diesem Alter kann das Kind innere Vorstellungen von Menschen, Dingen und Sachverhalten entwickeln. Mit der allmählichen Aneignung der Sprache erfährt die kognitive Entwicklung eine bedeutsame Beschleunigung, weil neue Erfahrungen durch Wortdarstellungen integriert und mit Hilfe des Verbalisierens Gefühle und Handlungen beherrscht und kontrolliert werden können.
3. Ein Gefühl für die eigene unverwechselbare Identität ist zumindest ansatzweise entwickelt, wenn ein Kleinkind von sich selbst als "ich" spricht. Es mündet in das Selbst-Konzept, das sich während der Kindheit und Adoleszenz bildet und in der Spätadoleszenz abgeschlossen ist.
4. Der Realitätssinn etabliert sich. Er ist an Sprache und Logik gebunden und ist eine Entwicklungserrungenschaft, die ab ca. 18 Monaten möglich wird. Die Realität kann zunehmend besser von der Phantasiewelt abgegrenzt werden.
5. Die Fähigkeit zur Frustrationstoleranz bildet sich allmählich ab dem 18. Lebensmonat, aufgrund derer auf eine augenblickliche Triebbefriedigung zugunsten anderer Ziele verzichtet werden kann.

Vertrauensvolle und stabile Beziehungen zu den Eltern ermöglichen diese Entwicklungsschritte in den ersten Lebensjahren. Mit 5 bis 7 Jahren haben Kinder die schützenden, sorgenden, urteilenden und strafenden Funktionen der Eltern internalisiert, was den Prozeß der Gewissensbildung und der Moralentwicklung vorantreibt. Die Kinder haben sich soweit verselbständigt, daß zur Zeit des Schulbeginns z. B. Einsicht in die Notwendigkeit der Trennung von der Mutter und die Erledigung der Hausaufgaben erwartet werden kann. Gegen die eigene Unlust entsteht aufgrund von Einsicht Kompromißbereitschaft. Diese Altersgrenze hat auch im Bereich der Rechtsprechung Bedeutung: Das BGB schreibt Kindern ab 7 Jahren die "Erkenntnis der Verantwortlichkeit erforderlichen Einsicht" in bezug auf Deliktfähigkeit und Geschäftsfähigkeit zu. Diese Altersgrenze sieht W. Hommers

(1983) in einer umfassenden Untersuchung von Seiten der Entwicklungspsychologie her gestützt, obgleich es dagegen auch empirischen Belege für die Individualität der Entwicklungsverläufe und gegen Altersfestlegungen gibt.

Mit dem Schulalter beginnt durch die Erweiterung der sozialen Bezüge und die Zunahme des Lernens eine Verselbständigung der Einsichts- und Urteilsfähigkeit vom Urteil der Eltern. "Gegen Ende der Kindheit (ungefähr im Alter von zehn bis zwölf Jahren) verfügen Kinder normalerweise über ein bemerkenswert differenziertes Denken über soziale Beziehungen und Regeln in ihrer Welt." Damon beschreibt aufgrund empirischer Untersuchungen, daß Kinder komplexe soziale Probleme systematisch, verständnisvoll, widerspruchslos und differenziert angehen.

Es ist zusammenfassend zu konstatieren, daß die Einsichtsfähigkeit von Kindern mit ihrer beginnenden Symbolisierungsfähigkeit ab dem 18. Lebensmonat möglich wird. Sie bezieht sich im Kleinkindalter auf einfache Sachverhalte, wird im Schulalter auf das größere soziale Umfeld und differenziertere zwischenmenschliche Beziehungen erweitert und in der Adoleszenz endgültig vom Elternurteil abgelöst.

2 Einsicht und Urteilsfähigkeit bei krebskranken Kindern

Inwieweit ist ein Kind fähig, im Falle einer lebensbedrohlichen Krankheit Einsicht in die notwendige Behandlung zu zeigen? Wie deutlich gemacht wurde, hat sich die Persönlichkeit des Kindes bis zum Beginn des Schulalters soweit entwickelt, daß es sich auch Sachverhalten gegenüber einsichtig verhalten kann, die seinem Luststreben zuwiderlaufen.

Untersuchungen zum Angstverhalten krebskranker Kinder zeigen deutlich geringere Angst bei kranken Kindern als bei gesunden. Haag et al. (1991) interpretieren diese subjektiv erlebte Verminderung der Ängstlichkeit als eine intrapsychische Bewältigungsform, die für die Patienten eine schützende Funktion hat. Auch Lukowski (1971) stellt in ihrer Untersuchung über die Krankheitsverarbeitung von längere Zeit stationär behandelter orthopädisch erkrankter Kinder hohe Anpassungsleistungen und geringe Angst fest. Die Adaptation an die Behandlung hängt davon ab, wie gut ein Kind aufgeklärt wird und versteht, was in der Behandlung vor sich geht, und wie gut die Familie zu seiner emotionalen Unterstützung in der Lage ist. Die Einstellung oder Einsicht des Kindes ist auch abhängig von der sozialen Unterstützung, die die Eltern während der Behandlung bekommen, und vom Level des elterlichen Distreß, wie eine Untersuchung von Koocher (1986) zeigt. Dieses Untersuchungsergebnis weist auf die Erfahrungstatsache hin, daß schwerkranke Kinder Einfühlungsvermögen in ihre Eltern zeigen, Rücksicht auf sie nehmen und ihnen Kummer ersparen wollen.

Daraus ergeben sich folgende Antworten auf die oben gestellte Frage:

1. Einsicht von Kindern, auch in unangenehme Sachverhalte, ist weiter entwickelt, als Erwachsene meinen. Sie hängt ab von einer einfühlsamen, dem jeweiligen Entwicklungsstand des Kindes angemessenen Aufklärung, sodaß eine Integration in das Selbstkonzept des Kindes möglich wird.

2. Kranke Kinder sind leidensfähig und leidenswillig.

Die innere Auseinandersetzung mit der Krankheit ist m. E. nur zum Teil ein kognitiver Prozeß, der mit altersentsprechender medizinischer Information der behandelnden Ärzte unterstützt werden muß. Eine weitere Komponente dieser komplexen Einsichtsfähigkeit möchte ich an einem kasuistischen Beispiel aus meiner psychotherapeutischen Praxis deutlich machen:

> Ein neunjähriges Kind mit einem Hirntumor verweigerte nach der zweiten Operation, die zwei Jahre nach der Ersterkrankung nötig wurde, weitere Strahlentherapie sowie eine notwendig gewordene dritte Operation. Sie "wußte" offenbar, daß eine weitere Behandlung sinnlos wäre, was sich auch daran zeigte, daß sie sich in Spielen mit ihrem bevorstehenden Tod beschäftigte. Z. B. fand der Vater sie eines Tages im Kinderzimmer reglos mit geschlossenen Augen auf dem Boden liegen. Auf seine Frage, was sie da tue, antwortete sie, "ich probiere mal wie das ist, tot zu sein." Und in einer Therapiestunde legte sie sich in eine Truhe und verharrte dort längere Zeit reglos und wortlos. Meine Assoziation war: Sie liegt im Sarg.
>
> Im Zentrum ihrer psychoanalytischen Behandlung stand ein Prozeß innerer Verselbständigung, und es schien, als habe sie auf diese Weise den Weg vorbereitet, den allein zu gehen ihr niemand abnehmen konnte. Die Eltern und schließlich auch die behandelnden Ärzte akzeptierten ihre Ablehnung weiterer Behandlung, weil die Heilungschancen außerordentlich gering waren.
>
> Die Patientin starb kurze Zeit später zu Hause.

Zehn Jahre später berichteten mir die Eltern, daß ihre Tochter Einsicht in die Notwendigkeit der Behandlung gezeigt und sie vernünftig und geduldig ertragen habe. Nach der Diagnose des zweiten Rezidivs sei aber ihre Ablehnung eindeutig und klar gewesen. Sie habe die hoffnungslose Prognose erfaßt, und niemand habe das so gut beurteilen können, wie sie selbst, die in der Zeit der Krankheit einen akzelerierten Reifeprozeß durchgemacht habe. Offenbar hat sie anhand der Wahrnehmung von Vorgängen in ihrem Körper die Aussichtslosigkeit der Behandlung erfaßt und war autonom genug, das auch vor ihren Eltern und den Ärzten zu vertreten.

Es erhebt sich die Frage, wie man erkennen kann, daß eine Therapieverweigerung von solcher Einsicht eines Kindes getragen wird und nicht eine Äußerung von Angst vor der Behandlung oder von Überlastung ist. In einer empirischen Untersuchung von Ellis/Leventhal (1993) an der Johns Hopkins University forderten 72 % der untersuchten Kinder und Jugendlichen eine differenzierte Aufklärung über ihre Krankheit und alle Kinder das Recht, eine Krebstherapie mit zweifelhafter Prognose zurückweisen zu können. Nur 33 % der Kinder meinten allerdings, für eine solche Entscheidung alt genug zu sein. Das zeigt, daß die Kinder und Jugendlichen dieser Studie sich der Problematik einer Therapieverweigerung durchaus bewußt waren.

Auf dem Hintergrund, daß schwerkranke Kinder als "gut, lieb und gefügig" erlebt werden (Lukowski 1971), ist es ernst zu nehmen, wenn sie die Therapie verweigern, weil sie sich damit nicht erwartungsgemäß verhalten. Die Motive des Kindes zur Ablehnung der Behandlung sind sehr sorgfältig zu explorieren. Das muß in enger Kooperation mit den Eltern geschehen, weil sie im juristischen Sinn die Verantwortung tragen. Eventuell ist für die Beantwortung dieser Frage ein Fachgutachter (KinderpsychiaterIn, KinderpsychotherapeutIn) hinzuzuziehen.

3 Ergebnis

Die intellektuelle Kapazität von psychisch gesunden Kindern reicht aus, Einsicht in die Notwendigkeit von lebenserhaltenden Behandlungsmaßnahmen im Falle einer schweren Erkrankung zu zeigen. Eine Voraussetzung sind vertrauensvolle Beziehungen zu Eltern, Ärzten und Pflegepersonal und genaue Aufklärung über die Schwere der Erkrankung, die geplanten Behandlungsmaßnahmen und die Prognose. Wenn das Kind, die Eltern oder beide trotzdem eine weitere Therapie verweigern, gibt es bei deren Bearbeitung m.E. keine einfachen Lösungen. Im Gespräch mit Eltern und Kind sollten die Motive der Therapieverweigerung aufgedeckt werden, indem auch die Äußerungen des Kindes, die es auf der Phantasieebene in Bildern oder Träumen tut, miteinbezogen werden. Das wird Kind und Eltern bei der Auseinandersetzung und der Adaptation der schwierigen äußeren Realität helfen. Ich meine, daß man am Ende eines solchen Prozesses das Urteil des Kindes respektieren sollte. Für Erwachsene kann das bedeuten, sich mit dem eigenen therapeutischem Ehrgeiz und seinem Forscherinteresse kritisch auseinanderzusetzen. Vielleicht muß man bei einer Therapie mit geringen Heilungschancen um der Würde des Kindes willen manchmal auf das Machbare zu verzichten.

zusammen mit
Klaus Bosse, Franz Heigl, Annelise. Heigl-Evers, Ulrich Streeck

Familiale Sozialisation, Ich-Entwicklung und psychosomatische Krankheit am Beispiel von Patienten mit endogenem Ekzem (1986)[1]

Das Krankheitsbild des sogenannten endogenen Ekzems (atopische Dermatitis, Neurodermitis) nimmt in der psychoanalytischen Psychosomatik von jeher einen wichtigen Platz ein. In zahlreichen Arbeiten zur psychoanalytisch-psychosomatischen Theorie finden sich kasuistische Darstellungen von Patienten, die an einem endogenen Ekzem leiden (z. B. Marty, 1957; Thomä, 1980). Häufig wird die Erkrankung auf dem Hintergrund eines mehr oder weniger konsistenten Bezugsrahmens psychoanalytisch-psychosomatischer Theorien dargestellt, und es könnte gelegentlich den Anschein haben, als seien die beim endogenen Ekzem bzw. beim Ekzemkranken zu beobachtenden Phänomene relativ lückenlos verstehbar und erklärbar. Dieser Eindruck dürfte seltener auftauchen, wenn wie hier von Ergebnissen interdisziplinär angelegter klinischer Untersuchungen zum endogenen Ekzem die Rede ist. Der interdisziplinäre Charakter dieser Arbeit bedingt, daß verschiedene Befunde nebeneinander dargestellt werden, die sich nicht nur auf sich jeweils nicht völlig deckende Gegenstandsbereiche beziehen, sondern die auch mit Methoden unterschiedlicher medizinischer Disziplinen in unterschiedlicher Perspektive erhoben wurden. Demzufolge werden sich zwangsläufig Brüche und Inkonsistenzen nicht vermeiden lassen, wenn die gewonnenen Daten und ihre verschiedenen Ebenen Daten der organischen Erkrankung, der Beobachtung manifesten sozialen Verhaltens, zur sozialen und familiären Situation und vor allem zur psychischen Struktur von Patienten mit endogenem Ekzem aufeinander bezogen und miteinander interpretiert werden sollen. Der fragmentarische Charakter der hier ausgewählten Befunde spiegelt indessen nach unseren interdisziplinär gewonnenen Erfahrungen eher den derzeitigen Stand unseres tatsächlichen klinisch-psychosomatischen Wissens zum endogenen Ekzem wider als das in Interpretationsversuchen im Rahmen scheinbar integrierter und theoretisch widerspruchsfreier Modellentwicklungen der Fall ist.

1. Zum endogenen Ekzem aus dermatologischer Sicht

Bei dem sogenannten endogenen Ekzem handelt es sich um eine chronisch rezidivierende Hauterkrankung, die häufig bereits während der ersten Lebensmonate beginnt und sich dann in wechselnder morphologischer Ausprägung über die verschiedenen Lebensalter hinzieht, um mit zunehmendem Alter langsam in ihrem Schweregrad zurückzugehen und die schließlich ganz abzuheilen scheint. Die Krankheit scheint nur abzuheilen insofern, als deren Voraussetzung auf einer genetischen Belastung beruht, was "Heilung" im strengen Sinne ausschließt. Das

---

[1] Veröffentlicht in: A. Leyer/H. G. Treschner/Ch. Büttner (Hrsg.): Die Bedeutung der Gruppe für die Sozialisation. Teil I. Kindheit und Familie, Göttingen 1986, 52-64

bedeutet für die Patienten, daß die Krankheitsanlage über ein ganzes Leben erhalten bleibt und entsprechende Auslöser jederzeit neue Schübe provozieren können. Viele dieser Patienten werden bereits mit der Pubertät oder zwischen dem zwanzigsten und dreißigsten Lebensjahr völlig hauterscheinungsfrei; andere die geringere Zahl haben auch mit dem dreißigsten und vierzigsten und gar fünfzigsten Lebensjahr noch mit ekzematösen Hautveränderungen zu tun.

Auf eine erbliche Veranlagung weist u. a. hin, daß es in der Verwandtschaft der ekzemkranken Patienten neben dem Ekzem fast immer auch Asthma oder Heuschnupfen gibt oder daß diese Erscheinungsbilder derselben erblichen Anlage beim Patienten selbst im Wechsel mit dem ekzemartigen Bild an der Haut auftreten. Es ist bekannt, daß zu dieser atopischen Belastung bei den Patienten auch eine Störung der "humoralen" und der "zellulären Immunität" gehört: Eine Störung der Abwehr in der Haut gegenüber Infektionskrankheiten verschiedenster Art; darüber hinaus entwickelt der Körper eine übermäßige Reaktion im Blut gegenüber eindringenden Fremdstoffen, besonders häufig gegenüber nutritiven Allergenen und gegenüber inhalativen Allergenen, d. h. gegenüber Substanzen, die mit der Luft eingeatmet werden wie Hausstaub, Tierschuppen, Tierhaare, Blütenpollen von Bäumen, Gräsern und sonstigen Pflanzen. Klinisch bedeutet dies, daß bei Familienmitgliedern oder auch beim betroffenen Individuum das Ekzem mit den genannten anderen Erkrankungen, nämlich Asthma, Heuschnupfen und einigen weniger häufigen Erscheinungsbildern wechseln kann.

Das häufige Auftreten von nutritiven oder inhalativen Allergien ist jedoch keineswegs zwingend; das endogene Ekzem ist somit keine primär allergische Erkrankung. Das geläufigste Bild, das der Arzt beobachtet, ist das sogenannte Beugenekzem. Es tritt besonders in den Ellenbeugen, an den Kniekehlen, auch an den Handgelenken, den Fußgelenken, Fußrücken und im Nacken auf und verursacht beim Betroffenen einen unerträglichen, schubweise auftretenden Juckreiz, der auch medizinisch schwer zu beherrschen ist.

Die Patienten selbst berichten meist von verschiedenen das Ekzem günstig oder nachteilig beeinflussenden Faktoren wie klimatischen Bedingungen, bestimmten Nahrungsmitteln, Wollkleidung und Tagesrhythmen.

Dagegen kommen Patienten bei der Konsultation des Hautarztes seltener mit der Frage, ob nicht auch psychische Zusammenhänge mit dem Auftreten des Ekzems bestehen können. Sich selbst genau beobachtende Patienten können indessen häufig beschreiben, daß die Ekzemerscheinungen sich im Zusammenhang mit konflikthaften zwischenmenschlichen Situationen verschlechtern: Als Arzt kann man z. B. in der Gesprächssituation mit diesen Patienten oft unmittelbar sehen, wie dieser etwa bei Überforderung plötzlich zu kratzen beginnt und die Haut im Gesicht noch fahler wird, als sie es schon gewöhnlich bei Patienten dieser Art ist; wir sehen dann einen weißen Fleck im Nasen-Mund-Dreieck, was darauf schließen läßt, daß die Durchblutung, d. h. die Reaktion der Blutgefäße bei diesem Patienten ungewöhnlich ist.

Dies läßt sich auch nachweisen, indem wir versuchen, durch einen strichförmigen Reiz auf der Haut die Bereitschaft der Gefäße zur Kontraktion zu überprüfen; wir finden dabei einen anhaltenden weißen Strich, den sogenannten weißen Dermographismus anstelle des normalen roten Dermographismus. Diese Reaktionen und die Möglichkeit der experimentellen Auslösung von Jucken. Kratzen und sonstigen hypermotorischen Reaktionen (Bosse/Hüneke 1981) weisen unmittelbar auf psychosomatische Zusammenhänge beim endogenen Ekzem hin.[2]

2. Zur Persönlichkeitsstruktur von ekzemkranken Patienten

Nach zahlreichen, vor allem auf Alexander (1951) zurückgehenden Bemühungen, spezifische pathogene Konflikte beim ekzemkranken Patienten nachzuweisen, die auf dem Hintergrund der Struktur- bzw. der Trieb-Abwehrlehre der Psychoanalyse verstehbar sind, hat sich das Verständnis psychosomatischer Zusammenhänge beim endogenen Ekzem parallel zu den Entwicklungen innerhalb der psychanalytischen Psychosomatik überhaupt mehr und mehr zu einer Unspezifitätshypothese hin entwickelt (vgl. von Rad, 1980; Thomä, 1980). Danach sind es statt krankheitsspezifischer unbewußter Konflikte unspezifische Merkmale der Persönlichkeitsorganisation, die alle psychosomatisch Kranken unabhängig vom erkrankten Organsystem kennzeichnen sollen. Die Frage, ob es sich dabei um umschriebene, die psychosomatische Pathologie kennzeichnende persönlichkeitsstrukturelle Merkmale etwa im Sinne einer sogenannten "psychosomatischen Struktur" handelt, wie dies insbesondere in der sogenannten französischen Schule der Psychosomatik postuliert wird (vgl. Stephanos, 1979), oder ob es sich um Merkmale handelt, die sich von anderen sogenannten strukturellen Ich-Störungen nicht unterscheiden, ist bisher unbeantwortet geblieben.

Folgt man der Annahme, daß auch bei ekzemkranken Patienten überzufällig häufig mit Persönlichkeitsmerkmalen auf niedrigem Strukturniveau (Kernberg, 1981) zu rechnen ist, dann wird man besonders diejenigen Merkmale untersuchen wollen, die dieses psychische Strukturniveau dargestellt auf dem Hintergrund der sogenannten Objektbeziehungstheorien kennzeichnen. Den Objektbeziehungstheoretikern und insbesondere den Modellen Kernbergs (1978, 1981) folgend, stellt sich vorrangig die Frage nach der Qualität der Repräsentanzen des Selbst und der Objekte und unter funktionalem Aspekt nach den Funktionen des Ich. Unter dem Schwerpunkt dieser Merkmale sollen die an den ekzemkranken Patienten gewonnenen Beobachtungen im folgenden dargestellt werden.[3]

2.1 Zur Ich-Organisation von erwachsenen Patienten mit endogenem Ekzem

Erste Beobachtungen von erwachsenen ekzemkranken Patienten in einer Kleingruppe wurden an vier Patienten, zwei Männern und zwei Frauen, gewonnen, die innerhalb eines Zeitraumes von einem Jahr zu 27 gemeinsamen Sitzungen zusammenkamen.[4] Dieser Versuch, vier ekzemkranke Patienten neben ihrer organisch-

[2]Weitere Literatur bezüglich psychophysiologischer Befunde beim endogenen Ekzem siehe bei Whitlock 1980.

[3]Die Komponenten, die der Beschreibung der Merkmale struktureller Pathologie der Patienten zugrundegelegt wurden, wurden in enger Anlehnung an die Untersuchung von Bellak, Hurvich und Gediman (1973) entwickelt.

[4]Die Gruppe wurde geleitet von einem Dermatologen (K. Bosse), der sich dort als medizinischer "Informator" verstand und über lange Vorerfahrungen in der psychosomatischen

hautärztlichen Versorgung auch mit in der Kleingruppe vermittelten psychologischen Mitteln zu behandeln, bot zugleich die Möglichkeit, das manifeste interpersonelle Verhalten der ekzemkranken Erwachsenen unter diesen spezifischen situativen Bedingungen einer Kleingruppe zu beobachten, in ersten Schritten auf dem Hintergrund psychoanalytischer Annahmen zu interpretieren und daraus Hypothesen für weitere gezielte Untersuchungen abzuleiten.

Der explizite Behandlungsauftrag dieser vier Patienten in der Kleingruppe bestand in dem Wunsch, sich über die Ekzemkrankheit auszusprechen und zu erfahren, wie die anderen mit dem Ekzem umgingen und damit fertig wurden. Gesucht wurde von ihnen in erster Linie eine bessere auto- und alloplastische Anpassung (Hartmann, 1939) an die Hauterkrankung, weniger dagegen Einsicht in mögliche innerseelische Hintergründe ihres Leidens.

Aufgrund ihrer langen Vorerfahrungen mit vergleichbaren psychosomatisch Kranken griffen die Therapeuten zu relativ stark strukturierenden Mitteln, u. a. dadurch, daß sie zu Anfang jeder Sitzung den Inhalt der jeweils vorangegangenen Sitzung noch einmal zusammenfassten und damit akzentuierten.

Das initiale Erleben der Patienten war von Vorfreude und diffuser Hoffnung geprägt, weniger dagegen von Ängsten und Vorbehalten. Die elliptische Sitzordnung die beiden Leiter nebeneinander an einer Längsseite, ihnen gegenüber die beiden männlichen, an den Scheitelpunkten der Ellipse die weiblichen Teilnehmer wurde während der einjährigen Dauer dieser Gruppe konstant aufrechterhalten.

In einer ersten Phase des Gruppenverlaufes waren die körperlichen Beschwerden Juckreiz und Kratzzwang das zentrale Thema, über das die Patienten sprachen. Ihr interpersoneller Umgang untereinander war dabei von unbezogener Distanz geprägt. Den jeweils anderen schien es kaum zu geben. Die einzige Gemeinsamkeit mit einem Minimum an interpersonellem Austausch bestand im Reden über das eigene Ekzem. Aus psychoanalytischer Sicht waren die aktualisierten Objektbeziehungen in dieser Phase von schizoiden, autistischen Qualitäten geprägt.

Im weiteren Verlauf klangen symbiotische Sehnsüchte an, Wünsche nach allseitiger Harmonie, verbunden mit vagen Ängsten davor, es könne zu Disharmonien kommen. Von Besserung der Hautsymptomatik war die Rede: "Beim Zusammensein mit netten Leuten, da brauche ich nicht zu kratzen". "Guten" anderen gegenüber stellten sich offenbar jeweils rasch Selbstobjektbeziehungen her, denenzufolge der "andere" in das eigene Selbstsystem einbezogen bzw. zur Extension des eigenen Selbst wird und die eigene körperliche Integrität zu gewährleisten verspricht.

Erste, aber insgesamt nur flüchtige gruppeninterne interpersonelle Spannungen kündigten sich hauptsächlich in der konflikthaften Form einer Antithese an von allseitigem Selbstreden und nicht dem anderen zuhören wollen. Jeder schien sich, wenn auch in milder Form, des anderen bemächtigen, ihn mit Beschlag belegen und kontrollieren zu wollen. Eigenes Abgegrenzt-sein wurde jetzt etwas stärker erlebt, ebenso wie das Abgegrenztsein der anderen, wobei die Differenzierung der Kleingruppe im Sinne von Polarisierung und Abgrenzung insgesamt jedoch nur flüchtig blieb.

Behandlung von Ekzemkranken sowie psychoanalytischen Kenntnissen verfügte sowie von einem an der Gesprächstherapie orientierten Psychologen (P. Hünecke). Die Sitzungen wurden in der Universitäts-Hautklinik Göttingen durchgeführt.

In einer abschließenden Phase sprachen die Gruppenteilnehmer etwas häufiger von sich selbst in bezug auf andere Personen, andere Personen allerdings außerhalb der Gruppe, nicht die anderen im unmittelbaren Gegenüber. Sie gaben zu verstehen, daß sie andere brauchten, und konnten sich damit gleichsam in erster Abkehr von ihrem pathologischen Narzißmus (Kernberg, 1978) eingestehen, daß andere Menschen emotional und sozial für sie wichtig sind, empfanden dabei gleichzeitig aber auch Angst vor Abhängigkeit, vor dem "Sich-Brauchen" bzw. dem "Gebraucht-Werden".

Bestimmte Gruppenphänomene waren bei diesen vier Patienten dagegen gerade nicht zu beobachten. Insbesondere deutlichere gruppeninterne Konflikte tauchten kaum und lediglich passager in Form der beschriebenen vorübergehenden gruppeninternen Polarisierungen auf; depressive Reaktionen und Phasen als Zeichen für Verlusterleben fehlten weitgehend; Rivalität um Prestige und Rangordnung im Sinne eines ausgeprägteren Autonomiestrebens, von eigener Bedeutungsgebung und Sich-abgrenzen von anderen deuteten sich schließlich kaum je an.

Diese Beobachtungen von vier ekzemkranken Patienten in einer Gruppe führten zu der vorläufigen Annahme, daß es sich um Persönlichkeiten handele, bei denen autistische und narzißtische Persönlichkeitszüge das interpersonelle Verhalten bestimmen mit der entsprechenden Unfähigkeit, Mitmenschen als eigenständige andere Personen zu erleben und zu behandeln; damit verknüpft war ein Mangel an interpersoneller Initiative und Responsibilität zu vermuten. Auffällig war ferner, daß depressive Affekte wie Trauer, Mitgefühl und Mitleiden offenbar wenig verfügbar waren und Merkmale eines entwickelten Autonomiestrebens schließlich ganz zu fehlen schienen.

Diesen Annahmen wurde an einer größeren Gruppe von ekzemkranken Patienten im folgenden systematisch nachgegangen.[5] Auch dem nicht-psychoanalytisch geschulten Beobachter fällt häufig auf, daß erwachsene Patienten mit chronischem endogenem Ekzem sich in ihrem Verhalten häufig sehr weitgehend an für sie aktuell bedeutsamen Objekten ausrichten. Sie scheinen den jeweils anderen geradezu seismographisch abzutasten, ihn zu beobachten und zu kontrollieren (vgl. Marty, 1957), und sie reagieren empfindlich auf alle Signale von Unlust beim Gegenüber. Solche vermeintlichen Unlustsignale des jeweiligen Gegenüber veranlassen die Ekzemkranken dann unmittelbar dazu, ihr inneres und ihr äußeres Verhalten zu modifizieren, und zwar so, daß jene Unlustsignale der Objekte vermieden oder aufgehoben werden können. Bei ihren Objektbeziehungen handelt es sich überwiegend um Selbst-Objektbeziehungen, um Beziehungen zu Partialobjekten, die nicht als eigenständige Personen erlebt werden, sondern in erster Linie Funktionen im Hinblick auf die Aufrechterhaltung des eigenen Selbst- und des eigenen Selbstwertgefühls zu erfüllen haben. Bei genauerer Beobachtung zeigt sich, daß diese Objekte im Erleben der Patienten rasch Qualitäten bedrohlicher, feindseliger Objekte annehmen können. Man könnte mit Kernberg (1978) von primitiven, archaischen Über-Ich-Übertragungen sprechen. Diese primitiven Übertragungen sind offenbar unmittelbar gegeben und bestimmen die vorherrschende zwischenmensch-

[5] Die hier mitgeteilten Befunde entstammen einer empirischen psychoanalytischen Untersuchung der Objektbeziehungen und Ich-Funktionen von Patienten mit endogenem Ekzem (Streeck, 1981, 1983). Im Rahmen dieser Studie wurden u. a. Interviewprotokolle von ekzemkranken Patienten von unabhängigen Beurteilen! auf mehrere verschiedene Komponenten ihrer Ich-Organisation hin eingeschätzt.

liche Interaktion. Um der Gefahr von niederdrückenden und quälenden Attacken von Seiten dieser, per Projektion feindselig-vorwurfsvoll "aufgeladener" Objekte zu entgehen, müssen die Patienten sich den anderen einerseits in sichernder Distanz halten, andererseits darum bemüht sein, sich ihm in einer Weise einzufügen, daß sie gleichsam keine Reibungsfläche bieten (Streeck, 1983).

Die bei psychosomatisch Kranken häufig beschriebene Verhaltensnormalität (vgl. Brede, 1971) wird bei dieser Gruppe von Patienten auf eben diesem Hintergrund verständlich. Hier handelt es sich offenbar um eine "Verhaltensnormalität", die Ausdruck einer Anpassung an primitive Über-Ich-Introjekte ist.

Dem beschriebenen Objektbeziehungstypus bei den ekzemkranken Patienten korrespondieren verschiedene Ich-Funktionsstörungen: Die Wahrnehmung ihrer aktuell bedeutsamen Realobjekte erscheint selektiv geschärft für tatsächlich oder vermeintlich aggressive Affektsignale, während demgegenüber die Wahrnehmung libidinöser Signale beim anderen eher unscharf ist. Ich-Funktionen dagegen, die der beschriebenen autoplastischen Anpassung oder Einfügung gegenüber dem bedeutsamen Objekt dienen, erscheinen gut entwickelt. Insbesondere die Denkfunktionen im Sinne des sekundärprozeßhaften Denkens werden zusammen mit sprachlichen und kommunikativen Fähigkeiten in den Dienst dieser Anpassung gestellt. Sie verhelfen den Patienten dazu, Friktionen und Kollisionen mit dem Objekt zu vermeiden. Der ekzemkranke Patient schult so könnte man es ausdrücken diese Funktionen immer auch im Zusammenhang mit der defensiven Anpassung an primitive, auf das jeweilige Objekt übertragene Über-Ich-Repräsentanzen. Dieser Anpassungsmodus macht auch verständlich, daß die Wahrnehmung innerseelischer Ereignisse übereinstimmend mit den als Alexithymie (Nemiah/Sifneos, 1970, 1975) bzw. pensee operatoire (vgl. de M'Uzan, 1978) beschriebenen Befunden anderer Autoren insbesondere die Wahrnehmung von Gefühlen ebenso wenig verfügbar ist wie die Funktionen des Urteilens, besonders der Antizipation, der Regressionssteuerung sowie der Impuls- und Affektkontrolle.

Sämtliche dieser Merkmale des psychischen Strukturniveaus korrelieren in unserer Untersuchung weder mit sozialen Daten etwa der sozialen Schichtenzugehörigkeit noch mit der Dauer der Hauterkrankung, der Lokalisation der Hautveränderungen und deren Ausbreitung. Offen bleiben muß beim derzeitigen Stand unseres Wissens, ob und in welchem Maße ein Zusammenhang zwischen der momentanen Akuität der Hauterkrankung und dem Grad der Ausprägung einiger der hier untersuchten psychischen Merkmale besteht.

2.2 Strukturelle Merkmale ekzemkranker Kinder

Da das endogene Ekzem eine Erkrankung ist, die bereits im Kindesalter auftritt, muß die Frage besonders interessieren, ob ein etwaiger Zusammenhang von Hauterkrankung im Erwachsenenalter und seelischem Strukturniveau ein Artefakt ist oder ob sich vergleichbare Beziehungen auch bei der Untersuchung ekzemkranker Kinder abzeichnen. Die Objektbeziehungen dieser Kinder bewegen sich auf der Stufe symbiotischer Beziehungen zum Objekt. Die sukzessiven Entwicklungsschritte in Richtung Trennung und Individuation scheinen nicht möglich gewesen und weiter nicht möglich zu sein. Ein siebenjähriger Patient beschreibt diesen schwer in Worte zu fassenden Zustand des Einsseins mit dem Objekt, indem er seinen Wunsch zum Ausdruck bringt, die Therapeutin möge ihm sagen, wann er satt sei. Als sie erstaunt fragt, wie sie das denn wissen könne, antwortet er nachdenklich: "Na,... Du bist doch ... mir" (vgl. Diepold, 1980).

Den Kindern fehlt das Gefühl eines deutlichen Abgegrenztseins. Die Grenzen der Repräsentanzen des Selbst und ihrer Objekte sind fließend. Das führt dazu, daß sie distanzlos die Grenzen ihres Gegenüber mißachten und fassungslos-gekränkt reagieren können, wenn das Gegenüber sich gegen solche Übergriffe wehrt. Zu immensen Größenphantasien korrespondieren Gefühle von Minderwertigkeit, von Unwertsein oder gar Nichtsein. So sagte ein achtjähriges Mädchen von sich: "Ursula gibt es nicht; es gibt 256 Ursulas."

Die Frustrationstoleranz bei diesen Kindern scheint sehr mangelhaft. Die Kinder tun sich äußerst schwer, einen Triebwunsch aufzuschieben. Nicht selten wird die Hautkrankheit zu Durchsetzung als Druckmittel eingesetzt, wenn sie drohen: "...sonst kratze ich mich".[6]

Obgleich die Mütter sich der Illusion hinzugeben scheinen, sie könnten mit ihren Kindern ausschließlich liebevolle und friedliche Beziehungen haben, kommt es besonders zwischen Müttern und Kindern oft zu sich wiederholenden, sehr heftigen aggressiv-feindseligen Auseinandersetzungen.

In Therapieverläufen wird oft erst das Ausmaß der primärprozeßhaften und häufig ausgesprochen destruktiven Phantasieinhalte deutlich, durch das sich die Kinder bedroht fühlen. So erlebte ein Kind sich in der Anfangsphase seiner Therapie als Gott und als Teufel. Die Therapeutin war ein hilfloses Wesen in seiner Hand: Er zauberte sie auf den Mond und ließ sie von dort auf die Erde fallen; anschließend genoß er ihren Schreck. Oder er vergrub sie im Schlamm des Sandkastens, ließ sie dort ersticken und machte sie anschließend wieder lebendig. Hier deutet sich zugleich der Mechanismus an, demzufolge archaisch-böse Objekte projiziert und unter omnipotente Kontrolle genommen werden müssen.

Diese primärprozeßhaften archaisch-destruktiven Phantasieinhalte lassen sich auch in projektiven Testverfahren – etwa dem Children-Apperception-Test – reproduzierbar darstellen.[7] Die Regressionsneigung ist ausgesprochen stark. Sie äußert sich in altersuntypischen Anklammerungsbedürfnissen vor allem an die Mütter, in ihrer häufig altersinadäquat verwendeten Babysprache und in ihrer Unfähigkeit, sich auf altersgemäße Pflichten etwa in Kindergarten und Schule einzulassen. So versteckte sich beispielsweise eine Patientin während ihrer Vormittage in der Schule aus Angst meist unter ihrem Tisch.

Zu einem oszillierenden Wechsel ihres seelischen Funktionsniveaus sind die Kinder auch in höherem Alter, etwa in der beginnenden Adoleszenz, nicht in der Lage. Zwar ändert sich das manifeste klinische Bild: Regressives Verhalten ist nicht

[6] Gerade die Frustrationstoleranz ekzemkranker Kinder kann im Zusammenhang mit dem Druckmittel Kratzen gelegentlich zu erheblichen Störungen der Interaktion in Familien führen. Die zu beobachtende Willfährigkeit von Eltern gegenüber Ansprüchen ihrer Kinder und die "Dienstbotenfunktion" besonders von Müttern sind Entsprechungen dieser Frustrationstoleranz und stabilisieren ein Beziehungsmustcr, das sich im Sinne eines circolus vitiosus fortsetzt.

[7] Neben dem Children-Apperception-Tcst eignen sich der Sceno-Test und der Welttest besonders gut zur Diagnostik primärprozeßhafter Denkabläufe. Kernberg weist im Zusammenhang mit der Diagnostik von Borderline-Störungen darauf hin, daß in der Regel erst die unstrukturierten Reizangebote projektiver Tests Hinweise auf Primärprozeßdenken geben (1978, 160).

mehr so offenkundig wie im Kleinkind- und Latenzalter. Phantasien und Bedürfnisse werden eher zurückgehalten. Regressionen werden verborgen gelebt und als beunruhigend erlebt, weil sie dem altersentsprechenden Drang zu Neuem diametral entgegenstehen (vgl. dazu Blos, 1962). Eine dreizehnjährige Patientin, die im Erstinterview als ihre Interessengebiete die Verfassung der Bundesrepublik Deutschland und Fragen der Atombewaffnung nannte, berichtete Monate später in der Therapie von ihren geheimen, oft stundenlang andauernden Phantasiespielen, in denen sie als Prinzessin zusammen mit ihren Puppen und Stofftieren wunderbare Erlebnisse hatte.

Im Gegensatz zu der bei adoleszenten und vor allem bei erwachsenen Ekzempatienten zu beobachtenden Überbesetzung der Denkfunktionen, den gut ausgebildeten sprachlichen und kommunikativen Fähigkeiten, die in den Dienst der alloplastischen Anpassung genommen werden, wird dies bei Kindern vom Latenzalter ab erst in Ansätzen beobachtbar. Ihr sekundärprozeßhaftes Denken ist von einbrechenden primärprozeßnahen Phantasieinhalten noch immer wieder leicht störbar.

Zwischen den psychopathologischen Befunden von ekzemkranken Patienten im Erwachsenen- und solchen im Kindesalter stellt sich in mehrfacher Hinsicht eine Korrespondenz her. Insbesondere die primitiven Selbstobjektbeziehungen bei erwachsenen Patienten scheinen sich kontinuierlich aus den symbiotischen Beziehungen bei Kindern zu entwickeln. Die archaisch-destruktiven Phantasieinhalte, die bei ekzemkranken Kindern häufig auftreten, lassen sich bei erwachsenen Patienten in den Anfangsphasen der psychoanalytischen Diagnostik meist nicht nachweisen. Andererseits fehlen die gut ausgebildeten Denk-, sprachlichen und kommunikativen Fähigkeiten bei den Kindern. Es erscheint naheliegend, zwischen beiden Merkmalen einen Zusammenhang anzunehmen derart, daß sich bei erwachsenen Patienten die zuletzt genannten Fähigkeiten vergleichsweise weit entwickeln und in den Dienst der Anpassung sowie der Abwehr der angstprovozierenden destruktiven Impulse genommen werden.

2.3 Aspekte der Mutter-Kind-Interaktion in sogenannten Ekzemfamilien

Gibt es im familiären Umfeld ekzemkranker Kinder bestimmte Bedingungen, die die beschriebenen Entwicklungsstörungen auf dem Hintergrund realer familialer Interaktionen verständlich werden lassen?

Um einige Aspekte der Funktionen zu beleuchten, die ekzemkranken Kindern in ihren Familien nicht selten zukommen, sei eine kurze Szene des Besuches von Eltern mit einem ekzemkranken Kind beim Dermatologen geschildert, eine Szene, die aus der Sicht des Hautarztes, der täglich mit vergleichbaren Situationen konfrontiert ist, besonders typisch erscheint:

> Der Arzt eröffnet das Gespräch zum Kind gewandt: "Weshalb kommst Du denn? Was hast Du?" Die Mutter: "Mein Kind hat eine Allergie." Die Mutter faßt das zögernde Kind an den Schultern, dreht es und schiebt es zum Arzt. Das Kind läßt dies widerwillig mit sich geschehen. Dann sagt sie: "Wir waren schon bei drei Ärzten und einem Hautfacharzt, aber es kommt immer wieder."

Darauf der Arzt wieder zum Kind: "Was kommt denn immer wieder?" Der Arzt schaut das Kind fragend an, das Kind blickt zur Mutter.

Darauf die Mutter ungeduldig: "Nun, eben die Allergie, die festgestellt wurde." Es folgt eine lange Ausführung über die vorbehandelnden Ärzte. Die Mutter beendet schließlich ihre klagenden und anklagenden Ausführungen, indem sie den Arm des Kindes anhebt. "Sehen Sie, Herr Doktor, das arme Kind, es muß immer kratzen!" Das bisher etwas widerwillige, unbeteiligt dastehende Kind beginnt bei diesem Stichwort wie auf Kommando mit dem rechten Handballen an der Ellenbeuge des linken, ausgestreckten Armes zu reiben.

Die Mutter: "Laß das, ich habe Dir doch schon so oft gesagt, daß Du nicht kratzen sollst!" Und zum Arzt gewendet: "Ach, wenn Sie wüßten ..." Es folgt eine Beschreibung der Mutter, was sie alles für das Kind tut. Dann sagt sie: "Wir nehmen sie fast immer nachts zu uns ins Bett, wenn sie so kratzt, dann wird sie ruhig und schläft."

Daraufhin meldet sich der Vater, der bisher ruhig und etwas abseits stand: "Ja, das tun wir, aber Sie können sich ja vorstellen, was das für uns ..." Er unterbricht sich, wendet sich ärgerlich zum Kind: "Laß das doch endlich!" Dabei nimmt er die scheuernde Hand des Kindes wie einen Gegenstand weg. (Bosse/Hünecke, 1981).

Wir scheinen in dieser Szene einer Mutter zu begegnen, die sich zu ihrem Kind verhält, als erlebe sie es wie einen zu ihr selbst gehörigen Teil, wie eine narzißtische Extension, die aber wie es sich sozusagen für eine narzißtische Extension "gehören" würde weder ausreichend bedingungslos ihrem Willen folgt, noch ausreichend narzißtisch funktioniert.

Die Mütter dieser ekzemkranken Kinder sind oft selbstunsicher, depressiv und narzißtisch gestört, ein Befund, der sich auch testpsychologisch etwa im Gießen-Test erhärten läßt. Sie können sich wegen ihrer eigenen Bedürftigkeit nach Zuwendung und narzißtischer Aufwertung nicht im Sinne primärer "Mütterlichkeit" auf ihre Kinder einstellen. Die Väter werden andererseits ihrer Aufgabe als triangulierende Objekte, als die sie ihren Kindern helfen könnten, sich aus der Symbiose mit der Mutter zu befreien, nicht gerecht. Sie scheinen es gleichsam den Kindern zu überlassen, die narzißtische Bedürftigkeit und Unzufriedenheit ihrer Frauen zu stillen, um selbst nicht davon betroffen zu sein.

Häufig kommen die ekzemkranken Kinder aus Familien, in denen zwischen den Eltern weitreichende Ehekonflikte schwelen. Oft scheinen die Kinder dazu gebraucht zu werden, die bedrohte Ehe ihrer Eltern zusammenzuhalten, indem sie als Puffer im Ehestreit fungieren oder die Eltern in der gemeinsamen Sorge um die Krankheit binden. Vorrangige Aufgabe eines ekzemkranken Kindes ist es darüber hinaus, seine narzißtisch gestörte Mutter vor narzißtischen Krisen zu bewahren, indem es sich ihren emotionalen Bedürfnissen anpaßt und ihr die gewünschte narzißtische Bestätigung gibt. Das Verhältnis kindlicher Bedürfnisse und mütterlicher Befriedigungshandlungen scheint sich verkehrt zu haben: Vom Kind wird Einfügung in die Bedürfnisse der Mutter erwartet. Es scheint, als werde dieses Interaktionsmuster über projektive Identifikationen sichergestellt, wie zuletzt Ogden (1979) sie beschrieben hat.

Zusammenfassende Interpretation

Es wurden verschiedene Befunde zusammengetragen und dabei die Beobachtungsebenen mehrfach gewechselt: Von der Ebene der Beobachtung manifesten interpersonellen Verhaltens, der psychoanalytischen Ebene der Untersuchung intrapsychischer Strukturen, der sozialpsychologischen Betrachtungsebene einer Familienszene beim Dermatologen hin zur Ebene familiendynamischer Verschränkungen unbewußter Verhaltenserwartungen vor allem zwischen Müttern und ekzemkranken Kindern. Keine dieser Ebenen geht unvermittelt in der anderen auf. Wenn die Brüche und Inkonsistenzen zwischen diesen Ebenen trotz aller Vorbehalte in Kauf genommen werden und versucht wird, aus den verschiedenen Teilen ein sinnvolles Ganzes zusammenzusetzen selbst wenn diese Teile noch nicht auf der gleichen Ebene angeordnet werden können , dann ergeben sich folgende Vermutungen:

Das psychische Strukturniveau der erwachsenen chronisch ekzemkranken Patienten weist ausgeprägte strukturelle Ich-Störungen mit defensiven Anpassungsmustern an real bedeutsame Objekte auf, die jeweils aggressiv besetzte, primitiv-feindselige Über-Ich-Repräsentanzen reflektieren. Die Selbstbilder sind inkonsistent und gegenüber den Repräsentanzen der Objekte mangelhaft abgegrenzt. In dem manifest so häufig distanziert-autistisch erscheinenden Verhalten dieser Patienten spiegeln sich Schutzmechanismen wider gegenüber der Gefahr von Attacken, die von seiten der in projektiver Verzerrung archaisch-feindselig erlebten Objekte drohen.

Diese strukturelle Pathologie von Selbst- und Objektbildern geht aus symbiotischen Objektbeziehungen bei ekzemkranken Kindern hervor, aus denen heraus die Schritte in Richtung Separation und Individuation im Sinne von Mahler (1968) blockiert sind. Aggressive Impulsqualitäten können als entscheidender Motor für diese Schritte nicht nutzbar werden, da sie die Symbiose zerstören würden. Sie behalten deshalb eine primitiv-archaische Qualität, die sich beim erwachsenen Patienten in den beschriebenen primitiven feindselig-attackierenden Über-Ich-Repräsentanzen wiederfindet.

Wenn diese strukturellen Auffälligkeiten nun mit den Beobachtungen und Befunden aus der familialen Umwelt der Kinder ins Verhältnis gesetzt werden, dann kann die Annahme gewagt werden, daß diesen intrapsychischen strukturellen Auffälligkeiten anders als bei den Störungen auf neurotischem Entwicklungsniveau möglicherweise faktische Traumatisierungen korrespondieren. Das erkrankte Kind kann von seinen Primärobjekten tatsächlich nicht als abgegrenzte Person erlebt und behandelt werden, sondern muß als ein manipulierbares Selbst-Objekt gleichsam Teil von ihnen bleiben. Das aber würde bedeuten, daß hier nicht triebbestimmte, von den je vorherrschenden psychosexuellen Entwicklungsstufen geprägte Phantasien pathogen sind, sondern reale, pathologisch verzerrte interpersonelle Beziehungen.

Unsere interdisziplinären Untersuchungen an Kindern, Erwachsenen und Erwachsenen in der Gruppe können u. E. somit auf den Einfluss der familialen Sozialisation in der Ich-Entwicklung als wesentliche Faktoren für die Manifestation des konstitutionell bedingten, chronisch rezidivierenden Ekzems hinweisen.

Ein Versuch kreativen Umgangs mit der Gegenübertragung (1982)[1]

Der Umgang mit der Übertragung des Patienten und mit der eigenen Gegenübertragung gehört zum Handwerkszeug des Psychotherapeuten. Dies zu erlernen ist ein wesentliches Ziel der eigenen Analyse sowie der Supervision von Behandlungen während der Zeit der Ausbildung. Denn das Übertragungsangebot des Patienten führt zu seelischen Reaktionen des Therapeuten, deren Analyse wichtige diagnostische Hinweise liefern kann. Die kontrollierte Selbstbeobachtung des Therapeuten kann also eine Verstehenshilfe für den verborgenen Sinn der Mitteilungen des Patienten bedeuten.

Freilich gibt es Grenzsituationen in den Interaktionen zwischen Therapeut und Patienten, in der Regel mit schweren Regressionszuständen bei Patienten zusammenhängend, in denen der Therapeut sowohl an die Grenzen seiner fachlichen Kompetenz als auch an seine emotionalen Grenzen geraten kann. Dies kann besonders dadurch verstärkt werden, daß längst bearbeitet geglaubte neurotische Anteile beim Therapeuten mobilisiert werden oder dadurch, daß seine Fähigkeit zu oszillierender therapeutischer Ich-Spaltung vorübergehend behindert ist. Die besonderen Schwierigkeiten der Gegenübertragungsbearbeitung bei der Behandlung von frühen Beziehungsstörungen sind in der neueren Narzißmus- und Borderline-Literatur mehrfach bearbeitet worden.

Ich möchte hier diese Problematik einmal auf einer anderen, eher praxisorientierten Ebene angehen und damit einen praktischen Beitrag zu den bisherigen theoretischen Reflexionen über Übertragungs- und Gegenübertragungsbearbeitung bei der Behandlung jugendlicher Patienten leisten. Ich werde einen Einblick in eine therapeutische Grenzsituation geben, die während der stationären Behandlung eines magersüchtigen Mädchens entstand und mit einem mich kränkenden Wechsel zu einer anderen Therapeutin endete. Niemand spricht gern über Behandlungen, die scheitern.

Ich habe mir damals die inneren Turbulenzen in der Form eines Briefes an die Patientin "von der Seele" geschrieben, von dem ich wußte, daß ich ihn nie abschicken würde. Das hat mir neben kollegialen Gesprächen entscheidend geholfen, mein inneres Gleichgewicht wiederzufinden.

> "Jetzt ist geschehen, was ich befürchtet habe und was mich doch auch gleichzeitig erleichtert: Wegen permanenter, nicht auflösbarer negativer Übertragungsbeziehung wurde ein Therapeutenwechsel auf Deinen Wunsch hin vereinbart, dem ich wohl zustimmen muß.
>
> Diese Wende ist für mich schwer zu akzeptieren, und ich spüre, wie schwer mir die Trennung von Dir wird. So sind diese Zeilen für mich ein Versuch, Deiner plötzlichen Trennung von mir mit meinen vielfältigen Gefühlen nachzukommen und dann vielleicht fähig zu sein, diese Trennung auch innerlich nachzuvollziehen.

[1] Veröffentlicht in Kind und Umwelt 36 (1982), 51-54.

Sechs Wochen lang haben wir uns dreimal in der Woche für eine halbe Stunde gesehen. Du hast in dieser Zeit mit einer Ausnahme nicht ein einziges Mal mit mir gesprochen. Anfangs hat mich die Frage bewegt, ob Dein Schweigen etwas mit meinen ungeschickten Interventionen zu tun hätte, die nicht die Dir gemäße Ebene träfen. Ich spürte aber von Anfang an Deine Ablehnung, spürte auch so etwas wie einen festen Entschluß Deinerseits, nicht mit mir in eine Beziehung einzutreten.

Zunächst war es sicher ein Machtkampf, vielleicht ähnlich wie der Kampf mit Deiner Mutter um das Essen oder mit Deiner Großmutter, die ja bei Euch das Haus versorgte und in Eurer Familie lebte. Ich konnte Dir Deinen Protest lassen, obgleich ich manchmal auch Lust gehabt hätte, ärgerlich zu reagieren, mit Dir wegen Deines Verhaltens zu schimpfen.

Aber da waren auch ganz andere Gefühle. Ich hätte Dich gern in den Arm genommen. Dich gestreichelt. Dich gewärmt. Du sahst immer so kalt und fröstelnd aus in Deinem kurzen Rock und den nackten, dünnen Beinen darunter.

Dein Schweigen war für mich zunehmend schwerer auszuhalten, denn der Blick, mit dem Du mich unaufhörlich fixiertest, war bohrend und stechend, und ich fühlte mich von Dir bis auf den Grund ausgelotet. Ich spürte, wie mein Körper reagierte: Ich schwitzte wie nach schwerer körperlicher Anstrengung.

Ich schlug eine Veränderung der äußeren Situation vor, und wir machten Spaziergänge durch eine wunderschöne, farbige Herbstlandschaft. Für mich wurde unser Zusammensein auf diese Weise erträglicher, denn die Natur hatte etwas Tröstliches. Nur einmal hast Du mich mit überschlagender Stimme angeschrieen, als ich Dir zu Deinem 15. Geburtstag gratulierte: 'Davon will ich nichts hören!'

Nun hast Du also eine andere Therapeutin, jemand, zu dem Du mehr Vertrauen haben kannst."

Die Beziehung zwischen der Patientin und der anderen Therapeutin, die gleichzeitig auch ihre Stationsärztin war, gestaltete sich anders als die Beziehung zu mir. Es wurden vorwiegend Probleme des Stationsalltags oder der Schule besprochen; von ihrem inneren Erleben hat die Patientein jedoch auch hier kaum etwas preisgegeben. Aber ihr Gesundheitszustand und auch ihre sozialen Beziehungen besserten sich entscheidend, sodaß die Behandlung vorerst abgeschlossen werden konnte.

Erst mit dieser dritten Therapeutin hatte die Patientin arbeiten können. Vor mir war bereits eine Therapeutin auf ähnliche Weise "gescheitert" wie ich. Es wäre interessant, hier anhand des vorliegenden kasuistischen Materials über die Patientin die komplexen Ursachen für die beschriebene Übertragungs- und Gegenübertragungskonstellation differenziert aufzuzeigen. Ich verzichte jedoch darauf, da mein Ziel ein anderes ist und es zudem eine Fülle von Literatur zu dem Thema gibt. Nur so viel sei gesagt, daß diese Unfähigkeit der Patientin, sich eine therapeutische Beziehung nutzbar zu machen, ihre Ursache in der schweren Grundstörung gehabt hat, die der Anorexie zugrunde lag. Offenbar konnte die Patientin die Nähe des gehaßten Objektes nur ertragen, wenn sie eine Beziehung total verweigerte, die Therapeutin aushungerte, die Beziehung sterben ließ. Vielleicht gab es für die Patientin so etwas wie eine innere Notwendigkeit, zwei Therapeutinnen (Mutter und Großmutter) zu töten, bevor sie sich dann auf eine therapeutische Beziehung einlassen konnte.

Stattdessen möchte ich der Frage nachgehen, was dieser Brief innerhalb des Gegenübertragungsgeschehens bedeutet hat, und versuchen, allgemeinere Schlüsse daraus zu ziehen. In einer Gefühlslage, die für mich unerträglich war, weil sie von Trauer, Enttäuschung, Wut und Selbstzweifel bestimmt war, reichten meine üblichen Muster zur Bearbeitung solcher Gegenübertragungsgefühle nicht mehr aus. Normalerweise hätte ich eine Beziehung zwischen meinen Gefühlen und den kritisch-rationalen Funktionen meines Intellekts herstellen können. Auf dem Wege einer oszillierenden Ich-Spaltung hätte es dann wechselseitig sowohl zu einer diagnostischen Beurteilung der jeweiligen Behandlungssituation als auch zu einer Bearbeitung der eigenen Gefühle kommen können. Doch dies war hier nicht möglich: Der Dialog zwischen der Patientin und mir war so stark blockiert, daß auch der innere Dialog zwischen Gefühl und Ratio nicht mehr zustandekam.

Aus dieser Situation heraus entstand der vorliegende Brief. Ich hatte ihn nicht geplant, sondern er entstand spontan, aus einem inneren Bedürfnis heraus. Damit gelang mir der unmögliche Dialog mit der Patientin. Ich konnte ihr sagen, was während der Therapie nicht sagbar gewesen war, weil ich ihr Übertragungsangebot hatte annehmen müssen. Mit diesem fiktiven Dialog kam mein innerer Dialog wieder in Gang. Das hatte auch Folgen für die weitere Behandlung der Patientin: Meine Beziehung zu der weiter behandelnden Kollegin war konfliktfrei und nicht von dem Gefühl bestimmt, eine schlechtere Therapeutin als sie zu sein. Vielmehr fand ein intensiver Austausch über die weitere Behandlung zwischen uns statt, der uns beiden tiefere Einsichten in die Problematik des Falles vermittelte und zu einem erfolgreichen Abschluß der Behandlung führte. Meine Unbefangenheit der Kollegin gegenüber wäre mir kaum möglich gewesen, hätte ich mir nicht meine Kränkung von der Seele geschrieben.

Wenn ich mit diesem Beitrag auf die Möglichkeiten kreativer Verarbeitung heftiger Gegenübertragungsgefühle hinweisen möchte, so glaube ich, daß solchen Gefühlen nicht nur etwas Lähmenden, Zerstörerisches, Chaotisches innewohnt, sondern daß sie auch die Kraft haben, etwas Neues, Kreatives zu gestalten. In diesem Fall war es ein Brief, der mein inneres Gleichgewicht wiederherzustellen half. Vielleicht entsteht bei einem anderen, in einer anderen Situation auch einmal ein Gedicht, ein Bild, ein Lied?

zusammen mit Johann Zauner

Zum Problem von Übertragung und Gegenübertragung in der Behandlung von sogenannten Frühstörungen (1982)[1]

Einleitung

Übertragung und Gegenübertragung gehören mit Recht zu den Essentials psychoanalytischen Denkens und Handelns. Ihre Bedeutung unterlag allerdings im Laufe der Entwicklung psychoanalytischer Theorie bestimmten Wandlungen. Im Gegensatz zur Frühzeit werden heute weniger die störenden Aspekte der Übertragung und Gegenübertragung akzentuiert, sondern es wird betont, daß die Gegenübertragung durch ihre Korrespondenz mit dem Niveau der Übertragung des Patienten eine Verstehenshilfe für den verborgenen Sinn der Mitteilungen des Patienten liefern könne. Die Gefühlsreaktionen des Analytikers auf seinen Patienten sind also ein wichtiges therapeutisches Instrument für Empathie und Verstehen des Patienten. Sie kann zu unsachgemäßer Handhabung führen, wenn der Analytiker sich seiner Gefühle in bezug auf den Patienten nicht bewußt ist oder diese nicht bewältigen kann. Seine Selbstbeobachtung aber kann zu vermehrter Einsicht in seelische Vorgänge führen, die sich im Patienten abspielen. Besonders wichtig und schwierig ist ihre therapeutische Nutzung bei der Behandlung von Patienten mit frühen Beziehungsstörungen oder bei psychotischen Patienten.

Sogenannte Frühstörungen sollen in dieser Arbeit als solche verstanden werden, die ihre Ursache im weitesten Sinne in einer basal gestörten Mutter-Kind-Beziehung haben. Daraus resultieren je nach Ausmaß und Zeitpunkt der zentralen Beeinträchtigung Defekte der Ich-Struktur oder Arretierungen in der Ich-Entwicklung, was gravierende Folgen für die gesamte Persönlichkeitsentwicklung hat. In der Folge kommt es dann in der Regel zu einem niedrigen Niveau der psychosexuellen Entwicklung, zu primitiven Objektbeziehungen, einer primitiven Abwehrstruktur, häufigen Störungen im Bereich autonomer Ich-Funktionen, wie z.B. einer mangelhaften Realitätsprüfung und Wahrnehmungslücken, dem Fehlen von Signalangst sowie einem Überwiegen archaischer Aggressionen.

Begibt sich solch ein Patient in die dyadische Beziehung einer Psychotherapie, bestimmen deren Setting, die Ebene der Strukturbildung und die Reife der Triebentwicklung sowohl Übertragung als auch Gegenübertragung und somit letztlich auch den Stil der Interaktion.

Wir wollen im folgenden, ohne mit unseren Überlegungen einen Anspruch auf Vollständigkeit zu erheben, einige spezifische Probleme von Übertragung und Gegenübertragung erörtern, mit denen man in der Behandlung frühgestörter Kinder konfrontiert ist. Als Kasuistik sollen unseren Überlegungen einige Stationen

[1] Mit dem Thema der vorliegenden Arbeit beschäftigte sich die Arbeitsgruppe 12 der Jahrestagung 1980 des Arbeitskreises DGPPT/VKJP für analytische Psychotherapie bei Kindern und Jugendlichen in Stuttgart. Moderator war Johann Zauner, den Fallvortrag hielt Barbara Diepold. Die Arbeit ist veröffentlicht in: H. Sanders (Hrsg.): Das gestörte Selbst. Kinder- und Jugendlichenpsychotherapeuten über die Schulter geschaut. Fellbach (Bonz) 1982, 110-124.

aus dem Behandlungsverlauf eines achtjährigen Jungen zugrundeliegen, weil sich bei ihm in fast idealtypischer Weise wesentliche Charakteristika vereinigen.[2] Die Thematik soll anhand von fünf verschiedenen Dimensionen untersucht werden: Agieren während der Anfangsphase, Bedürfnisbefriedigung – Frustration, Aggressivität, Trauerarbeit, begleitende Elternarbeit.

Falldarstellung

Jochen zeigte zu Beginn der Behandlung Anzeichen schwerer Deprivation. Seine Pflegeeltern beklagten, daß er sich bei kleinsten Kränkungen total zurückziehe und dann tagelang kein Wort mehr spreche. Er zeige keine Gefühle und Wünsche, und sein Verhalten falle durch Stereotypien auf. In seinem Zimmer herrsche peinliche Ordnung, die Spielsachen stünden in Reih und Glied, er spiele aber nicht damit, weil er zu nichts eine Beziehung habe. Das Ins-Bett-gehen finde nach einem bestimmten Ritus statt, den er aus dem Säuglingsheim beibehalten habe. Auffällig sei auch das Eßverhalten: Er esse grundsätzlich alles, was ihm vorgelegt werde, ob das ein ganzer Kuchen oder ein kleines Häppchen Brot sei. Geschmack scheine er nicht wahrzunehmen, und die Mutter müsse entscheiden, wann er satt sei. Weiter leide er an einer ausgeprägten Wahrnehmungs- und Orientierungsstörung; er finde sich z.B. in der Stadt auch auf den Wegen nicht zurecht, die die Mutter zuvor bereits viele Male mit ihm gegangen sei. Aus der Schule kämen Klagen wegen seines unkonzentrierten und aggressiv-überschießenden Verhaltens. Bis zum 5. Lebensjahr habe er an einem Ekzem und an Enuresis nocturna gelitten.

Seine Genese ist durch lange Hospitalisierung gekennzeichnet. Seit seiner Geburt war er wegen mangelnder Pflege und ständiger Unterernährung unter Aufsicht des Jugendamtes. In den ersten vier Monaten wurde er zwischen der jugendlichen Mutter, den Eltern des inhaftierten Vaters und der Großmutter herumgereicht. Mit viereinhalb Monaten mußte er wegen Darmverschlusses operiert werden. Da die Wunde nicht heilte, dauerte der Krankenhausaufenthalt ein Jahr. Mit etwa anderthalb Jahren wurde er in ein Säuglingsheim verlegt. Die Mutter hatte sich kurz nach seiner Operation suizidiert. Der Vater soll ihn einige Male aus dem Gefängnis besucht haben. Mit dreieinhalb Jahren kam er aus dem Säuglingsheim in seine jetzige Pflegefamilie. Das Jugendamt hat bisher einer Adoption nicht zugestimmt, weil keine ausreichend gute Beziehung zur Pflegemutter bestand.

Jochens psychosexuelle Reife befand sich auf oralem, die Objektbeziehungen auf bedürfnisbefriedigendem Niveau. Die synthetische Funktion des Ich war nur ansatzweise entwickelt, was sich im begrenzten Gebrauch der Sprache als Möglichkeit der Welterfassung und des Denkens zeigte. Dementsprechend war sekundärprozeßhaftes Denken und Realitätsprüfung noch nicht fest etabliert. Das Abwehrgefüge zeigte ein Vorherrschen früher Mechanismen, nämlich vorwiegend Spaltung, Projektion und Verdrängung, und hatte nur eine schwache Reichweite.

---

[2]Ausschnitte aus der Anfangsphase dieser Behandlung wurden unter dem Gesichtspunkt der Reifung autonomer Ich-Funktionen bereits publiziert, vgl.Barbara Diepold: "Die Reifung autonomer Ich-Funktionen innerhalb einer sich entwickelnden Objektbeziehung. Aus der Anfangsphase der Behandlung eines Jungen mit einer schweren Ich-Störung." In: Materialien zur Psychoanalyse und analytisch-orientierten Psychotherapie VI, 2 (1980), 77-89.

Agieren während der Anfangsphase

Die ersten Behandlungsstunden waren von Hektik gekennzeichnet. Jochen hastete von einem Spielzeug zum anderen, er nahm aber zu nichts eine Beziehung auf: "Das kostet zu viel schöne Zeit." Mit gleicher Hektik und Beziehungslosigkeit attackierte er mich mit Fragen, wie:

> "Kann man hier so viel Krach machen, wie man will?"
> "Wem gehört dieses Haus?"
> "Hast du Kinder?"
> "Wie lange dauert die Therapie?"
> "Hast du einen Mann, oder ist der schon gestorben?"

Ich sah hinter diesen drängenden Fragen den Versuch, die unvertraute Umgebung und das fremde Objekt zu strukturieren und zu bewältigen. Seine Sprache war vorwiegend befehlend, ordinär, manchmal auch zärtlich einschmeichelnd, oft bizarr, von unartikulierten Lauten durchsetzt, im ganzen beziehungslos und primärprozeßhaft:

> "Gleich fällt mir Kacke in die Hose – Sand – mmh – das ist Zucker – freß ich auf – Mutter – der schlag ich den Kopf ab. Jetzt hab' ich 'nen Pup gelassen – (und während er auf einen Boxball einschlug) das ist eine Schlange, die hat Zucker geklaut."

Manchmal traf mich unvorhersehbar seine Wut. Er piekte mich mit einem spitzen Bohrer oder ließ einmal eine Säge auf mein Bein niederschnellen und weidete sich an meinen Schreck. Nach der 3. Stunde fiel er die Treppe hinab und zog sich eine Gehirnerschütterung zu. Ich reagierte mit Irritation und Unsicherheit auf das planlose Agieren des Patienten und suchte nach festen Orientierungspunkten. Ich bekam Angst vor seiner plötzlich hervorbrechenden Aggressivität und hatte das Bedürfnis, mich intensiv zu schützen. Ich sah in Jochens aggressiven Durchbrüchen eine Folge der mangelhaft ausgebildeten Ich-Funktion der Signalangst und begann darauf zu achten, die Grenzen seiner Belastbarkeit besser einzuschätzen. Praktisch bedeutete das, mit großer Aufmerksamkeit seine Aktionen zu beobachten, Gefahren "vorauszuahnen" und sie zu entschärfen Diese absolute Aufmerksamkeit kostete Kraft, und nach den Stunden blieb körperliche und seelische Erschöpfung. Mein Grundgefühl während der Anfangsphase der Behandlung war Sorge, die sich vor allem auf die aggressiven und autoaggressiven Durchbrüche bezog.[3]

Bedürfnisbefriedigung - Frustration

In der sechsten Behandlungsstunde entdeckte Jochen im Spielzimmer Kochutensilien (Geschirr, Kocher, Babyflasche, zwei Gefäße mit etwas Zucker und Haferflocken), und er stürzte sich mit ungeahnter Intensität darauf.[4] Das Essen von Zucker und Haferflocken wurde von da ab eine Art integrierender Bestandteil der

[3] Vgl. dazu O.F. Kernberg (1978), 83-86.

[4] Der Sinn und Wert von Eßbarem im Spielzimmer ist umstritten. Wir meinen, daß in der Behandlung von Kinderneurosen die Bearbeitung oraler Thematik auf der Phantasieebene

nächsten 60 Therapiestunden. Zunächst stopfte er alles, was an Eßbarem vorhanden war, in sich hinein. Er wirkte dabei wie ein Verhungernder. Später machte er dann vielfaltige Erfahrungen in verschiedenen Bereichen, und das Essen lieferte ihm den Erfahrungshintergrund für eine rasche Nachentwicklung verschiedener Ich-Funktionen.

Ich war für Jochen das bedürfnisbefriedigende gute Objekt, wenn er essen konnte. Dann befand er sich mit mir in einem Zustand stillen, zufriedenen Wohlbehagens, und die Verständigung zwischen uns fand vorwiegend im präverbalen Raum statt, im Austausch von Phantasielauten, dem Summen von Melodien oder später dem Singen von Kinderliedern. Ich funktionierte wie eine Verlängerung seines Selbst und kleidete häufig das Geschehen in Worte. Als er mir zum Beispiel mit einem Blick bedeutete, Wasser zu holen, sagte ich: "Du nickst mir jetzt so zu, und ich verstehe, daß du Wasser möchtest." An folgender Sequenz mag deutlich werden, wie er zu diesem Zeitpunkt der Behandlung (35. Stunde) die Beziehung zu mir erlebte. Er fragte mich, ob er satt sei, worauf ich erwiderte: "Du meinst, ich könnte wissen, wann du satt bist?" Er antwortete: "Ja, du bist doch ... mir." Im Erleben einer symbiotischen Beziehung konnte er sich die Verfügbarkeit des Objektes zunutzemachen.

Ich nahm diese Übertragung gern an und reagierte darauf mit einem Gefühl von Zufriedenheit und Sicherheit. In dieser Rolle war ich mit meinem Selbstbild als Therapeutin im Einklang, hatte ich doch in mir auch die Phantasie, aus unglücklichen Kindern glückliche zu machen, erlittene Versagungen wiedergutzumachen. Dies war aber nur die eine Seite der Beziehung zwischen Jochen und mir. Bei kleinsten Versagungen oder Kränkungen wurde ich gemäß des zu dieser Zeit vorherrschenden Abwehrmechanismus der Spaltung zum bösen Objekt. Dann traf mich Jochens Wut unmittelbar. Da durch die Begrenztheit der Essensmenge die orale Befriedigung bereits Frustrationen in sich trug, kam es häufig zu Wutausbrüchen, meistens, nachdem er versucht hatte, mehr Eßbares von mir zu bekommen, in dem er bettelte, jammerte und über seinen großen Hunger klagte. Mich brachten solche Situationen in innere Schwierigkeiten, und ich wehrte mich, gegen meinen Willen und gegen meine therapeutische und menschliche Grundeinstellung zum Repräsentanten des bösen Objektes gemacht zu werden, hatte ich doch gerade bei Jochen, der so schweren Mangel und real Hunger gelitten hatte, die Phantasie gehabt, etwas wiedergutmachen zu können und gerade ihn nicht Hunger leiden lassen zu dürfen. Ich sah jedoch auch die Gefahr der Aufrechterhaltung der Triebfixierung bis hin zur Gefahr, bei Jochen die Entwicklung einer Suchtstruktur zu begünstigen. Es galt, auch diese Übertragung anzunehmen.

---

stattfinden und nicht zu realen Befriedigungen führen sollte. Auch hier muß die Abstinenzregel gelten, die Freud bereits 1915 (G.W. X, 313) formulierte: "... Ich will den Grundsatz aufstellen, daß man Bedürfnis und Sehnsucht als zur Arbeit und Veränderung treibende Kräfte bei den Kranken bestehen lassen und sich hüten muß, dieselben durch Surrogate zu beschwichtigen." Liegen allerdings so starke Versagungen vor, daß es zu Ich-Defekten gekommen ist, die eine therapeutische Ich-Spaltung unmöglich machen, dann meinen wir, einen solchen Parameter einführen zu können. Das ist vor allem dann zu erwägen, wenn Erfahrungen, die an die frühe Mutter-Kind-Beziehung gebunden sind, weitgehend fehlen. Diese können nur in einer averbalen Kommunikation nacherlebt werden, wobei die damit verbundenen Frustrationserfahrungen einen wesentlichen Beitrag zur Nachentwicklung verschiedener Ich-Funktionen liefern. Allerdings sollte aufmerksam beobachtet werden, wann der Patient ohne einen solchen Parameter analytisch arbeiten kann.

Ich hatte über längere Zeit das Bild, mich in dieser Behandlung wie auf einer Gratwanderung zu befinden: Auf der einen Seite lauerte die Gefahr der regressiven Befriedigung, auf der anderen Seite die Gefahr übergroßer Frustationen, die seine Toleranz überstiegen, frühe Traumata wiederbelebten und u.U. sogar eine maligne Regression einleiteten. Der Weg zu einer allmählichen Strukturverbesserung war schmal. Es kam darauf an, das Maß der Versagung dem jeweiligen Niveau der Ich-Entwicklung anzupassen. Es durfte nur eine Spur über der Toleranzgrenze liegen.

Aggressivität

Die heftigen Äußerungen weitgehend unneutralisierter aggressiver Triebenergie werfen in der Behandlung von Frühgestörten sowohl Probleme für die Behandlungstechnik als auch für die Gegenübertragung auf. Dazu zwei Sequenzen aus Jochens Behandlung:

Er spielte Cowboy und Indianer mit mir. Er war der Cowboy und sprang wütend schreiend um mich herum. Er versuchte, mich mit einem Lasso zu fesseln, hielt dabei plötzlich inne und sagte: "Setz sofort deine Brille ab, das ist zu gefährlich." Als ich sie in die Tasche gesteckt hatte, sah er mich mit angstvoll aufgerissenen Augen an und sagte: "Du siehst aus wie eine Mörderin." Ich schob diese Bemerkung beiseite, indem ich sie als eine Projektion seiner mörderisch aggressiven Impulse auf mich klassifizierte und frage mich, ob es nicht ein technischer Fehler gewesen war, den Schutzaspekt zu vernachlässigen. Meine anfängliche tiefe Betroffenheit blieb jedoch, und das Wort "Mörderin" arbeitete in mir. Hatte Jochen nicht etwas tief Verborgenes benannt? Ich war gezwungen, mich in einem länger dauernden schmerzhaften Prozeß mit meiner eigenen Destruktivität auseinanderzusetzen.[5]

Mit der Zunahme der Stabilität der Beziehung wurde die Trennung am Ende jeder Stunde immer schwieriger und löste bei Jochen heftige Aggressionen aus. Er fragte häufig während einer Stunde, wie unter Druck stehend, wieviel Zeit noch vorhanden wäre, und die Ursache seiner Panik zeigte sich, als er sagte: "Ich kann dein Gesicht nicht behalten." Ein anderes Mal sagte er: "Dein Atem steht jetzt still," als er den Therapieraum verließ. Er hatte noch kein dauerhaftes inneres Bild von mir, und das Stundenende war gleichbedeutend mit meinem Verlust oder Tod. Wenn das Ende der Stunde nicht mehr zu verleugnen war, agierte er seine Wut, die nicht mehr so beziehungslos wie in den ersten Stunden war, sondern mich jetzt direkt traf. So versuchte er einmal, mich im Zimmer einzuschließen; er rannte mit dem Schlüssel nach draußen, danach schnell wieder ins Zimmer und schleuderte den Schlüssel gegen mich. Oder er bewarf mich nach einer Stunde blitzschnell an der Tür mit einem Erdklumpen. Solange er sich mit mir in einer symbiotischen Beziehung erlebte, schienen sich seine Aggressionen innerhalb dieses Systems zu äußern, und er nahm meine Reaktionen nicht wahr. Das geschah erst mit zunehmender Trennung. Als er einmal in seiner Wut die Bauklötze im Zimmer herumgeworfen hatte und mich dann grinsend und feixend aufräumen ließ, sagte ich zu ihm, daß ich mich über sein Verhalten ärgerte. Darauf fragte er erstaunt und ungläubig: "Bist du jetzt böse auf mich?" Ich bejahte das, und am Anfang der nächsten

[5]Vgl. dazu D. W. Winnicott (1949), der sich mit dem Haß in der Gegenübertragung beschäftigt und auf die Notwendigkeit hinweist, Gefühle von Haß und Angst bewußt zu erleben und sich mit ihnen auseinanderzusetzen.

Stunde zeigte er, daß er meine Reaktion verstanden und behalten hatte. Er sagte nämlich: "Gestern warst du wütend auf mich."

In solchen Situationen war ich in Gefahr, angstvoll auf seine heftigen Aggressionen zu reagieren und mich masochistisch seinen lärmenden Bedürfnissen zu unterwerfen. Das äußerte sich z.B. daran, daß ich bei mir die Tendenz spürte, die Therapiestunden um ein paar Minuten zu verlängern. In dem Maße jedoch, in dem ich mir meiner eigenen aggressiven Impulse bewußt wurde, hatte ich den Mut und die Festigkeit, seinem Wüten feste Grenzen zu setzen. Bezeichnend dafür war, daß ich vorübergehend sogar die Phantasie von einem Löwenbändiger hatte, der zugewandt, eindeutig und standfest mit seinen Tieren arbeitet, was einen Einblick in das Ausmaß meiner Verstrickung gab.

Trauerarbeit

Etwa ab der 60. Stunde konnte Jochen Trennungen besser ertragen. Aus einer Kette von Einzelerinnerungen aus der Therapie hatte sich allmählich ein Gefühl für Zeit entwickelt. Er sagte: "Bald sind Osterferien, dann sehen wir uns lange nicht. Und dann kommt der Sommer, und wenn der Winter wiederkommt, dann ist Weihnachten." In dem Maße, in welchem er Wünsche verbalisieren und Gefühle ausdrücken konnte, z.B. "ich will morgen wiederkommen, übermorgen ist viel zu lang, das kann ich nicht aushalten", nahm das Gefühl der Panik ab, das sonst durch Trennungen ausgelöst wurde.

Auf der Grundlage eines neu erreichten Niveaus der Strukturierung des Ich, deren wesentlichste Merkmale die Annäherung an das Stadium der Objektkonstanz und eine verbesserte Frustrationstoleranz waren, setzte der Prozeß der Trauerarbeit ein. In der 45. Stunde deutete Jochen an, daß er inzwischen stark genug geworden war, auf das Essen zu verzichten. Er sagte: "Ich brauche ja nicht immer zu essen, dann habe ich mehr Zeit zum Spielen." Ich nahm diese Gelegenheit, um ihm wie auch in früheren Stunden zu sagen, daß Essen nicht unbegrenzt zur Verfügung stünde und daß es mit anderen Kindern geteilt werden müsse. Ich ging jetzt aber noch einen Schritt weiter, indem ich hinzufügte, daß ich ihn inzwischen für stark genug hielte, darauf in den Therapiestunden zu verzichten. Als dann nach einigen Stunden alle Reste aufgegessen waren, überfiel ihn eine große Traurigkeit. Er stand reglos, die Augen voller Tränen, und klammerte sich an den Teddy (sein Übergangsobjekt), der ihm in dieser Situation wieder wichtig geworden war. Mich "berührte diese tiefe Trauer, und ich war versucht, seinem drängenden Wunsch nach mehr Essen nachzugeben, nicht zuletzt wegen seiner schweren Entbehrungen in den ersten Lebensjahren. Weil er mir jedoch inzwischen stabil genug schien, entschied ich mich dafür, diese Trauer mit ihm durchzuarbeiten. Das bestimmte weitgehend die Arbeit der nächsten 50 Therapiestunden. Der äußere Modus hatte wieder entsprechend seiner oralen Fixierung eine orale Komponente, diesmal jedoch auf reiferer Stufe: er ließ sich von mir Märchen vorlesen. Die Märchen, die er aussuchte, handelten meistens von der Beziehung zwischen Stiefmüttern und ihren Kindern oder von Kindern, die schwierige Situationen zu bewältigen hatten.[6]

Das Grundgefühl während dieser ganzen Zeit war eine tiefe Traurigkeit. Jochen schien sich auf der Symbolebene mit seiner Situation als Kind ohne leibliche El-

[6]Die beiden wichtigsten Märchen aus dieser Zeit waren "Hänsel und Gretel" und "Von einem, der auszog, das Fürchten zu lernen".

tern in einer Pflegefamilie auseinanderzusetzen. Hin und wieder tauchten Erinnerungsspuren auf. So legte er sich einmal auf die Couch und sagte, er sei jetzt ein Kranker im Krankenhaus und ich der Arzt. Er begann zu wimmern, deutete auf seinen Bauch, machte ihn frei und ließ mich seinen zernarbten Leib sehen. Ich war entsetzt und stellte mir vor, welche Schmerzen er als kleines Kind erlitten haben mußte. Er sagte: "Ich bin schon mal operiert worden", und ich erwiderte: "So viele Narben sind auf deinem Bauch, daß er ganz zerfurcht aussieht. Ich weiß von deinen Eltern, daß du als kleines Baby sehr krank warst. Du hast Schlimmes erlebt, als du noch klein warst." Er nickte verstehend. In der 92. Stunde sagte er sehr nachdenklich: "Weißt du eigentlich, daß meine Mama gestorben ist? Schade, nicht?" Ich erwiderte: "Ja, das finde ich auch schade."

Die auftauchenden Erinnerungsspuren deuten darauf hin, daß Jochen den Verlust der Mutter und die Entbehrungen und Schmerzen seiner frühen Lebensjahre verarbeitete. Auf der Übertragungsebene erlebte er Trauer darüber, daß ich in der Realität nicht das omnipotente, idealisierte Objekt repräsentierte, zu dem er mich in seiner Phantasie gemacht hatte. Ich war betroffen von Jochens Traurigkeit und hatte Mühe, mich nicht von deren Sog erfassen zu lassen. Manchmal hätte ich ihn gern getröstet und die schmerzliche Realität gern beschönigt. In solchen Momenten war es mir wichtig, mich auf meine Aufgabe als Analytikerin zu besinnen, nämlich gegenwärtiges und vergangenes Erleben mit ihm durchzuarbeiten, damit er die Realität besser bewältigte. Letztlich ging es während dieser Behandlungsphase seitens der Gegenübertragung um die Bearbeitung von Omnipotenzphantasien, die dem Niveau der Übertragung zu diesem Zeitpunkt entsprachen. Der langdauernde Prozeß der Trauerarbeit war damit beendet, daß Jochen der Traurigkeit über den Tod der Mutter in Worten Ausdruck verlieh, nachdem er in der Übertragung seine Aggressionen über das Verlusterleben wiederbelebt und durchgearbeitet hatte. Nun konnte er sich zunehmend der Bearbeitung ödipaler Beziehungsprobleme zuwenden.

Elternarbeit

Der Therapiebeginn war auf Seiten der Elternarbeit stark belastet durch die Feststellung des Jugendamtes, daß die Mutter-Kind-Beziehung nicht gut genug sei, um einem Adoptionsverfahren zustimmen zu können. Die Eltern hatten Angst, daß ich mit dem Jugendamt zusammenarbeitete, und der Vater reagierte teilweise paranoid. Mich kränkte das Mißtrauen der Eltern anfangs, und ich spürte die Tendenz, ihnen die Beziehungsprobleme mit Jochen anzulasten. Besonders der Mutter gegenüber spürte ich eine verborgene Vorwurfshaltung. In dem Maße jedoch, in dem ich in der Übertragungsbeziehung in Jochens schwere Beziehungsstörung hineingezogen war, nahm mein Verständnis für die Nöte der Eltern zu.

Die Eltern hatten trotz ihres oben geschilderten anfänglichen Mißtrauens große Hoffnungen in die Psychotherapie gesetzt. Sie idealisierten mich als jemanden, der mit seinem Fachwissen schnell die bestehenden Probleme beseitigen würde. Als sich aber zunehmend die Begrenztheit therapeutischer Möglichkeiten und deren Langwierigkeit zeigte und vielmehr deutlich wurde, daß Jochens Heilung in der geduldigen Bearbeitung seiner Beziehungsstörung liegen würde und kurzfristige Heilerfolge nicht zu erwarten waren, reagierten die Eltern mit Entwertungstendenzen sowohl meiner menschlichen als auch meiner fachlichen Kompetenz gegenüber, die wiederum der Ambivalenz gegenüber der Adoption zwischen Annahme-

und Ausstoßungstendenzen entsprachen. Ein wesentlicher Teil der Elternarbeit bestand im Durcharbeiten dieser Idealisierungen und Entwertungen, bis wir zu einer tragfähigeren Beziehung kamen. Das bedeutete, auch den Eltern zu mehr Realitätssinn zu verhelfen. So faßten sie am Ende der Therapie, als sie ihre neurotischen Anteile in bezug auf den drängenden Wunsch nach einer Adoption durchgearbeitet hatten, den Entschluß, es bei dem Pflegschaftsverhältnis zu Jochen zu belassen, obgleich die Eltern-Kind-Beziehung stabiler geworden war und Jochen einen festen Platz in der Familie gefunden hatte. Ich mußte im Laufe der Therapie von der verborgenen Phantasie Abschied nehmen, bei den Eltern die inneren Voraussetzungen für eine Adoption schaffen zu können.

Diskussion

Diese Abschnitte aus dem Behandlungsverlauf, die für die Veröffentlichung geringfügig erweitert wurden, dienten der Arbeitsgruppe als Einführung in das Thema und als Anregung zur Diskussion. Die Tatsache, daß ein mehr praktischer und nicht ein theoretischer Einstieg gewählt wurde, hatte eine lebendige und ohne Verzögerung einsetzende Diskussion zur Folge. Einige Teilnehmer brachten eigene Behandlungserfahrungen und behandlungstechnische Schwierigkeiten ein; konträre und ergänzende oder übereinstimmende Ansichten wurden einander gegenübergestellt. Da es nicht möglich war, die ausgedehnte Diskussion zu protokollieren, seien hier einige Aspekte zusammenfassend dargestellt:

Während einer Behandlung von Kindern und Jugendlichen, die an den Folgen früher, vorwiegend prägenitaler Störungen leiden, werden häufig schon zu Beginn Übertragungs- und Gegenübertragungsreaktionen aktualisiert, die – worauf auch Kernberg hinweist – durch eine heftige Gefühlshaftigkeit ausgezeichnet sind. Sie haben, um diesem Autor weiter zu folgen, mehr mit der unterstützten, intensiven, chaotischen Übertragung des Patienten und mit der allgemeinen Fähigkeit des Analytikers, psychischen Streß und Angst auszuhalten, zu tun, als mit einem Problem der eigenen Vergangenheit. Die emotionale Betroffenheit des Therapeuten wird wiederum durch einen oft abrupten Wechsel zwischen Idealisierung und Entwertung, durch ein Pendeln zwischen verführerischen Näheangeboten und blitzartigen Distanzierungen permanent auf die Probe gestellt. Eine Regression des Patienten auf archaisches Niveau kann wiederum überwunden geglaubte neurotische Tendenzen des Therapeuten mobilisieren, was die Fähigkeit des Durcharbeitens eigener Gegenübertragungsreaktionen beinträchtigen oder erst zwischen den Stunden möglich machen kann. Auf der anderen Seite sind diese Erfahrungen unerläßlich, um das jeweilige Niveau der Regression des Behandelten einschätzen zu können. Wird die Fähigkeit des Behandelnden zu einer oszillierenden therapeutischen Ich-Spaltung jedoch behindert, kann es bei ihm zu einer sogenannten Gegenübertragungsfixierung (Kernberg) kommen, die seine analytische Kompetenz weitgehend einengen kann. Eine übergroße Fürsorge und ein extremes Gefühl der Verantwortlichkeit für den Patienten, Tendenzen, ihn loszuwerden, oder eine totale Identifikation, verbunden mit einem selektiven Verlust der Realitätsprüfung, können vom Therapeuten Besitz ergreifen.

Die Diskussion der Arbeitsgruppe war von diesen Problemen bestimmt, und die Teilnehmer konnten vielfältige Beispiele eigener Betroffenheit und eigener Lösungsversuche beitragen. Den Umgang mit der Übertragung des Patienten betreffend, waren es vor allem drei Aspekte, die immer wieder zur Sprache kamen: Das

Niveau der jeweiligen Objektbeziehung, das Problem der Spaltungsmechanismen und das Manifestwerden mehr oder weniger unneutralisierter aggressiver Energie.

Die Mängel in der Fähigkeit zur Objektkonstanz, zu einer verläßlichen Triebregulierung und somit zu einer Stabilisierung der Frustrationstoleranz haben nicht nur eine Fluktuation der Bedürfnisse und der Ich-Struktur zwischen verschiedenen Ebenen, sondern auch einen ständigen Wechsel des Niveaus der Objektbeziehungen zur Folge. Die Gefahren einer Aktualisierung primitiver Identifikationen, von analogen Abwehrmechanismen und von korrespondierenden Impulsen im Therapeuten wurden auch in der Diskussion deutlich.

Dieses Überwiegen früher Mechanismen bedeutet eine besondere Beanspruchung der emotionalen Situation des Therapeuten im Sinne der Gegenübertragung, aber auch seiner kognitiven Potenzen im Sinne des therapeutischen Handelns. Der übermäßige Einsatz von Spaltungsmechanismen läßt diese Schwierigkeiten und Gefahren besonders gut erkennen: Der schnelle Wechsel von Idealisierung und Entwertung, von selbstverständlicher und totaler Benutzung und Vereinnahmung des Behandlers auf der einen Seite, seiner eiskalten Ausschließung auf der anderen sind oft schwer zu ertragen. Ein emotionaler Rückzug, eine Mobilisierung latenter Allmachtserwartungen oder aggressiv getönte Ausstoßungstendenzen können die Folge sein, wenn es nicht gelingt, die eigenen Gefühlsreaktionen ständig zu überprüfen und einzuordnen.

Eine Entladung unneutralisierter aggressiver Energie, die sich in Panikausbrüchen oder in Angriffen gegen den Therapeuten manifestieren kann, ist in der Regel auf drei Konstellationen zurückzuführen, auf:

1. eine sehr enge Frustrationstoleranz gegenüber Versagungen,
2. eine Panik als Folge eines Versagens der Abwehr durch eine unvollkommene oder fehlende Signalangst,
3. eine Externalisierung archaischer aggressiver Überichkerne.

In allen drei Fällen zeichnet sich die Aggression durch ihre Heftigkeit, ihren archaischen Entladungscharakter und das weitgehende Fehlen libidinöser Beimischungen aus. Die Aggression trifft daher den Therapeuten meist kalt, überraschend, und sie ist oft nur schwer in den Beziehungskontext einzuordnen. Das Beispiel in der Falldarstellung läßt die auf diese Art aktualisierte tiefverborgene eigene Destruktivität nachempfinden und verstehen.

Die speziellen Ängste, die der therapeutische Umgang und die empathische Zuwendung zu Patienten mit frühen Störungen im Behandler wachrufen können, sind in letzter Zeit oft beschrieben worden (Kernberg, Rohde-Dachser). Als besonders wichtig gilt, daß der Analytiker gleichermaßen in der Lage ist, die Angst und auch den Haß seinem Erleben zugänglich zu machen und sie diagnostisch und therapeutisch zu nutzen. In diesem Zusammenhang wurden auch in der Diskussion die vorhin geschilderten Probleme dieser Gegenübertragungs-Identifikation mit der Folge der unmittelbaren Erwiderung der Impulse des Patienten offenbar.

Die Gefahr des Gegenübertragungsagierens steht in einer engen inneren Verbindung zu dieser Problematik. Vor allem durch den Mechanismus der projektiven Identifikation gelingt es dem Patienten nicht selten, Gefühle und Aspekte des eigenen Selbst in den Therapeuten zu verlagern und diesen durch emotionalen Druck zu zwingen, sie als seine eigenen zu erleben. Dies gelingt um so besser, je mehr eine Korrespondenz zwischen den projizierten Aspekten des Selbst des Patienten und solchen des Therapeuten besteht, die diesem nicht voll zugänglich sind. So kann z.B. in ihm ein Gefühl übergroßer Fürsorglichkeit und einer ausschließlichen persönlichen Verantwortung entstehen, die ihn veranlassen, dem Patienten agierend alle Schwierigkeiten aus dem Wege räumen zu wollen. Der Therapeut sollte daher immer dann, wenn er sich durch einen Patienten mit einer entsprechenden Dynamik aus den analytischen Aktivitäten gedrängt fühlt, an diesen Mechanismus denken. Wie eng der Grad zwischen therapeutisch notwendiger Modifikation im Sinne der Einführung eines Parameters und dem Gegenübertragungsagieren sein kann, zeigt auch unser Fallbeispiel. Eine sich allmählich einschleichende Tendenz des willkürlichen Umganges mit der Zeit ist oft ein erstes Zeichen für entsprechende Gefahren.

Übertragungs- wie auch Gegenübertragungsverstrickungen können zu Schwierigkeiten mit der Abstinenz führen, etwa wenn der Therapeut nicht in der Lage ist, das richtige Maß von Frustration in der Behandlung wirksam werden zu lassen. Gerade bei Frühstörungen gelten eine Nachreifung und eine Nachentwicklung als wesentliche therapeutische Ziele, und es ist oft gerade die Aufgabe einer einfühlsamen, aber konsequenten Frustration, durch die Neutralisierung von aggressiver Energie zu einer Stabilisierung des Ich beizutragen. Daher wiederum können eine Überfürsorglichkeit oder eine destruktive Haltung den therapeutischen Fortschritt außerordentlich hemmen.

Zuletzt stellt sich noch die Frage, inwieweit bei der Behandlung von erwachsenen Patienten mit Frühstörungen wesentliche Unterschiede zu der von Kindern und Jugendlichen zu beobachten sind. Drei Gesichtspunkte scheinen von Bedeutung zu sein:

1. Das Kind und der Jugendliche verfügen im Gegensatz zum Erwachsenen noch über Entwicklungspotenzen, und der Therapeut kann mit einer Unterstützung durch die dem Patienten innewohnenden progressiven Kräfte rechnen. Bei einem Erwachsenen dagegen haben sich in der Regel bereits vielfältige neurotische Kompensationsmechanismen in Form dauerhafter Verarbeitung herausgebildet, so daß gerade bei schwergestörten Patienten der Gedanke an Veränderung und Gesundung nicht selten eher Ängste und Panik auslösen kann als Gefühle der Hoffnung.

2. Die größere Agierbereitschaft des Kindes und des Jugendlichen fördert wegen der geschilderten Problematik beim Umgang mit Übertragung und Gegenübertragung den Behandler zusätzlich heraus, ist doch der Grat zwischen einer für die Therapie notwendigen Aktivität und regressivem Agieren in dieser Altersstufe außerordentlich schmal.

3. Der soziale Abstand zwischen dem erwachsenen Therapeuten und dem kindlichen Patienten erleichtert die agierende Übernahme von Elternrollen im Sinne der geschilderten Dynamik.

zusammen mit Rüdiger Haar

Fragen der diagnostischen Einschätzung bei der Behandlung präödipal gestörter Kinder (1982) [1]

Einleitung

Unter präödipalen Störungen verstehen wir Folgen einer beeinträchtigten Entwicklung des Selbst und der Objektbeziehungen in der frühen Kindheit, die sich auch als eine mangelhafte Strukturierung des Ich bezeichnen lassen und die weitere Entwicklung und Verarbeitung von Trieberleben und Normen maßgeblich beeinflussen. Es sei noch einmal wiederholt, daß sich häufig weder eine reine präödipale noch eine reine ödipale Störung diagnostizieren lassen, sondern daß wir von einer jeweils individuell bestimmten Verwobenheit von frühen und späteren Störungsanteilen ausgehen müssen.

Der folgende Fallbericht soll auch für die Kinderpsychotherapie sich hieraus ergebende diagnostische Fragen zur Diskussion bringen.

1. Aufgrund welcher Beobachtungen kommen wir bei einer ähnlichen Phänomenologie zur Diagnose z. B. einer hysterischen Neurose oder einer narzißtischen Selbststörung?
2. Wie sieht die Verbindung von struktureller Ich-Entwicklung und dynamischer Triebverarbeitung aus?
3. Welchen Einfluß übt die frühe Struktur auf die Entwicklung des Ödipuskomplexes aus?
4. Welche diagnostischen Mittel gibt es zur Feststellung struktureller Ich-Störungen bei scheinbar durch ödipale Konflikte bedingter Symptomatik?

Für das Kindes- und Jugendlichenalter ist es in der Regel noch schwieriger festzustellen, welche Anzeichen eine präödipale Störung kennzeichnen.

Häufig werden sie aufgrund der schnellen, durch die die seelische Entwicklung begleitenden Veränderungen maskiert und irrtümlich als progressive Phänomene eingeordnet, während sie einen Ausfall von Ich-Funktionen darstellen. Der kleine

---

[1] veröffentlicht in: Kind und Umwelt. Beiträge zur analytischen Kinder- und Jugendlichen-Psychotherapie. Heft 37 (1982), 25-46

Achtjährige, der seine Mutter feindselig beschimpft und sie mit dem Messer angreift und andererseits doch am nächsten Tag oder im nächsten Moment schon ein vollendeter kleiner Kavalier ist. Er gilt der Umwelt eher als ein Kind, das Launen hat, dann aber wieder "lieb" ist. Dies Verhalten wird u. U. als konflikthafter Ausdruck einer ödipalen Entwicklung deklariert. Oft zeigt sich dann erst in der Adoleszenz, daß es ein Ausdruck einer Abwehr durch Spaltung des Objekts ist. Auch im Jugendlichenalter werden Auffälligkeiten dieser Art nicht angemessen diagnostiziert oder behandelt, sondern schnell als kriminelle Eigenschaften bezeichnet und geahndet (R. Haar, 1982). Bei anderen Symptomen, wie z. B. der Entwicklung einer Freßsucht, ist der Selbststörungsanteil der klinischen Phänomene offensichtlich leichter zu diagnostizieren. Sie rufen deshalb den Psychotherapeuten eher auf den Plan (Diepold, 1981).

Häufig läßt sich zu Beginn einer Behandlung keine vollständige Diagnose erstellen. Eindeutige Diagnosen, wie die am Anfang des Fallbeispiels vermutete "hysterische Neurose" erfassen nicht immer das Wesentliche und das Ausmaß der Störung.

Mit Hilfe der oben dargestellten diagnostischen Fragen soll am folgenden Fall ein differenzierteres metapsychologisches Bild nachgezeichnet werden.

Der Fall Ruth

Am Anfang dieses Fallberichts soll eine Phantasie der elfjährigen Ruth aus der 37. Stunde stehen. Ich mußte ein Papier völlig schwarz färben, und sie setzte ein paar bunte Pinselstriche hinein und sagte: "Damit man sieht, daß es darunter schön bunt ist".

Währenddessen sprach sie beinahe deklamierend.

"Der Maler hat ja nun gemerkt, daß die Prinzessin nicht ihn gewählt hat, sondern den Prinzen. Den Prinzen hat sie zu ihrem Manne gemacht. Und die ganze Stadt weiß, der Prinz kann so toll malen, dabei hat er dieses Krikelakrak-Bild gemalt, das mit dieser komischen Hexe. Dabei ist das so schön geworden, genau wie unser edler Maler das gemacht hat. Ich glaube, es war der Maler, nur er kann so schöne Bilder malen. Der Prinz hat die Prinzessin betrogen, wir müssen dem Maler beistehen. Nun wird der Maler gekreuzigt und getötet, weil er der Prinzessin verraten hat, daß er das Bild gemalt hat. Die Prinzessin sagt: "Ich will dich nicht sehen, geh doch in ein anderes Land und sage es dem König. Ich kann mich nicht von ihm trennen, ich liebe ihn, weil er mir das Bild gegeben hat. Hättest du es mir gegeben, wärst DU mein Mann geworden. Ich dachte, der Prinz hätte das Bild gemalt... der König hat gesagt, er hätte das Bild gemalt. Ich sagte zum König, "du bist schon alt und schrumpelig, du hast doch einen Sohn, ich will lieber deinen Sohn, du bist mir zu alt." Der wollte nur Glück für seinen Sohn, deshalb hat er das gemacht. Der Maler sagt: "Nicht er hat es gemalt, edle Prinzessin, ich habe es gemalt." Die Prinzessin: "Nein, das glaube ich nicht, was bist du von Beruf?" Maler: "Ich bin Maler in einem Dorf nahe der Hauptstadt. Ich wohne im Walde, ich gehe auf den Berg dort und verkaufe die schönen Bilder." – "Also bist du der Mann, der immer auf dem Markt erscheint und so schöne Bilder verkauft? Und du hast auch ein Bild von deiner Frau, von deiner toten Frau?" – "Ja." – "Hast du es auch verkauft?" – "Nein, ich habe es noch." – "So bringe mich schnell zu deinem Haus und zeige es mir. Denn ich war auch einmal die Frau eines Malers. Der war reich, aber ich ging zurück zu meinem Vater. Ich bin die Tochter, nein, nicht die Tochter eines Königs. Ich bin die Tochter eines Malers." – "Ich habe auch nur die Tochter, die Tochter, ich kenne sie auch nicht, und dann habe ich noch ein Bild von meiner toten Frau. Sie starb. Und weil sie starb, ging meine Tochter fort. Ein König ... sie ist wahrscheinlich gestorben. Von meiner Tochter habe ich kein Bild, sonst wüßte ich jetzt, wie sie aussieht. Ich würde, wenn ich sie wiedersähe ... kein Mensch könnte mich halten, ich würde sterben." – "Mein Vater!" – "Wieso nennst du mich Vater?" – "Weil du mein Vater bist. Ich bin deine Tochter. Der König hat mich abgeholt. Ich werde den Prinzen abweisen. Ich werde sagen, er würde trinken. Ich werde meinen Stiefvater bitten, daß er mich dir zurückgibt. Weil er nicht will, daß ich einen Prinzen abweise." – "Ja, Hoheit, mein Kind, ich werde alles tun, daß du wieder zu mir kommst. Wie glücklich wäre ich." – "Die Indianer würden sagen, du redest mit gespaltener Zunge." – "Ach, hör auf zu witzeln, wollen wir uns lieber freuen."

Was ist das für ein Kind, das sich als Prinzessin erlebt, das nach dem verlorenen Bild seiner toten Mutter und seiner selbst sucht und das dabei seinen Vater findet? Und was für Beziehungen hat dieses Kind, das so suchend allein durch die Welt geht?

Anamnese

Ruth wurde mir in der Beratungsstelle nach der Diagnostik als hysterische Patientin avisiert. Sie ist ein elfjähriges, hübsches Mädchen, das auf mich älter und reifer wirkt und dessen ausdrucksvolle Augen mich vor allem ansprechen. Ihr Blick ist ernst und fast wie erstarrt. Die Mutter leitet den ersten Kontakt mit mir mit der vorwurfsvollen Bemerkung ein: "Wir haben Schwierigkeiten, miteinander auszukommen." Ruth ergänzt: "Alle mit allen." Darauf die Mutter: "Sie ist so unordentlich und laut." Ruth erwidert: "Das ist doch jedes Kind." Die Eltern beklagen sich, sie sei herrschsüchtig und in Beziehungen klammernd, saugend und unersättlich. Daher habe sie starke Kontaktprobleme. Spiele mit Klassenkameraden scheitern nach kurzer Zeit an ihrer Herrschsucht. Ihr einziger Spielpartner sei ihr kleinerer Bruder, doch auch der ziehe sich zunehmend von ihr zurück. Es gäbe ständig Streit um Pflichten wie z. B. Schularbeiten oder Aufräumen, obgleich sie eine sehr gute Schülerin sei.

Den Eltern macht Sorge, daß Ruth sich in oft stundenlange Phantasiespiele flüchtet, in denen sie meistens ein Hund sei. Sie sei sehr anfällig für Erkältungskrankheiten. Erst im Laufe der Behandlung wird deutlich, daß Ruth nach heftigen Auseinandersetzungen mehrmals von zu Hause weggelaufen ist, manchmal dramatisch und theatralisch: "Ich renne jetzt in mein Unglück", manchmal aber auch heimlich, so daß die Eltern sie lange suchen mußten.

Ruth war als Kind und Mädchen grundsätzlich erwünscht, jedoch unerwünscht als ein Wesen, das Aufmerksamkeit fordert, da der zwei Jahre ältere Bruder alle Aufmerksamkeit der Mutter bekam. Daß man sie als Säugling ständig schreien ließ, kann die Mutter nur unter größtem Schuldgefühlsdruck sagen. Mit einem halben Jahr kam sie zur Großmutter. Danach habe sie die Eltern nicht mehr gekannt und habe einen Monat lang überhaupt nicht mehr gelacht, was die Mutter sehr erschreckt hat. Ihre Entwicklung hinterließ bei den Eltern keine Erinnerungen. Die Mutter sagt: "Sie ist nicht so wahrgenommen worden." Schwierigkeiten sind ihr jedoch noch gut in Erinnerung. Etwa mit zwei Jahren habe sie begonnen, ständig

Toilettenpapier und Blumen zu zerreißen sowie Gardinen zu zerschneiden, und die Mutter erinnert sich mit Bitterkeit daran, daß Ruth als ganz kleines Kind von 2 – 3 Jahren in ihren Puppenhausspielen die Mutter vom Dach zur Erde gestoßen habe.

Als Ruth zwei Jahre alt war, verunglückte die Schwester der Mutter tödlich. Das löste bei der Mutter eine schwere Depression aus, und sie war lange Zeit wie gelähmt. Wieder blieben, wie in der Säuglingszeit, Ruths Bedürfnisse unbefriedigt, die jetzt in Richtung auf Lösung von der Mutter, Erprobung retentiver Bedürfnisse und eigener Macht gingen. Ein Nein von Ruth im weitesten Sinne erlebte die Mutter als eine Kränkung. Das letzte einschneidende Erlebnis war die Geburt des jüngeren Bruders, als Ruth 5 Jahre alt war. Sie reagierte panisch und mit verstärkt ambivalentem Verhalten der Mutter gegenüber, pendelte zwischen Anklammerung und Weglaufen und erlebte wieder, wie auch schon in ihrer Säuglingszeit, daß die Mutter sich von ihr weg dem männlichen Geschwister zuwandte, die Belastung verstärkte sich zu dieser Zeit, weil der Vater, zu dem die Beziehung bis dahin besser war, sich wegen der bei Ruth massiv andrängenden ödipalen Bedürfnisse zurückzog.

Der Vater will seine Kinder unautoritär erziehen, erklärt ihnen seine Erwartungen, läßt ihnen viele Freiheiten, erwartet aber dafür Rücksichtnahme auf seine Bedürfnisse und ist immer wieder enttäuscht und gekränkt, wenn das nicht klappt. Am meisten kränkt es ihn aber, mit seinen Erziehungsschwierigkeiten in die Beratungsstelle kommen zu müssen. Er hat nämlich den Anspruch an sich, mit persönlichen Problemen allein fertig zu werden. Bei ehelichen Auseinandersetzungen reagiert er mit Rückzug in die Depression.

Die Mutter ist ohne Vater bei einer Mutter aufgewachsen, die Alkoholikerin war, und die von ihr als faszinierend und ängstigend zugleich erlebt wurde. Sie leidet darunter, daß ihre Mutter Gefühle nicht ernstgenommen, sondern zerstört habe und schwankt ihr gegenüber zwischen Liebe und Haß. Zu ihren Söhnen habe sie eine gute Beziehung, Ruth dagegen habe sie eigentlich immer gehaßt.

Beginn der therapeutischen Beziehung

Ruth zeigte in der ersten Stunde ihren starken Leidensdruck. Sie sprach von ständigem Streit mit ihren Freundinnen: "... aber ich bin nicht nur deswegen traurig, ... wegen vieler Sachen. Ich habe Schuld, ich glaube, ich mache alles falsch im Leben." Sie malte dann ein Bild an die Tafel (siehe gegenüberliegende Seite).

Mir schien, daß sie hier ein Abbild ihrer Lebenssituation gemalt und damit die Spannung zum Ausdruck gebracht hat, in der sie lebte: Zwischen diesem riesigen, omnipotenten Fisch, der zu Lande und zu Wasser beweglich, zweigeschlechtlich und mit Essen versorgt ist, und dem Winzling, kaum menschenähnlich, ohne Arme und Beine, ohne Identität. In den ersten Stunden wirkte sie überaus angepaßt, kam pünktlich, war höflich und respektierte die anderen Kinder mit ihren Werken." Ich mache nie jemandem etwas kaputt." Sie schien zur Behandlung motiviert.

Sie sprach vorwiegend intellektualisierend und es schien, als wolle sie mir mit ihrer Selbstkritik ein Stück zuvorkommen. Anfangs hat sie mich sehr genau beobachtet. In der vierten Stunde sagte sie: "Zuerst war ich ja schüchtern zu dir, ich bin am Anfang immer schüchtern, ich habe mich ein bißchen vor dir gefürchtet." Und als ich sie fragte, was ich denn hätte tun können, sagte sie; "Gar nichts, daran kann man nichts machen, daran hat meine Mutter Schuld, die sagt, ich soll nicht mit fremden Leuten mitgehen. Da kommt dann so ein Mann, der sagt: "Oh, so ein hübsches Mädchen, das knöpf ich mir mal auf."

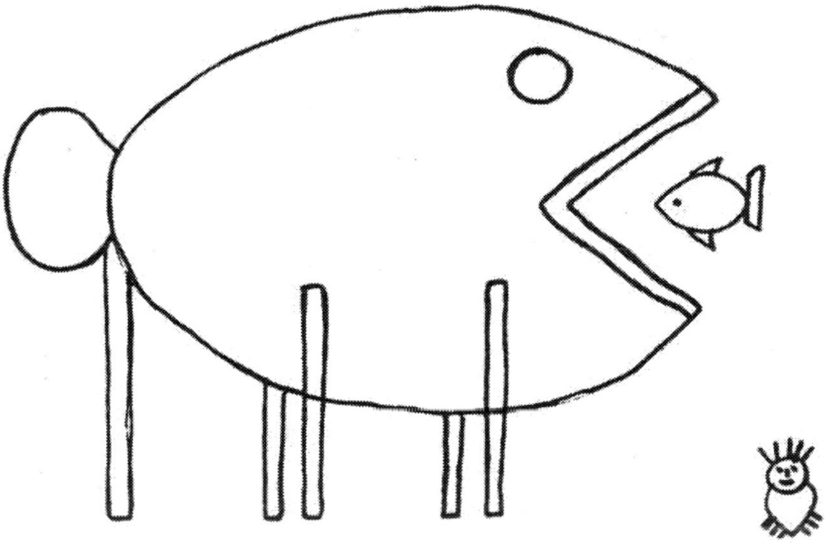

In der Anfangsphase der Behandlung malte Ruth viel. Häufig verging die Stunde aber auch mit Vorbereitungen, wie z. B. dem Ordnen und Säubern der Farben, dem gründlichen Putzen der Tafel oder dem Reinigen der Pinsel. Sie versuchte, sauber und mit reinen, unvermischten Farben zu malen. Die Linien mußten gerade sein, sogar bei Tuschbildern benutzte sie ein Lineal. Ganz allmählich ließ das zwanghafte Bedürfnis nach geraden Linien und sauberen Farben nach, und anal sadistische Impulse traten an ihre Stelle. Sie schimpfte mit mir, wenn ich nicht genau so malte, wie sie sich das vorstellte. Sie schmierte genußvoll mit Farben, machte sich über mich lustig, zerstörte meine Bilder, lachte mich aus und übervorteilte mich mit sadistischem Vergnügen.

Es ging um Macht und Unterordnung, und sie spürte allmählich, daß ihrer anfänglichen Traurigkeit auch ganz andere Züge beigemengt waren, und prägte den Begriff "Trauerwut". Sie sagte: "Ich bin kein König, der dir befiehlt," kommandierte mich aber ständig herum. Sie identifizierte sich mit mir als dem Angreifer und konnte sich so über lange Zeit vor der Angst schützen, von mir angegriffen zu werden. Trotz häufigen Malens entstand kein Bild. Sie zerstörte alle Versuche wieder.

Ruth begab sich mit mir und auch mit den anderen Kindern im Spielzimmer in einen permanenten Rivalitätskampf, der schon zu Beginn jeder Stunde mit einem Wettlauf ins Spielzimmer eröffnet wurde, bei dem sie immer siegte. Um die 20. Stunde sah sie im Spielzimmer Papierketten hängen, und die wollte sie auch sofort basteln, aber ihre sollten schöner und länger sein. Sie war über mehrere Stunden hin mit großer Energie an der Arbeit, immer mit einem Seitenblick auf die anderen Ketten und starken Druck auf sich selbst und mich ausübend. "Mach doch schneller, du machst alles falsch. So blöd, wie du das machst... Wir wollen doch die schönsten Ketten."

Das Ergebnis war beeindruckend: ca. 20 m leuchtend bunt bemalter Ketten schmückten die Decken des Spielzimmers. Sie sollten der Schmuck für eine Faschingsfeier sein, die Ruth mit mir machen wollte. Dieser Fasching endete für sie in einer tiefen depressiven Verfassung, die durch eine Enttäuschung an mir ausgelöst worden war.

Ruth wehrte sich gegen mein angeblich ständiges Fragen, und mir fiel auf, daß sie mich stattdessen ständig etwas fragte. Meistens sagte sie schon im Wartezimmer: "Heute sollst du mich aber nichts fragen."' Wenn ich auf ihre Fragen ein Wort zu viel antwortete, schrie sie mich an: "Halt die Schnauze, du sollst nicht dauernd fragen!" Eigentlich wollte sie wohl ohne Worte verstanden werden. Das zeigte sich u. a. an einem Arztspiel, bei dem ich der Arzt sein mußte, der ohne zu fragen wußte, was ihr fehlt, und der sie richtig behandelte: er mußte einen Blutaustausch vollziehen. In dieser Situation regredierte sie auf einen primärprozeßhaften Zustand mit Seh- und Sprachstörungen und war am Ende nicht mehr in der Lage, allein die Treppe hinunterzugehen.

In regelmäßigen Spielen im Puppenhaus, die sie bis etwa zur 50. Stunde spielte, stellte sie ihre Geschichte dar. Sie lebte als Julia in einer Familie mit zwei Söhnen. Zwischen den Eltern gab es nur Streit, vorwiegend um die Kinder und um Probleme von Macht und Unterordnung. "Wer von uns wollte denn eigentlich die Kinder? ... Ich doch nicht!" Die Mutter war in der Familie die Mächtige, und sie bewohnte mit ihren beiden Söhnen die schönsten Zimmer des Hauses. Für den Vater und Julia blieben nur zwei winzige Zimmer und ein schäbiger Rest von alten Möbeln. Zwischen der Mutter und Julia spielten sich erbitterte Kämpfe ab, und es wiederholte sich ein Spiel, das sie häufig als kleines Kind gespielt hatte. Julia stieß ihre Mutter wiederholt vom Dach des Puppenhauses herab. Ruth phantasierte, daß die Kinder sich als Findelkinder, Waisenkinder oder als Engelkinder erlebten, die sich über Gesetze von Raum und Zeit hinwegsetzen konnten und die der schrecklichen häuslichen Realität entflohen, indem sie auf den Wolken zu Gott flogen. Dort hatten sie es besser als bei den Eltern.

Die Spiele waren beherrscht von Beziehungslosigkeit, Panik, Haß und Destruktion und lösten bei mir Gefühle von lähmender Langeweile und bleierner Müdigkeit aus.

Vorwiegend war ich in der Übertragung die verhaßte und entwertete Therapeutin, manchmal jedoch auch die idealisierte. Ruth phantasierte, wie gut es meine Tochter haben müßte, und zeigte ihren Neid: "Wahrscheinlich versteht die sich besser, weil sie eine Mutter hat, die so was studiert hat. Die hätte es schon lange nicht mehr so böse wie ich, weil sie dich ja tagelang hat."'Ich sagte darauf: "Du bist manchmal ganz unzufrieden mit deiner Situation?" Ruth: "Na klar, deine Kinder haben's viel, viel besser." Es gab Stunden, in denen sie es genoß, lesend auf der Matratze zu liegen, mich dicht neben sich zu haben und Schweigen und Übereinstimmung zu genießen, besonders um die 15. Stunde, als orales Erleben im Mittelpunkt stand. Ruth trank mit Genuß aus einer Babyflasche, die wir zusammen zubereiteten. Dafür brachte sie von zu Haus Milch mit, und ich gab Zucker und

Haferflocken dazu. Sie hing beim Trinken mit ihren Augen an meinem Blick, und in dieser Situation schien ihr meine Zuwendung besonders wichtig zu sein.

Mit der fester werdenden Beziehung verstärkte sich die Trennungsproblematik. Zunächst bewältigte Ruth die Angst vor den Stundenenden kontraphobisch: In dem Moment, in welchem ich z. B. 10 Minuten vor Schluß einer Stunde das Ende ankündigte, sagte sie: "Dann geh ich besser sofort." Oder sie sagte schon am Anfang einer Stunde: "Heute bleibe ich aber nur eine halbe Stunde." Ihre Gefühle wurden deutlicher, als ich deutete: "Vielleicht ist das Ende so unangenehm für dich, weil du es lieber selbst bestimmen würdest?" Darauf schrie sie mich an: "Ja! Stell dir mal vor, du wärst zum Spielen bei mir, und plötzlich würde ich sagen: 'Los, raus mit dir!' ... Das ist doch schrecklich!" Nach dieser Deutung stand phobisches Erleben im Mittelpunkt. Sie war nach einer Behandlungsstunde vor ein Auto gelaufen, das direkt vor ihr mit quietschenden Bremsen zum Stehen gekommen war und hatte sich auf einer Fahrt von der Therapiestunde nach Hause in einer Bustür einklemmen lassen. Von da ab war sie so verängstigt, daß sie die Straße nicht mehr allein zu überqueren wagte. Ich mußte sie fast jede Stunde über die Straße begleiten, bis sie etwa um die 75. Stunde die steuernde Funktion selbst übernehmen konnte.

Um die 35. Stunde versuchte ich, das Problem eines Krankenkassenantrages zur Fortführung der Therapie mit ihr zu besprechen. Sie reagierte panisch und mit totalem Rückzug. Das dadurch indirekt signalisierte mögliche Ende der Therapie muß für sie bedrohlich gewesen sein. Sie wollte lieber gar nicht weitermachen: "Es hilft doch nichts, oder hast du schon etwas gemerkt? Ich habe immer noch Streit mit meinen Freundinnen. Sie sagen, ich bin so leicht eingeschnappt. Ich finde die Therapie noch jahrelang nötig. Wir könnten ja mal zur Krankenkasse fahren, ... aber das ist eigentlich deine Arbeit." Auf die Bewilligung des Antrags reagierte sie mit strahlendem Gesicht und sagte: "Schrecklich, du weißt doch, daß ich nicht mehr kommen will." Sie sprach wieder über ihre Unzufriedenheit mit der Therapie und mit mir und ließ mich direkt danach ins Mikrofon singen: "Ich liebe dich, und ich will immer zu dir kommen, sonst bin ich traurig." Das hat sie sich dann immer wieder, wohl zwanzigmal, vom Tonband angehört.

In diesem ersten Behandlungsabschnitt konstellierte sich eine Übertragungsbeziehung, die oft von Stunde zu Stunde wechselte: Manchmal war ich die ersehnte Therapeutin/Mutter, vorwiegend jedoch die aggressive, bedrohliche, gegen die sich ihre archaische Wut und ihre Entwertungen richteten. Im weiteren Verlauf der Behandlung sollte sich zeigen, wie diese Abwehr durch Spaltung Ruth vor einer schweren Depression schützte.

Zusammenbruch des narzißtischen Gleichgewichts

Dem bewilligten Verlängerungsantrag folgten einige Stunden mit vorwiegend positiver Übertragung. Ruth reagierte in der 44. Stunde glücklich, als sie mich auf der Straße traf und sagte: "Heute habe ich dich wenigstens einmal gesehen, da weiß ich, woher du kommst, ah. Planckstraße heißt die." Sie interessierte sich dafür, ob ich Kinder hätte und ob sie ohne Schwierigkeiten zurechtkämen.

Positive Übertragungsgefühle mobilisierten jedoch ihre Hingabeängste und den Widerstand gegen die Behandlung. Sie wollte nicht mehr zur Therapie kommen, weil die Stunden sie so nervös machten. Sie sei immer so wütend, wenn sie nach Hause käme, werfe Sachen kaputt und habe ständig Krach mit ihrer Mutter. "Und das willst du ja eigentlich nicht." Dann sei es schon das beste, sie würde gar nicht mehr kommen. In der 45. Stunde wollte die Mutter mich ganz verstört sprechen. Ruth hatte in der Schule einer Freundin erzählt, sie könne die Therapie nicht mehr länger ertragen, es wäre am besten, sie würde sich vor einen Bus werfen, das Leben habe keinen Sinn mehr. Diese Freundin hatte das sofort in der Klasse weitererzählt, worauf sich in der Pause die ganze Klasse mit zwei Lehrerinnen versammelt hatte. Eine Lehrerin bot ihr an, jederzeit für sie da zu sein, wenn sie Sorgen hätte, und die Klasse beschloß, eine Abordnung zu den Eltern zu schicken und diese wegen der Therapie zur Rede zu stellen, denn das habe Ruth doch gar nicht nötig. Ruth selber stand diesem Aufruhr, den sie ja erzeugt hatte, zwiespältig gegenüber. Sie genoß es sichtlich, daß sich so viele Menschen um sie Sorgen machten, aber andererseits schien sie das auch zu verunsichern. "Ich wollte doch gar nicht, daß die Anne das weitererzählt!" Für diese plötzlich auftauchenden, jedoch im Symptom des Weglaufens immer latent vorhanden gewesenen Suizidgedanken gab es zwei Auslöser. In der Stunde davor hatte sie Nähewünsche preisgegeben, indem sie zum ersten Mal den Wunsch geäußert hatte, länger bei mir bleiben zu wollen und war tief gekränkt gewesen, meine Realität akzeptieren zu müssen, die Stunde pünktlich zu beenden. Zum anderen hatte sie in der Schule, wo sie im allgemeinen nur Erfolgserlebnisse hatte, eine Puppe im Handarbeitsunterricht nicht fertigbekommen.

Die Suizidproblematik mobilisierte intensive Gegenübertragungsprobleme: Ich hatte den Vorwurf, "die Stunden machen mich so nervös," wohl verstanden, und ich erinnerte mich an Stunden, in denen die Wucht der auftauchenden archaischen Gefühle fast unerträglich gewesen war. Es war schwer auszuhalten, von Ruth mit ihrer Suiziddrohung vor ihren Eltern, Lehrern und Klassenkameraden als jemand diffamiert zu werden, durch dessen Arbeit sie letztlich in den Tod getrieben wurde. Ich fühlte mich in meiner Identität als Therapeutin in Frage gestellt und war versucht, ihrer Forderung nach Befriedigung ihrer regressiven Wünsche nachzugeben.

Durcharbeiten der Depression

Der Widerstand gegen die Behandlung bestand nach wie vor in der Verweigerung der Zusammenarbeit. Ruth blieb entweder im Wartezimmer sitzen oder sagte schon beim Kommen: "Heute bleibe ich nur eine Viertelstunde." Überwogen die Angst vor Nähe und der Rückzug in eine hoffnungslose Beziehungslosigkeit, trug ich die Depression mit. Hatte die Verweigerung der Zusammenarbeit jedoch mehr aggressiven Charakter, gab es Auseinandersetzungen. Einmal reagierte ich für sie unerwartet. Als sie herausfordernd sagte: "Heute bleibe ich aber nur 15 Minuten," antwortete ich: "Paß nur auf, daß du nicht zu lange bleibst," worauf sie verblüfft und neugierig sagte: "Wieso?" Ich antwortete: "Zu lange bleiben ist gefährlich." Darauf Ruth: "Ja, ich bleibe achtzig Millionen Jahre."

Ruth bestand in der 54. Stunde wütend darauf, nach 20 Minuten zum Bus zu gehen und war nicht bereit, diesen Entschluß zu besprechen. "Hör mit deinem ewigen Gefrage auf, ich will nichts hören, ich will nach Hause." Sie wünschte sich, von mir über die Straße zur Haltestelle gebracht zu werden. Wir standen wortlos da und warteten auf den Bus. Sie stieg nach einigen Minuten ein, stellte sich hinten an die Scheibe und sah reglos und wie erstarrt zu mir hinaus. Der Bus fuhr ab, ich winkte ihr zu. Eine insgesamt trostlose Situation!

In der 59. Stunde verkroch sie sich mit einem Buch in die hinterste Ecke des Zimmers, so daß wir uns nicht mehr sehen konnten. Sie sagte nichts und reagierte auch auf keines meiner Kontaktangebote. Sie hatte die Beziehung völlig abgebrochen. Ich spürte ihre Wut und schrieb nach 20 Minuten etwas an die Tafel, was sie häufig als Ärger auf die Therapie und auf mich geäußert hatte:

Bist du wütend auf die Therapie,
weil du nicht genug Zeit zum Spielen hast?
weil du mit dem Bus fahren mußt?
weil ich dich so viel frage?

Darauf kam keine Reaktion. Ich spürte Verzweiflung und totale Vereinsamung und sagte: "Ruth, ich denke mir, daß da traurige und schlimme Gefühle sein müssen, die jetzt nicht herauskommen dürfen, wenn du so lange so weit weg von mir bist und nichts sagst." Aber sie war mit Worten nicht zu erreichen. Ich drückte in dieser Situation meine Gefühle in einem Bild aus: Ich malte ein in sich zusammengesunkenes, weinendes Kind und daneben eine Frau, die es ansieht und ihre Arme zu ihm hin ausstreckt. Als sie hörte, daß ich Farben und Pinsel benutzte, wurde sie neugierig, kam nach einer Weile und schaute mir zu. Ganz erstaunt sagte sie: "Das Kind weint ja ... und da ist eine Mutter. Ob die das Kind lieb hat?" Ich sagte darauf: "Ich finde, das sieht so aus."

Während des Durcharbeitens der Depression tat Ruth erste, tastende Schritte in größere Nähe zu mir. Sie entdeckte im Zimmer einen Holzreifen von ca. 1 m Durchmesser und fand es schön, den Reifen hin und her zu rollen. Anfangs demonstrierte sie, es besser zu können als ich und griff damit wieder zu ihrer alten Möglichkeit der Beziehungsaufnahme, der Rivalität. Ich mußte den Reifen fangen, auch wenn sie ihn mir mit aller Wucht entgegenschleuderte, und ich wurde verspottet und ausgelacht, daß ich so schlecht fangen konnte. Es wurden aber auch weichere Gefühle offenbar: Sie rollte mir den Reifen vorsichtiger, langsamer, weicher entgegen, und ich faßte in Worte.was der Reifen tat: "Jetzt rollt er ganz leicht und freundlich auf mich zu," oder "Ob er jetzt ärgerlich ist?" oder "Was der Reifen jetzt wohl sagen möchte?" Es war eindrucksvoll zu erleben, wie mit Hilfe eines rollenden Reifens Gefühle gezeigt und in die Beziehung eingebracht werden konnten.

Erste Schritte der Annäherung oder ein Neubeginn

Mit der 72. Stunde setzte eine Entwicklung ein, die ich wie einen Neubeginn erlebte. Ruth knallte mir mit einem Gewehr heftig in die Ohren und fragte: "Kannst du meine Sprache überhaupt verstehen?" Ich: "Du fragst dich das, weil du dir schwer vorstellen kannst, verstanden zu werden?" Sie hatte vermutlich mit ihrem feinen Gespür erfaßt, daß Bedürfnisse in ihr andrängten, die sich in Worten nicht ausdrücken ließen. Sie "sprach" mittels einer Spielhandlung: Sie fragte: "Du hast doch Schmelzflocken ... und eine Kochplatte? Ich will einen Brei machen." Sie rührte Flocken, Zucker und Wasser zusammen und war begeistert: "Macht das Spaß!

Guck mal, wie die Haferflocken verschmelzen. Das hab ich ganz selber gemacht. Zu Hause haben wir nicht solche Schmelzflocken. Das möchte ich da am liebsten auch mal machen." Wichtig war ihr, daß die einzelnen Bestandteile sich im Brei zu einer Einheit verbanden. Sie .wollte, daß ich diesen Brei mit ihr gemeinsam aß, und zwar abwechselnd von einer Gabel. Ruth fiel beim Essen der enttäuschende Fasching vor Monaten ein: "Beim nächsten Fasching will ich genau so einen Brei machen, vielleicht hat Mutter dann auch mal Zeit."

In der 73. Stunde brachte sie ihre Mutter mit, weil sie ihr das Therapiezimmer zeigen wollte. Nachdem das Zimmer beguckt war, sollte die Mutter sie suchen, so wie ich das in den letzten Stunden oft getan hatte. Die Mutter fühlte sich in dieser Situation offensichtlich wie häufig schon von Ruth mit willkürlichen Wünschen bedrängt, lehnte das etwas hilflos ab und ging weg. Ruth reagierte darauf mit einem Ausdruck von Kränkungswut gegen mich, konnte diese Wut aber im Malen ausdrücken und mußte nicht mehr wie früher weglaufen. Es wäre offenbar wichtig für sie gewesen, die in der Übertragungsbeziehung mit mir gemachten Erfahrungen in die Beziehung zur Mutter zu übertragen, vorläufig noch in meinem Schutz.

Als sie dann in der Stunde darauf wieder mit Rückzug ins Lesen im Wartezimmer agierte, sprach ich die Enttäuschung der letzten Stunden an: "Ich habe genauso wie deine Mutter nicht schnell genug verstanden, daß dir das Versteckspiel so wichtig war, und das hat dich enttäuscht und wütend gemacht." Es kam keine Reaktion. Ich machte mehrere Ansätze, mit ihr ins Gespräch zu kommen, aber ohne Erfolg. Ich spürte ihren Triumph, und schließlich sagte ich: "Du schaffst es, mich mattzusetzen, und ich spüre, daß es ohne dich jetzt nicht weitergeht." Darauf blickte sie auf, strahlte mich an und sagte: "Ich bin raffiniert, nicht? Ja, ich bin ich!" Ich antwortete: "Es macht dich glücklich zu spüren, daß du es bist, daß es dein Ich ist, das jetzt solche Macht hat."

Beim Malen stellte sich Ruths veränderte Beziehung zu sich selbst und zu mir szenisch dar. Sie setzte sich an einen eigenen Tisch entfernt von mir und malte ihre eigenen Bilder, ohne sich dabei wie früher an den Bildern anderer Kinder oder an meinen zu orientieren.

Die enge und anheimelnde Atmosphäre des Spielzimmers hatten Ruths Ängste vor Nähe so mobilisiert, daß sie in der 72. Stunde dieses Zimmer verließ und die weiteren Stunden im Garten oder in einem Kellerraum verbrachte. Ihre Angst vor Nähe und Hingabe bearbeitete sie im Garten. Ich sollte sie fangen, sie lief mir aber immer davon. Ich deutete nach einiger Zeit: "Ich merke, daß ich dich nur fangen kann, wenn du dich von mir fangen lassen willst." Sehr nachdenklich sagte sie darauf: "Ich glaube, das stimmt."

In der 81. Stunde sollte ich hinter ihr hergehen und sie festhalten. Sie versteckte sich aber hinter einem Busch, so daß dies unmöglich war und sagte: "Wenn du mir zu nahe kommst, piek ich dich." Ich antwortete: "Ich bin dir in der Therapie öfter zu nahe gekommen mit dem, was ich gesagt habe. Jetzt verstehen wir das besser, und du zeigst mir den richtigen Abstand." Sie nahm einen Stock und hielt ihn mir entgegen. Ich streckte meine Hand nach ihr aus und sie kam mir ganz langsam und vorsichtig, Zentimeter für Zentimeter mit dem Stock entgegen und berührte schließlich meine Hand. Sie zählte bis fünf und zog den Stock wieder weg. Dann zählte sie bis zehn, und schließlich hielt die Verbindung zwischen uns so lange, wie ihr Atem bei einem tiefen Atemzug reichte. Ich sollte dann den Stock an der einen Seite fassen, und sie hielt ihn an der anderen und ging so mit mir durch den Garten, um das Haus herum und in das benachbarte Blumengeschäft hinein. Sie wollte sich dort die Blumen ansehen. Mir schien, daß sie das Bedürfnis hatte, ihre innere Veränderung jemandem zu zeigen.

Sie genoß es, Laub im Garten zusammenzutragen und in den weichen Haufen hineinzuspringen. "Das ist .ja wie ein Federbett, so schön weich." Ich mußte den Haufen nach jedem Sprung wieder aufschütteln und weichmachen. Dann wünschte sie sich, von mir im Laub vergraben zu werden und freute sich über die Dunkelheit, Weichheit und Wärme im Laub. Ich sollte ihr eine Geschichte "vorlesen", die Geschichte, vom Blättermann. Ich "las": "Der Blättermann läßt sich ein schönes, weiches Bett machen und genießt das. Er legt seinen Kopf auf das weiche Kissen, fühlt sich in der Dunkelheit und Wärme wohl und läßt sich eine Geschichte vorlesen." Ruth: "Aber wenn die Männer kommen, denen der Garten gehört?" Ich: "Die Männer kommen im Sommer, wenn die Blumen blühen, aber im Herbst gehört der Garten dem Blättermann."

Ablösung

Die von der Krankenkasse bewilligten Stunden gingen zu Ende, und diese Tatsache setzte den Prozeß der Ablösung in Gang. Ruth wollte keine nochmalige Verlängerung, da sie die Therapie nicht mehr brauche: Sie habe jetzt Freundinnen und verstehe sich auch mit ihrer Mutter besser. Sie wolle lieber mehr Zeit zum Spielen haben.

Ich konnte ihren Entschluß zunächst nicht akzeptieren, und es fiel mir schwer zu prüfen, ob sie stabil genug geworden war, oder ob dies eine "defensive Flucht in die Gesundheit" (Kohut) war. Nachdem ich meine Gefühle der Enttäuschung über dieses unerwartet rasche Ende der therapeutischen Beziehung und meine Erwartungen in bezug auf den Therapieerfolg bearbeitet hatte, konnte ich ihrem eigenen Gefühl, mit den neuerworbenen Fähigkeiten leben zu wollen, mehr trauen, und die Trennung konnte analytisch bearbeitet werden. Eine endgültige Entscheidung über den Zeitpunkt des Endes stand aber noch aus. Das bevorstehende Ende der Therapie brachte Ruth in so starke innere Erregung, daß sie nicht mehr in der Lage war, in der Therapie weiterzuarbeiten. Sie wollte bis Weihnachten eine etwa vierwöchige Pause einlegen. Ihr Wunsch nach einer Therapiepause schien mir ein Versuch zu sein, sich mit der Situation des endgültigen Getrenntseins von mir aus einanderzusetzen. Sie schien eine Trennung auf Probe machen zu wollen.

In der ersten Stunde nach Weihnachten sagte Ruth: "Es ist eigentlich doch schön, wieder mit dir zusammen zu sein." Zum ersten Mal hatte sie ein so zugewandtes, warmes Gefühl auch verbal geäußert. Sie zeigte mir, was sie in der Therapie erreicht hatte: Sie fragte mich z. B., ob ich etwas dagegen hätte, wenn sie ihre Freundin Susanne wieder einmal mitbrächte. Neu daran war, daß sie mich berücksichtigte und daß sie ein Ereignis aus der 52. Stunde einbezog, in der sie Susanne einmal mitgebracht hatte, ohne daß es vorher besprochen gewesen war. Diese Stunde war chaotisch verlaufen, und ich war mir damals wie ein Löwenbändiger vorgekommen, der verhindern mußte, daß zwei Raubtiere auf einander losgingen. Aber die Beziehung zu Susanne hatte sich inzwischen tatsächlich verändert: Die beiden Mädchen gingen gegenseitig auf ihre Wünsche ein, und Ruth gelang es, Susanne einfühlsam, aber deutlich ihre besondere Beziehung zu mir zu zeigen. Es schien, als erlebte sie in Susannes Gegenwart deutlicher, wie harmonisch sie z. B. inzwischen mit mir Tischtennis spielte und wie sie das Zusammensein mit mir genoß.

Ruth brachte in der 82. Stunde ihre Flöte und Noten mit und begann mir Lieder vorzuspielen. Ihre Noten waren zweistimmig. Sie fragte mich, ob ich eine der Stimmen singen könnte. Das gemeinsame Musizieren machte Spaß und ließ die neu erreichte Ebene der Objektbeziehungen erleben: Ein gemeinsames Tun zweier unabhängiger Objekte, bei dem jedes der beiden seine eigene Stimme hat, die sich deutlich von der des anderen unterscheidet.

Die Realität des endgültigen Therapieendes war schwer zu ertragen. Als ich ihr mitteilte, daß noch drei Therapiestunden zur Verfügung standen, sagte sie: "Das ist aber schwer, jetzt so schnell aufzuhören, oder was meinst du?" Ich machte "Hmm", darauf Ruth: "Das ist traurig und schön. Schön ist, daß ich dann mehr spielen kann, und traurig, daß ich nie wieder hierherkommen kann." Sie plante die letzten drei Stunden: "Die nächste wird die Abschiedsstunde und die beiden letzten sollen wie immer sein."

In ihrer "Abschiedsstunde" wirkte sie sehr traurig. Sie fragte, ob ich sie später nicht einmal besuchen könnte, "oder wir könnten uns ja auf Karten schreiben." Das endgültige Ende unserer gemeinsamen Arbeit schien sie zu lähmen: "Ich kann mir das so schwer vorstellen, daß ich bald gar nicht mehr hierherkommen kann. Kommt dann sofort ein anderes Kind zu dir?"

In der letzten Therapiestunde erzählte sie mir stolz von ihrem blendenden Zeugnis, das sie einen Tag zuvor bekommen hatte. Sie wollte nun ein Zeugnis für mich machen und schrieb es nach dem Muster ihres Schulzeugnisses an die Tafel. Zunächst bekam ich gute Zensuren, die dann immer schlechter wurden. Am Ende errechnete sie meinen Zensurendurchschnitt; er lag zwischen vier und fünf. Darauf wollte sie von mir ein Zeugnis haben. Ich war irritiert, daß eine Therapie mit einer Zeugnisverteilung zu Ende gehen sollte und überlegte, was das für sie bedeuten könnte. Ich fragte: "Könnte es sein, daß dich am Ende die Frage bewegt, was ich über all das denke, was zwischen uns gewesen ist, und wie ich dich beurteile? Du hast mir ein schlechtes Zeugnis gegeben; vielleicht sorgst du dich, ein so schlechtes Zeugnis von mir zu bekommen?" Sie nickte. Ich empfand es als schwierige Aufgabe, ad hoc ein Zeugnis zu formulieren und schrieb an die Tafel, was sie mir an Veränderungen gesagt hatte und was ich ihr gern zum Abschied sagen wollte:

> *ZEUGNIS FÜR RUTH*
>
> *Du hast Freunde gefunden.*
> *Du verstehst dich mit deiner Mutter besser.*
> *Du hast Spaß am Flöten.*
> *Dein Mut, Ärger zu zeigen, ist groß.*
> *Gemeinsam über Probleme zu sprechen, ist noch schwierig.*
> *Mein Wunsch für dich ist, daß du all deine Gefühle, die fröhlichen, ärgerlichen und traurigen, wie hier in der Therapie zeigen magst.*

Sie sah sich das lange an und verabschiedete sich dann mit einem langen Händedruck. Zu ihrer großen Freude wurde sie von der Mutter abgeholt.

Diagnostische Überlegungen

1. Aufgrund welcher Beobachtungen kommen wir zur Diagnose einer hysterischen Neurose oder einer narzißtischen Selbststörung?

Aufgrund der Untersuchung war die Diagnose "hysterische Neurose" gestellt worden. Auf den ersten Blick sprachen alle Anzeichen dafür:

Das demonstrativ-theatralische Gehabe des Mädchens, ihre rege, zur Flucht vor der Realität dienende Phantasietätigkeit, ihre trotzige Abwehr von Ordnung und Pflichterfüllung, die in ihren Augen erscheinende innere Leere und Starrheit und ihre willkürlich wirkende Herrschsucht gehören zum Erscheinungsbild des Hysterikers (Ehlhardt 1971, 120 ff).

Neben diesen Phänomenen gibt es auch im Behandlungsprozeß Vorgänge, die auf eine hysterische Charakterstruktur hinweisen können: Der Versuch, durch Selbstkritik der Kritik der Behandlerin zuvorzukommen (Flucht nach vorn), das phallische Imponiergehabe gegenüber der Therapeutin (Königinsein) und das Bedürfnis, alles schöner zu machen als andere Kinder (Ketten) sind Übertragungsphänomene bei der Behandlung hysterischer Kinder. Eine phobische Vermeidungseinstellung (z. B. gegenüber dem Kassenantrag) könnte das Bild einer Hysterie komplett machen.

Aber schon Ehlhardt weist darauf hin, daß ein hysterisches Erscheinungsbild oft sehr tiefe Störungen schizoider und präpsychotischer Art überdecken kann (1971, 122). So ließen auch in diesem Fall eine Reihe von Beobachtungen zu Beginn der Behandlung daran zweifeln, daß es sich vorwiegend um hysterische Konfliktverarbeitung handle:

- die Beziehungslosigkeit der Interaktionen zwischen dem Kind und der Therapeutin,
- die in ihren Puppenhausspielen offenbar werdenden primitiven und bedrohlichen Triebregungen gegenüber frühen Beziehungsobjekten,
- ihre Größen-Selbstvorstellungen,
- ihr Mangel an Einfühlung.
- die Entmischung und einseitige Äußerung aggressiver und libidinöser Triebregungen in der Übertragung, die rasche Folge von idealisierendem und entwertendem Beziehungsverhalten und der destruktive Charakter ihres Rivalisierens.

Die zuvor als reine ödipale Störung diagnostizierte Hysterie erweist sich als Maskierung einer strukturellen Ich-Störung.

2. Wie kann die Verbindung von struktureller Ich-Entwicklung und dynamischer Triebverarbeitung aussehen?

Der Konflikt, der der hysterischen Symptomatik zugrundeliegt, ist ein ödipaler. In der Entwicklung muß es also schon zu einer Differenzierung des psychischen Apparats in die Instanzen Es, Ich, Über-Ich und zu einer stabilen Subjekt-Objekt-Abgrenzung gekommen sein, und das "ödipale Dreieck" muß die Dominanz der Dualbeziehung abgelöst haben. Sind diese Entwicklungsschritte erfolgt, so kann es zu inneren Konflikten kommen, die als "reine Hysterie" diagnostiziert werden können (vgl. de Boor/Moersch, 278).

Bei einer Fixierung an die frühe Mutter-Kind-Beziehung kommt es dagegen zu mangelhafter Subjekt-Abgrenzung und zu Selbstzerstörungen. Sie können verschiedene Formen und Schweregrade haben.

(a) Bei der von Kernberg (1979) u. a. fest umrissenen Borderline-Störung läßt die strukturelle Ich-Störung nur wenig an Weiterentwicklung von psychischem Ausdruck und Abwehrmöglichkeiten in Richtung auf ödipales Erleben hin zu. Die Objektbeziehungen bleiben auf Teilobjekte (gute und böse Mutter) gerichtet und bewegen sich auf bedürfnisbefriedigendem Niveau. Die Objektkonstanz (die Verbindung der Teilrepräsentanzen von Objekten, von aggressivem und libidinösem Erleben im Selbst) ist also nicht erreicht. Frühe, primitive Abwehrmaßnahmen des Ich (Spaltung, primitive Projektion etc.) herrschen vor.

(b) Die narzißtisch gestörten Persönlichkeiten können im Grunde ein kohärentes Selbst und kohärente idealisierte archaische Objekte errichten (Kohut 1976). Ihre Objektbeziehungen haben zwar das Stadium der Objektkonstanz erreicht, sind aber deutlich durch die symbiotische Dualbeziehung gefärbt. Das kommt in der Neigung zu Idealisierung und Entwertung des Liebesobjekts und zu daraus resultierendem Enttäuschungs- und Kränkungserleben zum Ausdruck. Auch hier ist also die Weiterentwicklung zum Erleben einer Dreierbeziehung erschwert.

(c) Der Schweregrad der Selbststörung läßt sich am ehesten an dem Fortschritt erkennen, den die Entwicklung des Ich zur Objektkonstanz hin genommen hat und an deren Stabilität.

Auch erworbene Objektkonstanz kann in einer Versuchungs- und Versagungssituation zu *regressiver Wiederbelebung* von Teilobjektbeziehungen und narzißtischer Bezogenheit auf das symbiotisch vorgestellte Liebesobjekt führen. Idealisierungs-, Spaltungs- und Spiegelungsphänomene in der Übertragung sind dafür Anzeichen. Der Ödipuskomplex bekommt dadurch eine entsprechende Färbung.

Bei Patienten mit Borderline-Zügen wird er mit aggressiven Triebderivaten überbesetzt und mit Todeswünschen und entsprechend intensiver Angst vor Rache und Kastration erlebt (Rohde-Dachser 1979, 487).

Ein Kind, das mit einer narzißtischen Fixierung an die Mutter in die ödipale Entwicklung eintritt, steht in Gefahr, nicht in angemessener Weise vom ersten Teil der phallischen Phase, der phallisch-narzißtischen Phase, zum zweiten Teil, der ödipalen Phase fortzuschreiten (Edgcumbe and Burgner 1975). Es wird also an der Zweierbeziehung zur Mutter festgehalten und erlebt diese äußerst ambivalent.

Seine Objektbeziehungen sind nämlich häufig durch Interaktionen auf phallisch-narzißtischem Niveau geprägt, z. B. durch die Unfähigkeit zu einem wechselseitigen Kontakt unter Berücksichtigung der realen Qualitäten und Eigenschaften des Objekts, eine Neigung, das Objekt nur als Quelle von Bewunderung oder Verachtung zu benutzen, eine Betonung von exhibitionistischen oder voyeuristischen Verhaltensweisen in der Beziehung zum Objekt, eine ständige phallisch-rivalisierende Interaktion mit dem Objekt.

Betrachtet man die "hysterischen Charaktere" unter dieser Berücksichtigung der phallisch-narzißtischen Erlebnisebene, so ist viel von dem, was oft als oral-anspruchliches Verhalten bei Hysterikern beschrieben wird, besser verständlich als Manifestation von phallisch-narzißtischen Ansprüchen nach Bewunderung und narzißtischen Stützen durch das Objekt (Edgcumbe and Burgner 1975, 177f).

3. Wie baut in unserem Beispiel die ödipale Entwicklung auf die frühangelegte Störung auf?

Das "nicht wahrgenommene" Kind mußte als braves, unauffälliges Mädchen den Interessen der Mutter dienen, die durch die eigene Genese selbst narzißtisch bedürftig war und häufig tatsächlich oder gefühlsmäßig (Depressionen) abwesend war. Nur durchbruchshaft konnte das Kind seine narzißtische Wut über das Alleingelassensein offenbaren (destruktive Handlungen). Eine relativ konfliktfreie Entwicklung von der Symbiose über Loslösung und Wiederannäherung zur Individuation (Mahler 1972) war ihr als narzißtische Stütze der Mutter verwehrt.

Auf dieser strukturellen Grundlage war der Schritt von der oben beschriebenen phallisch-narzißtischen Phase in die ödipale Phase ebenfalls erschwert. Die ohnehin schon deutliche Ablehnung der sexuellen Identität durch den Vater verschärfte sich durch die Geburt des Bruders (im 5. Lebensjahr des Mädchens). Eine ödipale Dreiecksbeziehung konnte deshalb nicht voll erlebt und verarbeitet werden. Das Mädchen blieb an der Dualbeziehung zur Mutter fixiert. Diese phallisch-narzißtische Fixierung im Erleben des Kindes war auch im Behandlungsverlauf zu beobachten und zeigte sich im Mangel an realistischer Einschätzung des Objektes, der Neigung, das Objekt nur als Quelle von Bewunderung oder Verachtung zu sehen und in verschärften exhibitionistischen und phallisch-rivalisierenden Haltungszugen.

Man kann die Störung dieses Kindes daher als eine "phallisch-narzißtische Neurose" einordnen.

4. Welche diagnostischen Mittel gibt es zur Feststellung struktureller Ich-Störungen hinter einem neurotischen Symptombild?

Die enge Verflochtenheit der Störungsquellen macht neben der Aufmerksamkeit gegenüber äußeren Phänomenen und der Erforschung des metapsychologischen Hintergrundes besonderes Gespür für die Gefühlsnuancen der kindlichen Impulse und Wünsche nötig. Insbesondere die Gegenübertragung des Therapeuten ist das Instrument für deren Wahrnehmung. Im Fallbeispiel sind die Gefühle von Ohnmacht und Angst vor dem Chaos und die Sehnsucht nach therapeutischer Omnipotenz angedeutet worden. Die Reaktion einer Arbeitsgruppe der Tagung DGPPT/VKJP in Göttingen 1981 gleicht in erstaunlicher Weise den Empfindungen der

Therapeutin. Dabei waren auch wechselhafte Empfindungen der Teilnehmer von kritischer Entwertung der Therapie zu Bewunderung der Therapeutin auffällig. Als wichtigstes diagnostisches Kriterium wurde von den Teilnehmern die Übertragung des Kindes als starke Sehnsucht nach einer engen narzißtisch-symbiotischen Bindung und als gleichzeitige starke Angst vor ihr herausgearbeitet.

Borderline-Störungen im Kindesalter (1994) [1]

Zwischenergebnisse[2] einer empirischen Untersuchung

Zusammenfassung

Die vorliegende Arbeit referiert die Ergebnisse einer Befragung von Kinderpsychotherapeuten und Kinderpsychiatern. Auf der Basis von 191 Fällen lassen sich Borderline-Kinder wie folgt charakterisieren: Sie weisen schwere psychosoziale Belastungen und traumatische Ereignisse in der Genese auf und können – bei vielfältiger, neurotischer Symptomatik – durch diskrepante Entwicklung, Selbstwertstörung, Aggressivität und Impulsivität, angstvoll klammernde Beziehungen sowie Kontaktprobleme mit Gleichaltrigen charakterisiert werden.

Die Ergebnisse könnten die Grundlage für ein diagnostisches Instrument liefern, analog den Kriterien für erwachsene Borderline-Patienten im DSM-III-R.

The author charaterizes so called "borderline children" on the basis of 191 case studies referring to the results of a survey of child therapists and child psychiatrists. "Borderline children" show severe psychosocial strain and traumatic experiences, and can be characterized by discrepant development, narcissistic pathology, aggressivity and impulsiveness, clinging relationsships as well as contact problems with children of the same age.

The results for the 191 case studies may offer a diagnostic instrument similar to the DSM-II-R profile for adults.

1 Vorbemerkung

Vielen Kinderpsychotherapeuten und Kinderpsychiatern sind Kinder bekannt, die extreme Ängste haben, bei Frustrationen altersunangemessen reagieren, impulsiv, aggressiv und häufig selbstschädigend agieren, zwischen Größenphantasien und Selbstwertproblemen schwanken, Schwierigkeiten im Umgang mit der Realität haben und zwischen verschiedenen Entwicklungsniveaus pendeln. Diese Kinder können in der psychotherapeutischen Behandlung nicht wie neurotische Kinder ihre Konflikte in der Übertragungsbeziehung zum Therapeuten wiederbeleben und sie in der Phantasie und mit Hilfe deutender Interventionen bearbeiten, weil ihre mangelnde Symbolisierungsfähigkeit diese Art klassisch-analytischen Arbeitens nicht zuläßt. Stattdessen inszenieren sie ihre Störungen durch Impulshandlungen, Aktionen oder Somatisierungen. Psychotische Episoden mit kurzfristigem Verlust

[1] Veröffentlicht in: Analytische Kinder- und Jugendlichen-Psychotherapie 25 (1994), 5-39

[2] Das Endergebnis der empirischen Untersuchung samt allen Rohdaten, Tabellen, Faktorenanalysen, SPSS-Systemdateien usw. ist dokumentiert in der 236-seitigen Dissertation von Barbara Diepold, die unter dem Titel " Borderline Entwicklungstörungen bei Kindern" als Microfiche in wissenschaftlichen Bibliotheken und als pdf-Dateien im Internet verfügbar ist (www.diepold.de/barbara/diss).

der Realitätsprüfung machen eine Abgrenzung zur Psychose schwierig. Häufig bekommen sie die Diagnose "Borderline", die sie als Grenzgänger zwischen Neurose und Psychose kennzeichnet.[3]

2 Zur Geschichte der Borderline-Forschung bei Kindern

Die ersten grundlegenden Arbeiten erschienen vor fast 50 Jahren in Amerika, etwa zeitgleich mit ersten Arbeiten zu Borderline-Störungen bei Erwachsenen. Die Autoren, Psychoanalytiker und zugleich Kinderpsychiater, vollzogen vor allem die Abgrenzung zu den Psychosen. Geleerd (1945, 1946 und 1958) beschrieb eine Gruppe von Kindern, die zeitweilig psychotisch waren, aber insgesamt an einer milderen Form der Psychose zu leiden schienen, deren Ätiologie sie in einer pathologischen Entwicklung der Objektbeziehung mit der Mutter sah. Auch Mahler et al. (1948) stellten in einer Arbeit über Psychosen einen "gutartigeren" psychotischen Fall ("more benign psychosis") mit neuroseähnlichen Abwehrmechanismen vor. Wichtige und heute noch aktuelle Gesichtspunkte wurden von Weil (1953a, 1953b und 1956) in die Diskussion eingebracht: Sie forderte bei schweren psychischen Erkrankungen zu einer mehrdimensionalen Betrachtungsweise auf, die neben der krankmachenden Wirkung pathologischer Beziehungsmuster und traumatischer Lebenssituationen auch biologische Beeinträchtigungen in Betracht ziehen sollte. Ekstein/Wallerstein (1954 und 1956) arbeiteten als erste mit dem Begriff "Borderline-Kinder", beschrieben viele Ähnlichkeiten mit erwachsenen Patienten und unterschieden sie durch einen raschen Wechsel des Niveaus der Ich-Zustände und der Objektbeziehungen.

In der Folgezeit wurden in wichtigen Arbeiten die Phänomenologie, Psychodynamik und Therapie beschrieben (A. Freud 1956 (veröffentlicht erst 1969, deutsch 1980); Rosenfeld/Sprince 1963 und 1965; Engel 1963; A. Frijling-Schreuder 1969; Chethik/Fast 1970; Pine 1974). Übereinstimmend sehen die Autoren die Borderline-Störung bei Kindern als eine Entwicklungsstörung der Objektbeziehungen des Kindes und seines Ich mit den unterschiedlichen Funktionen.

In den achtziger Jahren erschienen neben psychodynamisch orientierten Arbeiten (Chethik 1979 und 1986; Holder 1981; Pine 1983 und 1986; Meissner 1984; Bürgin 1988;) zunehmend mehr Untersuchungen, in denen das Krankheitsbild deskriptiv erfaßt und klassifiziert wurde. Durch Vergleiche mit ähnlichen Krankheitsbildern sollte die Borderline-Störung genauer abgegrenzt werden (Vela et al. 1983, Petti/Vela 1990). Neurokognitive Beeinträchtigungen wurden als ätiologische Faktoren in Betracht gezogen. (Wergeland 1979; Aarkrog 1981; Petti/Law 1982; Bemporad et al. 1982; Marcus et al. 1983; Gualtieri et al. 1983; Cohen et al. 1983; Palombo/Feigon 1984; Petti/Vela 1990) Insgesamt ist das Forschungsspektrum breiter geworden, weil neben weiterhin beforschten psychodynamischen Gesichtspunkten klassisch-psychiatrische Fragestellungen untersucht wurden.

[3]"Grenzfallkinder" lautet der Titel der deutschen Übersetzung eines Buches von R. Ekstein mit dem Originaltitel "Children of Time and Space of Action and Impulse. (1966, deutsch 1973)

3 Gegenwärtiger Forschungsstand

Es gibt keine einheitliche Sicht der Borderline-Störung, sondern sie ist von den jeweils unterschiedlichen fachspezifischen Vorannahmen abhängig. Folgende Akzentsetzungen haben sich herausgestellt:

Borderline-Persönlichkeitsstörung. Entsprechend dem deskriptiven Zugang der Psychiatrie arbeiten viele Kinderpsychiater mit dem Konzept der Borderline-Persönlichkeitsstörung (Borderline personality disorder, BPD), die deskriptiv von anderen Persönlichkeitsstörungen abgegrenzt wird und in das offizielle amerikanische Diagnoseschema, den DSM-III-R (American Psyciatric Assosciation 1989), und die ICD-10 (Weltgesundheitsorganisation 1991) als eine valide psychiatrische Diagnose eingegangen ist. (Petti/Vela 1990, Shapiro 1990, Gualteri et al. 1987).[4] Borderline-Störungen werden nach dem DSM-III-R erst nach Abschluß der Adoleszenz diagnostiziert, sie "sollten aber bei Kindern und Adoleszenten – eher als ähnliche Kindheitsstörungen – diagnostiziert werden, wenn die Kriterien der Persönlichkeitsstörung vorliegen, die Störung durchdringend und anhaltend ist und es unwahrscheinlich ist, daß sie nur auf eine Entwicklungsstufe begrenzt ist." (S. 336, eigene Übersetzung) Die in diesem Zitat angesprochenen Kriterien für das Vorliegen einer Borderline-Störung sind instabile zwischenmenschliche Beziehungen mit Schwankungen zwischen Idealisierungen und Entwertungen, Impulshandlungen, heftige, wechselnde Affektzustände mit aggressiven Durchbrüchen, Suizidalität, Identitätsstörung, chronische Gefühle von Leere und Langeweile und die Unfähigkeit zum Alleinsein. Nach dem DSM-III-R können Kinder unter den genannten besonderen Bedingungen die Diagnose "Borderline-Persönlichkeitsstörung" bekommen.

Psychotischer Charakter. Durch Winnicott (1952) wurde die Borderline-Störung als eine im Kern psychotische Störung beschrieben, bei der die Kinder durch ihre Abwehrleistungen eine neurotische oder psychosomatische Symptomatik entwickeln und nur selten psychotisch werden. Ähnlich hat Frosch erwachsene Borderline-Patienten in seinen Arbeiten über den psychotischen Charakter charakterisiert. (1964 und 1988)

Schwere Selbststörung. Palombo (1982, 1983 und 1985) definiert das Borderline-Konzept für Kinder auf der Grundlage der Selbstpsychologie Kohuts (1971 und 1977). Er hält schwere Defizite des Selbstgefühls, die sich in einem Mangel an Selbstkohäsion zeigen, und die häufig mit neurokognitiven Defiziten einhergehen, für diese Störung konstitutiv und weitet die Behandlungskonzepte der Selbstpsychologie auf Borderline-Störungen bei Kindern aus. Auch Spiel/Spiel (1987) halten die Borderline-Störung für eine Störung des Selbst.

---

[4]Interessant ist, daß die genannten Autoren zwar mit diesem psychiatrisch deskriptiven Borderline-Begriff arbeiten, ihn aber als eine diagnostische Einheit für Kinder ablehnen, weil qualitative Unterschiede in der Symptomatik zwischen Kindern und Erwachsenen bestünden und andere DSM-III-R Diagnosen die Störungen der Kinder besser beschrieben. Der Begriff "Borderline" taucht wegen der Problematik der Diagnose einer Persönlichkeitsstörung bei Kindern in den meisten deutschsprachigen Lehrbüchern für Kinder und Jugendpsychiatrie nur am Rande auf (Corboz et al. 1988; Eggers et al. 1989; Remschmidt/Schmidt 1985). Spiel/Spiel (1987) beschreiben das "Borderline-Syndrom" in einem Kapitel über Persönlichkeitsentwicklungsstörungen als eine Störung des "Selbst", die durch Identitätsdiffusion, mangelhafte Realitätsprüfung und archaische, primitive Abwehrmechanismen charakterisiert ist. (S. 266f.) In Steinhausen 1988 kommt der Begriff nicht vor.

Borderline-Persönlichkeitsorganisation. Diese Sicht der Borderline-Störung, vor allem von Kernberg (1970 und 1975) als eine strukturelle Störung des Ich konzeptualisiert und als eine Charakterstörung auf mittlerem bis niederem Organisationsniveau bezeichnet, ist unter Psychoanalytikern am häufigsten. Es handelt sich dabei nicht um einen Grenzbereich zwischen Neurose und Psychose, sondern um eine eigenständige Einheit mit deskriptiven und psychodynamischen Elementen aus beiden Bereichen. (Hoffmann 1990, S. 20) Die Abgrenzung zwischen Ich, Über-Ich und Objekten gelingt nicht, primitive, sadistische Über-Ich-Anteile werden projiziert, die Abwehr besteht vorwiegend aus Spaltung, die Selbst- und Objektbilder sind dementsprechend entweder "gut" oder "böse", und Triebimpulse werden direkt ausgelebt.

Wenn auch die strukturellen Grundlagen für Erwachsene und Kinder gleich sind, erfolgen doch die Konzeptualisierungen für Kinder mit besonderen Akzentsetzungen: Pine (1974, 1983 und 1986) versteht "Borderline" als ein Konstrukt, das dem Konstrukt "Neurose" vergleichbar ist. Borderline-Kinder werden durch Entwicklungsdefizite, frühes Trauma und bestimmte Coping-Mechanismen charakterisiert und durch verschiedene Subgruppen unterschieden. Auch Chethik (1979 und 1986) bildet zwei Subgruppen: er unterscheidet typische Borderline-Kinder von besser strukturierten Borderline-Kindern (highly functioning b.c.). In seiner Monographie "Das Borderline Spektrum" beschreibt Meissner (1984) eine Modellvorstellung über Borderline-Störungen, die m.E.auch für Kinder klinische Relevanz hat: Entlang eines hysterischen und eines schizoiden Kontinuums finden sich Störungen mit unterschiedlichem Schweregrad. Das hysterische Kontinuum, durch affektive Labilität und Desorganisation gekennzeichnet, hat im hysterischen Charakter seine höchste Organisationsstufe, es folgen die primitive Hysterie, die dysphorische Persönlichkeit, der psychotische Charakter und die Pseudoschizophrenie auf der niedrigsten Stufe der strukturellen Organisation. Das schizoide Kontinuum, bei dem die rigide Charakterstruktur und das Rückzugsverhalten zunehmen, geht vom Zwangscharakter als höchster Organisationsform aus und endet auf dem Weg über die "Als-ob-Persönlichkeit" und das "Falsche Selbst" bei der schizoiden Persönlichkeit. Bemporad et al. (1981, 1982) wollen insbesondere den Entwicklungsbedingungen der Kinder Rechnung tragen. Eine Gruppe diagnostischer Kriterien, zu denen die Fluktuation des Funktionsniveaus, die unzureichende Angstbewältigung, gestörte Beziehungen zu Erwachsenen und Gleichaltrigen, Kontrollverlust und eine Reihe begleitender Symptome gehören, charakterisiert Borderline-Kinder. Für die Diagnose sind aber nicht einzelne Symptome entscheidend, sondern die gesamte "Gestalt" muß berücksichtigt werden.

4 Forschungsdesiderate und Ziel der Untersuchung

Es liegt eine Vielfalt unterschiedlicher Ansätze vor, die eine Diskussion zwischen den verschiedenen Fachrichtungen schwierig macht. Neben einer Bestandsaufnahme der Literatur möchte ich in meiner Arbeit verschiedene Sichtweisen integrieren, weil ich davon ausgehe, daß das Krankheitsbild nicht allein dynamisch zu erklären ist, sondern in der Regel auch biologische und hereditäre Faktoren mitbestimmend sind. Einen Ansatz für meine Untersuchung finde ich in der Diskussion zwischen Paulina Kernberg und Shapiro (1990) zur Frage, ob das Problem "Borderline-Störung bei Kindern" inzwischen gelöst sei. Kernberg bejaht dies, weil sie die Persönlichkeitsentwicklung auf einem Kontinuum von der frühen Kindheit bis ins hohe Alter sieht; entsprechend dieser Vorannahme können bereits Kinder

Persönlichkeitsstörungen haben. Sie erklärt die Borderline-Störungen psychodynamisch und versucht die therapeutischen Möglichkeiten zu verbessern. Shapiro dagegen verneint die Frage: Er argumentiert klassisch psychiatrisch und konstatiert ein Überlappen mit verschiedenen anderen Störungen. Er vermißt empirische Untersuchungen, die die Grenzen des Krankheitsbildes wirklich belegen. Daher fordert er, eine große Gruppe ernster, nichtpsychotischer Störungen zu sammeln und dann zu systematisieren. Man würde so zu einem Katalog von Kriterien kommen und sehen, was für ein Konstrukt sich ergebe. Danach solle die Validität dieses Konstruktes überprüft werden.

Hier setzt die vorliegende empirische Untersuchung an: Sie befragt eine größere Stichprobe von Therapeuten[5], die "Borderline"-Kinder behandelt haben. Da der Begriff "Borderline" wegen der Gefahr der Präjudizierung von manchen Therapeuten vermieden wird, wurde die Fragestellung auf Kinder mit vergleichbaren Störungen ("frühe Beziehungsstörungen", "strukturelle Ich-Störungen", "Identitätsstörungen", "Ich-Devianz") ausgeweitet.

Die Frage nach den Charakteristika von Borderline-Kindern wird also auf dem Wege über die Einschätzungen der Therapeuten zu beantworten versucht. Das ist legitim, weil in die Diagnosen sowohl theoretisches Wissen als auch klinische Erfahrung eingeht. Da es in der jeweiligen Diagnosestellung zu einer Verknüpfung dieser beiden Bereiche kommt, könnte eine Erhebung Subjektiver Theorien[6] von Therapeuten über Borderline-Kinder die theoretischen Erkenntnisse über diese

[5]Wenn im weiteren von "Therapeuten" gesprochen wird, sind damit sowohl die analytischen Kinder- und Jugendlichenpsychotherapeuten als auch die Kinder- und Jugendpsychiater gemeint, die sich an der Befragung beteiligt haben. Ihnen sei an dieser Stelle herzlich für Ihre Mitwirkung gedankt!

[6]Die klinische Einschätzung eines Patienten ist weder in der Psychiatrie noch in der Psychotherapie eindeutig und intersubjektiv verbindlich . Es kommt dabei zu einem komplexen Zusammenspiel von Wissen auf verschiedenen Ebenen und Schlußbildungen, deren Endergebnis man als die "Subjektive Theorie" des Diagnostikers über diesen Patienten bezeichnen könnte. Subjektive Theorien beinhalten das Wissen, die Vorstellungen, Auffassungen und Meinungen zu bestimmten Sachverhalten eines Menschen, die für ihn relevant sind. Sie sind nach Groeben et al. (1988, S. 19) komplexe Aggregate von Konzepten mit impliziter Argumentationsstruktur, und zwar sowohl deduktiv-analytische Schlußformen als auch solche, die neues "Wissen generieren". Zwischen "Subjektiven Theorien" und "Objektiven Theorien" besteht ein enger Zusammenhang in Form einer Strukturparallelität. Um Subjektive Theorien zu erforschen, müssten in Parallelität zu wissenschaftlichen Theorien inhärente Konzepte wie subjektive Problemstellungen, Konstrukte, Erklärungen, Prognosen erfaßt werden. Zwischen beiden Theoriesystemen besteht ein Austausch, und es kann dabei zu Veränderungen der objektiven Theorie kommen, in dem Sinne, daß es zu einer Angleichung der objektiven Theorie an die subjektive kommen muß, um sie für Anwender akzeptabler zu machen. Optimalerweise findet zwischen beiden gegenseitige Kritik statt. Wegen ihrer hohen Rationalität können subjektive Theorien als objektive wissenschaftliche Theorien übernommen werden (vgl. Groeben et al. 1988, S. 309)

"Weil Psychisches, also die Inhalte des Erlebens und Bewußtseins, nur dem einzelnen Subjekt direkt zugänglich ist, können darüber subjektive Theorien leichter und auf einer umfassenderen Grundlage ausgebildet werden, als es der Wissenschaft möglich ist. Da außerdem Wissensbestände über psychische und soziale Gegebenheiten für die alltägliche Lebensgestaltung von großer Bedeutung sind, und das Individuum auf einen reichen Erfahrungsschatz zurückgreifen kann, sind subjektive Theorien in diesem Bereich zumindest potentiell differenzierter und untereinander im höherem Maße vernetzt als objektive wissenschaftliche Theorien." (Becker/Oldenbürger/Piehl 1987, S. 460)

Störung voranbringen.[7] Eine besondere Chance dieser Untersuchung besteht zusätzlich darin, daß Erkenntnisse über ätiologische Bedingungen der Störung auf direktem Wege gesammelt werden, weil Kindertherapeuten das familiale Umfeld ihrer Patienten recht genau kennenlernen und so direkte Erkenntnisse über die Psychogenese einer Borderline-Störung erhalten, die sonst nur auf dem Wege der Erinnerungen erwachsener Patienten an ihre Kindheit gewonnen werden.

Die Ergebnisse der Befragung sollen systematisiert werden, um auf diese Weise zu Charakteristika bezüglich der psychosozialen Lebensbedingungen, eventueller Traumata in den ersten Lebensjahren und der Symptomatik zu kommen, mit Hilfe derer die Borderline-Störung bei Kindern beschrieben werden kann. Das Ziel ist also ein Konstrukt über Borderline-Störungen bei Kindern auf empirischer Grundlage. Eine Prüfung der Validität des Konstruktes müßte folgen.

5 Untersuchungsmethoden

Es wurde aufgrund der neueren relevanten Literatur[8] ein ausführlicher vierseitiger Fragebogen entwickelt. Er enthält Fragen nach

* psychosozialen Daten der Patienten und ihrer Familien,
* traumatischen Ereignissen und Erkrankungen in den ersten drei Lebensjahren,
* begleitenden neurotischen oder psychosomatischen Symptomen,
* gesunden Anteilen des Patienten und
* nach dem Therapieverlauf.

Außerdem enthält der Fragebogen einen Abdruck der GAF-Skala zur Globalbeurteilung des Funktionsniveaus der Patienten aus dem DSM-III-R.

Kern des Fragebogens sind 50 Items, die sich auf verschiedene Aspekte der Borderline-Persönlichkeit beziehen: Wechselnde Ebenen des Entwicklungsniveaus; Umgang mit Angst, Aggressivität, Frustrationen, Gefühlen; Beziehungen zu Erwachsenen und Gleichaltrigen; biologische Beeinträchtigungen, Traumata in der Frühgenese; Selbststörung; Umgang mit der Realität.[9]

[7] Die Geschichte der Borderline-Forschung zeigt diesen Rückkopplungsprozeß. Das Ergebnis ist ein ständig sich verfeinerndes diagnostisches und therapeutisches Instrumentarium.

[8] insbesondere Bemporad et al. (1981); Bemporad et al. 1982; Bentivegnga et al. (1985); Bradley (1981); Chethic (1979); Cohen et al. (1983); Greenman et al. 1986; Gualtieri et al. (1983, 1987); Kernberg, P. F. (1982, 1983, 1990); Kestenbaum (1983); Lichtenberg (1990); Marcus et al. (1983); Ogata et al. (1990); Palombo (1985); Petti (1983); Petti/Vela (1990); Pine (1974, 1983, 1986); Shapiro (1983, 1990); Treffers/Meijer (1989); Vela et al. (1983); Verhulst (1984); Wenning (1990)

[9] Bei der Auswahl und der Formulierung der Items (vgl. die Tabelle auf S. 194) wurde berücksichtigt, daß eine diagnostische Klassifikation auf beobachtbaren Fakten und nicht auf Konzepten beruhen und die Symptomatik operational beschrieben werden sollte (Rutter 1965 und Rutter et al. 1975). Es wurde weitgehend auf metapsychologische Sprache verzichtet, um nicht durch die Art der Formulierung Mißverständnisse zu begünstigen, die die Güte der erhobenen Daten beeinflussen könnten. Auf diese Weise ist auch die Möglichkeit der Bearbeitung des Fragebogens durch Therapeuten verschiedener Fachrichtungen möglich. Lediglich das Item "Er/sie neigt zu Spaltungen" beinhaltet das psychoanalytische Abwehrkonzept und konnte nicht deskriptiv ohne einen Verlust an Substanz ausgedrückt werden. Die Frage, ob die Items das, was bei ihrer Konstruktion intendiert war, abbilden, also die Frage der Inhaltsvalidität, wurde in einer Vorbefragung mit 12 Therapeuten geprüft. Danach wurden Korrekturen durchgeführt.

Der Fragebogen wurde an alle analytischen Kinder- und Jugendlichen-Psychotherapeuten und an alle kinder- und jugendpsychiatrischen Einrichtungen in Deutschland mit der Bitte verschickt, ein 5- bis 14-jähriges Kind mit der Diagnose "Borderline-Syndrom", das "in der letzten Zeit" untersucht oder behandelt wurde, zu charakterisieren. Von ca. 900 ausgesandten Fragebögen wurden 205 ausgefüllt zurückgesandt, von denen 191 für die gewählte Altersgruppe in Frage kamen und in die Auswertung eingegangen sind. Der Rücklauf von mehr als 20 % ist erfreulich hoch angesichts der Tatsache, daß es sich um ein eher seltenes Krankenbild handelt und das Ausfüllen des Fragebogens einen zeitlichen Aufwand von bis zu 60 Minuten erforderte.

Die Daten der Fragebögen wurden mit dem Datenbankprogramm dBASE IV aufgenommen und mit den Statistikprogrammen SPSS PC+[10] und BMDP[11] weiterverarbeitet. Über die Berechnung von deskriptiven Statistiken (Mittelwert, Standardabweichung, Modalwert, Median u. a.) sowie T-Tests und nicht-parametrischen Verfahren für Mittelwertvergleiche hinaus wurden für den hier zu referierenden Teil der Ergebnisse Korrelations- und Faktorenanalysen über die 50 Items gerechnet. In einem nächsten Analyseschritt sollen aufgrund der Faktorscores der 191 Probanden Clusteranalysen durchgeführt werden, um Untergruppen von Borderline-Symptomen zu identifizieren. Darüber wird an anderer Stelle berichtet werden.

6 Ergebnisse

6.1 Psychosozialer Hintergrund

Um die besondere soziale Situation der Probanden zu verstehen, und um entscheiden zu können, ob es sich um eine Gruppe von Patienten mit besonderen Merkmalen handelt, sollen die sozialen Daten mit entsprechenden Daten aus zwei Einrichtungen verglichen werden, in denen psychisch gestörte Kinder und Jugendliche untersucht und behandelt werden, dem Zentrum für Einzel- und Familienberatung in Seesen (ZEF) und der Poliklinik für Kinder- und Jugendpsychiatrie an der Universität Göttingen.[12] Das ZEF ist in einer Kleinstadt mit ländlichem Einzugsbereich angesiedelt, die Poliklinik in einer kleineren Großstadt. Die beiden Institutionen werden von Kindern, Jugendlichen und ihren Eltern in Anspruch genommen, die an Störungen im psychischen, psychosomatischen und neurokognitiven Bereich leiden. In die vorliegende Untersuchung wurden zum Vergleich mit der Borderline-Stichprobe alle Kinder zwischen 5 und 14 Jahren aufgenommen, die in den Jahren 1990 und 1991 in den beiden Institutionen untersucht, beraten oder behandelt worden sind. Es sind 224 Kinder aus dem ZEF und 990 Kinder aus der Kinderklinik.

Der Vergleich des familialen Hintergrundes der "Borderline-Stichprobe" mit den Kindern der Vergleichsgruppen soll die Frage beantworten, ob es sich bei den Borderline-Kindern um eine Gruppe mit besonderen sozialen Merkmalen handelt.

---

[10] Superior Performing Software Systems; früher: Statistical Package for the Social Sciences

[11] BMDP Statistical Software

[12] Ich danke dem Leiter, Herrn Prof. Dr. F. Specht und Herrn OA Dr. C. Höger für die freundliche Unterstützung bei der Beschaffung der Daten aus der Poliklinik, und der Leiterin des Zentrums für Einzel- und Familienberatung Seesen Frau Dipl. Psych. G. Feldmann-Bange und Herrn S. Jürgenliemk für die freundliche Hilfe bei der Datenbeschaffung aus Seesen.

Die Geschlechtsverteilung der Borderline-Gruppe, die Altersverteilung und die Schichtzugehörigkeit[13] unterscheidet sich nicht wesentlich von den beiden Vergleichsgruppen.

Geschwisterzahl

32% der Borderline-Kinder sind Einzelkinder gegenüber 20% (ZEF) und 21% (Poliklinik). Der Unterschied hängt vermutlich mit der instabilen Lebenssituation der Borderline-Kinder zusammen, wie weiter unten gezeigt werden wird.

Aufenthaltsort der Kinder

bei	*Eltern*	*Elternteil*	*Fremden*
Borderline	36%	39%	24%
ZEF	64%	30%	5%
Poliklinik	69%	21%	8%

Borderline-Kinder leben signifikant häufiger als die Kinder aus den Vergleichsgruppen außerhalb ihrer Herkunftsfamilien (Adoptivfamilien, Pflegefamilien, Heimen). Sie haben also häufiger Trennungen von ihren primären Bezugspersonen und von ihrer Wohnumgebung erlebt, als die anderen Kinder. Diesen Trennungen sind in der Regel bedeutsame Ereignisse, wie Tod der Eltern, Dissozialität oder Suchterkrankungen, Unfähigkeit zur Erziehung, Mißhandlung oder sexueller Mißbrauch, vorausgegangen.

Psychogene Erkrankungen bei Eltern oder Großeltern[14]

Neurosen und Persönlichkeitsstörungen	47,6%
Suchterkrankungen	24,1%
Affektive Erkrankungen	17,8%
Dissozialität	14,1%
Psychosen	12,0%
dem Therapeuten unbekannt	25,7%

Borderline-Kinder kommen aus Familien, in denen die Eltern und/oder Großeltern an schweren psychogenen Erkrankungen leiden: In der Hälfte der Familien gibt es neurotische Erkrankungen bzw. Persönlichkeitsstörungen, ein Viertel der Kinder kommt aus Familien mit einer Suchterkrankung, auch affektive Erkrankungen,

[13] Die soziale Schichtzugehörigkeit wurde nach Kleining/Moore (1968) untersucht.

[14] Leider sind bei den folgenden Daten die Borderline-Kinder nicht mehr mit den Kindern aus dem ZEF und der Poliklinik zu vergleichen, weil die Daten der Institutionen unter anderen Fragestellungen erhoben wurden.

Dissozialität und Psychosen sind häufig. Bei einem Viertel der Fälle sind dem Therapeuten keine psychogenen Erkrankungen der Eltern oder Großeltern bekannt. Wahrscheinlich handelt es sich hier um die fremd untergebrachten Kinder, bei denen häufig keine Informationen über die Ursprungsfamilien vorliegen. Weniger als 1% der Familien ist ohne Befund. Dagegen gibt es in vielen Familien Mehrfacherkrankungen.

Mißhandlungen und sexueller Mißbrauch

Bei 34% der Borderline-Kinder gibt es Hinweise auf körperliche Mißhandlungen. Bei 18% der Borderline-Fälle gibt es Hinweise auf sexuellen Mißbrauch. Bei beiden Zahlen muß man – anders als bei erwachsenen Patienten – mit einer hohen Dunkelziffer rechnen.

Von Mutter und Vater erwünscht

33% der Borderline-Kinder waren von den Müttern nicht erwünscht; bei den Vätern betrug dieser Wert 41%.

6.2 Traumatische Erfahrungen

Auf die Frage nach Krankheiten, organischen Beeinträchtigungen, traumatischen Ereignissen im familialen Umfeld in den ersten drei Lebensjahren gab es insgesamt 92 unterschiedliche Nennungen. In drei Kategorien zusammengefaßt, ergeben sich folgende Traumata:

gestörte Beziehungen	80%
Erkrankungen	38%
Behinderungen	19%

Etwas weiter aufgeschlüsselt, wurden folgende Situationen von den Therapeuten als besonders traumatisch für den Patienten eingeschätzt:

Trennungen von den Eltern	24%
Erkrankungen der Eltern	21%
Trennung der Eltern	21%
wechselnde Bezugspersonen	21%
heftiger Streit in der Familie	19%
Klinikaufenthalte	17%
soziale Isolation der Familie	14%
häufige Infektionskrankheiten	12%
Umzug und/oder Sprachwechsel	12%
Alkoholismus in der Familie	11%
Frühgeburt	10%

6.3 Zur Symptomatik

Insgesamt sind auf die Frage "Er/sie leidet an folgenden neurotischen oder psychosomatischen Symptomen (bitte aufzählen)" eine Fülle von verschiedenen Symptomen genannt worden. Die wichtigsten sind:

Heftige Aggressionen	56%
Kontaktstörung	42%
Ängste	39%
Schulschwierigkeiten	34%
Autoaggressionen	22%
Enuresis	21%
Depression	19%
Dissozialität	16%
gestörte Motorik	16%
Eßstörung	14%
Schlafstörung	13%
Sprachstörung	11%

Mittelwerte und Verteilungen der Items zur Symptomatik

Die Therapeuten waren aufgefordert worden, auf einer Skala von 1 (stimmt) bis 4 (stimmt nicht) eine Reihe von Aussagen über das Borderline-Kind abzugeben. Die Werte wurden gemittelt.

Das Ergebnis zeigt die nächste Tabelle. Die Items sind dort in der Rangfolge der Mittelwerte geordnet, wobei für die Ergebnisdarstellung die im Fragebogen unterschiedliche Polung der Items rückgängig gemacht wurde. Je weiter der Mittelwert von dem neutralen Wert 2,5 (weder "stimmt" noch "stimmt nicht") liegt, umso aussagekräftiger ist er bezüglich der Charakterisierung von Borderline-Kindern. Den Grad dieser Wahrscheinlichkeit drückt die Spalte "Signifikanz"[15] aus. Bei der verhältnismäßig großen Stichprobe von 190 Probanden sind bereits Werte von 2,2 signifikant im statistischen Sinne, d.h., sie unterscheiden sich überzufällig vom neutralen Wert 2,5.

Von besonderem Gewicht für die Fragestellung der Untersuchung sind die Mittelwerte, die weit von 2,5 liegen. So haben z.B. 80% der Therapeuten die Aussage "Er/sie zeigt diskrepante Entwicklungslinien, z.B. zwischen intellektueller, motorischer und emotionaler Entwicklung" mit stimmt (= 1) bewertet, was zu einem Mittelwert von 1,25 geführt hat. Die Items, deren Mittelwert zwischen 1 und 2 liegt, charakterisieren in besonderer Weise das Borderline-Kind; es sind Diskrepanzen der Entwicklung, Pendeln zwischen verschiedenen Entwicklungsniveaus, Spaltungen, altersunangemessenes Verhalten, Aggressivität und Angst u. a. m. (Die Ausführungen zur Faktorenanalyse werden dies im einzelnen analysieren.)

[15] Signifikanz: die Übertretungswahrscheinlichkeit lt. Wilcoxon-Test für die Nullhypothese x=2,50. Es bedeuten "n.s." nicht signifikant (Übertretungswahrscheinlichkeit unter 95%), "*" signifikant auf dem 5-%-Niveau, "**" signifikant auf dem 1-%-Niveau, "***" signifikant auf dem 0,1-%-Niveau.

Auf der anderen Seite gibt es Aussagen, die deutlich oberhalb des neutralen Mittelwertes 2,5 liegen, das heißt, von den Therapeuten als nicht charakteristisch für Borderline-Kinder angesehen werden, so z.B. Sprachstörungen, suizidale Tendenzen oder gastrointestinale Störungen.

Dazwischen liegen Items, deren Mittelwerte um 2,5 herum liegen, also offenbar ebenfalls nicht zur Charakterisierung von Borderline-Kindern taugen. Allerdings darf das arithmetische Mittel nicht als alleiniges Maß gelten, denn ein neutraler Wert kann auch das Ergebnis von zwei Extremen (U-Verteilung) sein. Aus diesem Grunde enthält Tabelle 5 auch Angaben über Verteilungen. L-Verteilungen haben ein deutliches Extrem auf der 1 ("stimmt"), R-Verteilungen auf der 4 ("Stimmt nicht"). Die Anzahl der Antworten können gleichverteilt über alle 4 Werte streuen, wie z.B. beim Item "neigt zu Selbstverletzungen", oder sie können die Form einer Normalverteilung haben, mit geringen Häufigkeiten auf den beiden Extremen.

U-Verteilungen (d.h. mit hohen Werten auf beiden extremen Seiten), sowie die Kombination von Häufungen auf einem der Extreme und Normalverteilung bedürfen einer besonders gründlichen Analyse: Hinter ihnen könnten sich Untergruppen von Borderline-Patienten verbergen. Weitere Analysen werden solche Untergruppen ("Cluster") zu identifizieren haben.

Die 50 Items mit ihren Mittelwerten sind wenig übersichtlich. In einem zweiten Schritt wurde daher versucht, zusammengehörige Items zu finden, d.h. eine gemeinsame Struktur für die Einschätzungen der Therapeuten zu finden, um diese dann mit den inhaltlichen Ergebnissen der Tabelle auf der gegenüberliegenden Seite zusammenzuführen.

Faktorenanalyse

Im Folgenden wird untersucht, welche Zusammenhänge unter den einzelnen Variablen der Itemliste bestehen, die sich auf das Verhalten der Probanden, ihre Beziehungen und ihre psychische Befindlichkeit, also im weitesten Sinne auf ihr Entwicklungsniveau und ihre Symptomatik beziehen. Dabei ließe sich mit dem Fragebogenmaterial besser arbeiten, wenn die Vielzahl der 46 Items[16] in einer geringeren Zahl von Dimensionen zusammengefaßt werden könnte, weil man anhand eines überschaubareren Kataloges diskriminierender Symptome oder Auffälligkeiten Kinder leichter beschreiben könnte. Außerdem wären theoretische Vorannahmen über diesen Bereich besser zu überprüfen.

Weiterhin sind die Dimensionen nicht nur als Beschreibungen für die vorliegende Untersuchung brauchbar, sondern lassen auch den Vergleich mit anderen Untersuchungen zu, womit eine wissenschaftliche Verallgemeinerung der empirischen Befunde möglich wird (Clauß/Ebner 1975, S. 424). Man könnte Vergleiche mit anderen Diagnoseschemata vornehmen, z. B. dem DSM-III-R oder dem Symptomkatalog von Bemporad et al. (1982) und anderen.

[16]Vier Variablen, die sich auf anamnestische Daten beziehen, sind vor der Berechnung der Faktorenanalyse aus der Gruppe der 50 Variablen entfernt worden, weil sie keine Symptome beschreiben.

Symptome

Item	*N*	*x*	*s*	*Sig.*
zeigt diskrepante Entwicklungslinien	189	1.2487	.54241	***
pendelt zwischen versch. Entwicklungsniveaus	191	1.2932	.63071	***
neigt zu Spaltungen	184	1.3207	.66973	***
hat diskrepante Selbstvorstellungen	185	1.3243	.63648	***
verhält sich frustriert altersunangemessen	188	1.3777	.75355	***
leidet unter Selbstwertproblemen	188	1.4043	.83146	***
fordert Aufmerksamkeit von Erwachsenen	189	1.4127	.83733	***
pendelt zwischen Alter und Kleinkind	189	1.4392	.80738	***
Ehebeziehung der Eltern ist gestört	186	1.4409	.82478	***
zeigt Größenphantasieen	188	1.4574	.83589	***
Bedürfnisse müssen sofort befriedigt werden	188	1.4894	.79092	***
Angst schlägt in Aggressivität um	189	1.4921	.96546	***
neigt zu Wutausbrüchen	191	1.4974	.93962	***
ist seiner Identität nicht sicher	187	1.5080	.80569	***
Realitätsprüfung ist eingeschränkt	190	1.5789	.76399	***
Angst schlägt leicht in Panik um	188	1.5798	.87081	***
macht häufig entwertende Beschimpfungen	189	1.6667	.99467	***
kann sich nicht in eine Gruppe einfügen	189	1.6720	.89223	***
kann ängstigende Phantasien nicht kontrollieren	185	1.6811	.87905	***
Mutter kann sich nicht einfühlen	182	1.8846	1.0207	***
Vater kann sich nicht einfühlen	175	1.8914	1.1166	***
Trennungsangst ist stark	188	1.8936	1.1467	***
hat Mühe, sich zu konzentrieren	189	1.9259	1.0593	***
neigt zu anklammernden Beziehungen	187	1.9305	1.1409	***
lebt in einer Phantasiewelt	188	1.9415	.98208	***
äußert Wünsche	185	1.9568	1.1787	***
hat als Säugling viel geschrieen	168	2.0357	1.1628	***
zeigt kein Mitgefühl	186	2.0914	1.0741	***
zerstört Gegenstände	187	2.1070	1.1729	***
kann sich nicht vor Gefahren schützen	187	2.1497	.99948	***
Angst vor Verstümmelung und Vernichtung	179	2.1508	1.1090	***
kann nicht allein sein	188	2.1649	1.1184	***
keine Kontakte zu Gleichaltrigen	191	2.1885	1.0493	***

Ausgangspunkt für die Faktorenanalyse ist die Korrelationsmatrix, in der die Zusammenhänge zwischen den einzelnen Variablen abgebildet sind. Sie beschreibt den Grad des Zusammenhanges zwischen den einzelnen Variablen; das dabei benutzte Maß ist der Produkt-Moment-Korrelationskoeffizient, der Werte zwischen +1 und -1 annehmen kann.

Manche Items fragen ähnliche Sachverhalte ab. So besteht zwischen der Variablen 32 "Seine/ihre Angst schlägt leicht in aggressives Verhalten um" und der Variable

68 "Er/sie neigt zu Wutausbrüchen" eine hohe Korrelation (0,74). Das heißt: In vielen Fällen wurde die Variable 32 ähnlich angekreuzt wie die Variable 68. Andere haben nichts miteinander zu tun. So ist die Korrelation zwischen der Variable 66 "Er/sie zeigt keine Gefühle" und Variable 27 "Er/sie kann nicht allein sein" Null (0,01). Bei anderen Variablen stehen Sachverhalte im Gegensatz zueinander. Dies ist z.B. der Fall bei der Variable 66 "Er/sie zeigt keine Gefühle" und 32 "Seine/ihre Angst schlägt leicht in aggressives Verhalten um". Hier ist die Korrelation negativ (-0,13).

Ob und wie sich Ähnlichkeiten zwischen Items empirisch zusammenfassen lassen, läßt sich durch die Analyse der Korrelationsmatrix überprüfen, und zwar mit der Methode der Faktorenanalyse. Sie faßt Gruppen von Variablen in voneinander unabhängige (sog. orthogonale) "Faktoren" zusammen, auf denen das Gewicht der einzelnen in diese Faktoren eingehenden Variablen durch sog. "Ladungen" dargestellt wird. Auf diese Weise läßt sich die Vielfalt der Variablen auf einige wenige Dimensionen zusammenfassen und reduzieren. Damit wird die quantitative Beschreibung dieses Merkmalkomplexes in einfacher Form möglich (vgl. Clauß/Ebner 1975, S. 353).

Im folgenden werden die Ergebnisse der Faktorenanalyse[17] zur Symptomatik dargestellt. Die Darstellung erfolgt in drei Schritten: (1) Es werden die Variablen in absteigender Reihenfolge ihrer Ladungen[18] auf dem Faktor sowie mit ihren Mittelwerten aufgelistet, soweit die Ladung größer als 0,40 (16% erklärte Varianz) ist. (2) Der Faktor wird aufgrund der hochladenden Variablen inhaltlich erläutert. (3) Der Faktor wird in bezug auf Ursachen und psychodynamische Zusammenhänge interpretiert und anhand der Literatur diskutiert.

Faktor 1: Wut und Destruktion

* Er/sie neigt zu Wutausbrüchen. (Ladung (R) 0,78; Mittelwert (Mw.) 1,51)
* Seine/ihre Angst schlägt leicht in aggressives Verhalten um. (R: 0,78; Mw: 1,50)
* Er/sie zerstört Gegenstände. (R: 0,67; Mw: 2,11)
* Er/sie macht häufig entwertende Beschimpfungen. (R: 0,65; Mw: 1,67)
* Er/sie ist hyperaktiv. (R: 0,58; Mw: 2,31)
* Er/sie kann motorische Impulse nicht kontrollieren. (R: 0,58; Mw: 2,21)
* Er/sie zeigt Größenphantasien. (R: 0,50; Mw: 1,46)
* Seine/ihre Bedürfnisse müssen sofort befriedigt werden. (R: 0,50; Mw: 1,49)
* Er/sie äußert Wünsche. (R: 0,43; Mw: 1,96)

Fast alle Variablen beziehen sich auf aggressive Verhaltensweisen und auf die Schwierigkeiten, aggressive und motorische Impulse zu steuern. Die Kinder leiden unter heftigen inneren Spannungen, die sich in Wutausbrüchen ("temper tan-

[17] Es wurde (nach einer Reihe von Vor-Versuchen) die Hauptkomponenten-Methode mit Rotation nach Varimax gewählt; sie ergab die stabilsten und inhaltlich am besten interpretierbaren Lösungen. Nach dem Scree-Test ist eine 10-Faktor-Lösung möglich. Sie ergibt Faktoren in vergleichsweise guter Trennschärfe, die auch, wie zu zeigen sein wird, inhaltlich interpretierbar sind.

[18] Die Ladung ist ein Koeffizient (R), der angibt, in welcher Höhe die Variable mit dem Faktor korreliert. Der quadrierte Korrelationskoeffizient (R2) gibt an, welcher Anteil der Varianz der Variable vom Faktor erklärt wird.

trum") äußern, bei denen sie schreien, schimpfen und ihr Gegenüber auch körperlich attackieren. Häufig richtet sich die Wut gegen die Mütter, die für die heftigen inneren Spannungen verantwortlich gemacht werden, was jedoch die innere Spannung der Kinder noch erhöht, weil sie sich in der Regel in einer symbiotisch anklammernden Beziehung zu ihren Müttern befinden. Der Beziehungsmodus innerhalb dieses Rahmens von Aggressivität und Impulsivität ist durch ungeduldiges Fordern bestimmt. Die Frustrationstoleranz ist mangelhaft. Auf Nichterfüllung ihrer Bedürfnisse reagieren Borderline-Kinder in der Regel mit Wutausbrüchen. Die Kinder wirken agitiert und hyperaktiv. Ich nenne diesen Faktor "Wut und Destruktion".

Diskussion: Die Hyperaktivität beruht eventuell auf einer neurologischen Dysfunktion, die sekundär zu einer aggressiven Beziehungsgestaltung der Kinder in der Familie und der Schule führen kann. In den Faktor gehen zwei Variablen ein, die auf die narzißtische Problematik von Borderline-Kindern verweisen:[19] Die Impulsivität und Aggressivität drückt sich häufig in Größenphantasien mit aggressiven Inhalten aus, weil die Kinder zwischen ihrer realen Machtlosigkeit und ihren Macht- und Autonomiestrebungen einen Ausgleich schaffen müssen. In diesem Rahmen findet in der Regel eine Eskalation von Aggression und Gewalt statt, die in einem Chaos von Vernichtung und Destruktion endet.[20] Viele Kinder verlagern diese Phantasien aus der realen Umgebung in den Weltraum und setzen die geltenden Naturgesetze außer Kraft. In engem Zusammenhang damit stehen Entwertungen anderer, mit deren Hilfe in der Phantasie die eigene Größe aufrechterhalten und ein schwaches Selbstwertgefühl kompensiert werden kann. Insgesamt beschreibt der Faktor ein fordernd aggressives Triebgeschehen.

Faktor 2. Psychotische Episoden

* Er/sie denkt bizarr. (R: 0,74; Mw: 2,40)
* Es treten psychotische Zustände von kurzer Dauer auf. (R: 0,64; Mw: 2,96)
* Er/sie lebt in einer Phantasiewelt. (R: 0,64; Mw: 1,94)
* Seine/ihre Realitätsprüfung ist eingeschränkt. (R: 0,48; Mw: 1,58)
* Seine/ihre Interessen richten sich ausschließlich auf ein Gebiet.
(R: 0,45; Mw: 2,89)

Die verschiedenen Variablen beziehen sich auf die Fähigkeit zum Umgang mit der Realität, die im Vergleich zu neurotischen Kindern eingeschränkt ist und sich in bizarrem Denken und ausgeprägter Phantasietätigkeit zeigt.[21] Kurzfristig kann der Realitätsbezug verlorengehen, ein Kern von Ich-Funktionen bleibt jedoch intakt. Die auftauchenden psychotischen Zustände sind von kurzer Dauer. Von Frijling-Schreuder (1969) wird dieses Phänomen als "micro-psychosis" beschrieben, für das der rasche Wechsel zwischen neurotischem und psychosenahem Ich-Funktionsniveau charakteristisch ist.[22] Hervorgerufen werden die Ich-Regressionen durch

---

[19] Zur narzißtischen Dimension der Borderline-Störung bei Kindern vgl. Chethik/Fast 1970, Fast 1974. Die Autoren verweisen darauf, daß die Kinder noch der narzißtischen Erlebniswelt verhaftet sind und ein sicherer Umgang mit der äußeren Realität mißlungen ist.

[20] Vgl. Chethik 1979, S. 306.

[21] Vgl. Ekstein 1966, deutsch 1973.

[22] Vgl.: Ekstein/Wallerstein 1954,1956; Frijling/Schreuder 1969; Pine 1974, 1983, 1986; P. Kernberg zit. bei Blos 1987.

minimale Frustrationen, Zurückweisungen, Kränkungen oder Streß, weil dem Kind keine wirksamere Abwehr zur Verfügung steht. Ich nenne diesen Faktor "Pychotische Episoden".

Diskussion: Der rasche Wechsel zwischen einem mehr realitätsorientierten Verhalten und überbordender Phantasietätigkeit mit vorübergehendem Realitätsverlust unterscheidet Borderline-Kinder am deutlichsten von neurotischen und psychotischen Kindern. Die Regression auf psychotisches Niveau ist kein passiver Zerfall, sondern eine aktive Abwehroperation, die vorübergehend und reversibel ist, wenn die auslösende Konfliktsituation bewältigt ist.[23] Für das gestörte Denken der Borderline-Kinder ist eine unzureichende synthetische Funktion des Ich verantwortlich. Es zeichnet sich durch Verzerrungen und Konkretisierungen aus.[24] Trotz der Ähnlichkeit mit Denkgewohnheiten psychotischer Kinder haben Borderline-Kinder in der Regel keine Wahnbildungen, Halluzinationen oder ernsthafte, längerdauernde Verluste des Realitätsbezuges. Die Gedanken sind rasch fließend, aber die Grenze zwischen der Realität und der Phantasie ist unklar. Das Denken ist nicht fest im Sekundärprozeß verankert, sondern fällt häufig in primärprozeßhafte Mechanismen zurück.[25]

Faktor 3: Vernichtungs- und Trennungsangst

* Er/sie kann nicht allein sein. (R: 0,64; Mw: 2,16)
* Er/sie fordert die Aufmerksamkeit von Erwachsenen. (R: 0,58; Mw: 1,41)
* Seine/ihre Bedürfnisse müssen sofort befriedigt werden. (R: 0,54; Mw: 1,49)
* Er/sie neigt zu anklammernden Beziehungen. (R: 0,53; Mw: 1,93)
* Er/sie klagt oft über Langeweile. (R: 0,49; Mw: 2,26)
* Er/sie zeigt Angst vor Verstümmelung und/oder Vernichtung. (R: 0,47; Mw: 2,15)
* Seine/ihre Trennungsangst ist stark. (R: 0,43; Mw: 1,89)

Zu beobachten ist eine ängstliche Anklammerung der Kinder an ihre Bezugspersonen, von denen sie Aufmerksamkeit, Bedürfnisbefriedigung und Unterhaltung erwarten. Trennungen steigern die Angst. Wenn sie sich in der Beziehung sicher fühlen, dann verhalten sie sich relativ unauffällig und können beträchtliche Fähigkeiten und intellektuelle Leistungen entwickeln. Bekommen sie aber Kritik und Zurückweisung, dann reagieren sie mit extremer Angst, heftiger Wut und bizarrem Denken.[26] Obgleich Borderline-Kinder auf stabile Beziehungen angewiesen sind, in denen sie Schutz und Struktur bekommen, scheinen sie zu einer tragfähigen Bindung nicht fähig zu sein. Wenn in einer neuen Beziehung ihre Bedürfnisse besser befriedigt zu werden versprechen, tauschen sie eine alte Beziehung mit dieser

[23] Vgl. Rohde-Dachser 1979, S. 39.

[24] Ein siebenjähriger Junge sagt: "Die Leute sagen, das Thermometer fällt. Aber wenn es fällt, dann ist es doch kaputt."

[25] Rosenfeld/Sprince 1963, S. 624 und Smith et al. 1982, S. 185 verweisen darauf, daß ein Überwiegen primitiver, bizarrer präödipaler Phantasien allein nicht für eine Borderline-Diagnose ausreiche, weil diese Phantasien häufig durch eine chaotische häusliche Umgebung oder ein chaotisches Familienmitglied ausgelöst würden, während manche Kinder dank ihrer guten Persönlichkeitsentwicklung in anderer Umgebung gesunde Funktionsbereiche entwickeln könnten.

[26] Bemporad et al. 1981

neuen aus. Es geht ihnen nicht um Vertrautheit und Konstanz in der Beziehung, sondern diese wird in Hinsicht auf Bedürfnisbefriedigung funktionalisiert.

Diskussion: Die Kinder klammern sich an ihre Objekte, von denen sie sich als getrennt erleben; sie fordern die Sofortbefriedigung ihrer Befürfnisse, weil sie sich eine Sehnsucht nach dem alles gebenden, total befriedigenden Objekt erhalten haben. Alleinsein können sie nicht,[27] weil eine gute Objektrepräsentanz nur unzureichend internalisiert wurde und im Zustand der Trennung verlorengehen würde. Charakteristisch für Borderline-Kinder ist ein Schwanken zwischen hilfloser Anklammerung und wütender Ausstoßung. Die Kinder brauchen die Nähe, um vor heftigen Ängsten des Alleinseins geschützt zu sein, weisen diese aber im nächsten Moment zurück, weil durch sie ihre Ängste vor der Verschmelzung von Selbst- und Objektrepräsentanzen erhöht werden. Die Kinder sind in der Entwicklung ihrer Beziehungsfähigkeit auf der Stufe von Kleinkindern stehengeblieben, die andere Menschen zur Befriedigung ihrer Bedürfnisse brauchen.[28]

Das Item "klagt oft über Langeweile" könnte auf depressives Erleben des Kindes hinweisen.[29] Die Gefahr eines Objektverlustes ist so stark, daß die frühkindliche Bindung an das Symbioseobjekt erhalten bleibt und das Kind sich gleichsam als ein Teil desselben erlebt. Der Individuationsprozeß stagniert, und das Kind bleibt auf die Realpräsenz der Mutter angewiesen. Diese muß auch für interessante Beschäftigung sorgen, weil sonst Langeweile und Ängste drohen. Erst die Unterscheidung von Selbst und Objekt, also die Entwicklung des Gefühls für die eigene Identität, versetzt das Kind in die Lage, aufgrund stabiler Identifizierungen mit den Eltern ein lebendiges Innenleben zu entwickeln, mit dessen Hilfe es unabhängigen Interessen und Aktivitäten nachgehen kann. Weil diese Entwicklung aber bei Borderline-Kindern nicht stattgefunden hat, erleben sie existentiell bedrohliche Ängste bei drohendem Verlust ihres Symbioseobjektes und müssen sich deshalb anklammern.

Faktor 4: Selbstwertstörung

* Er/sie hat diskrepante Selbstvorstellungen. (R: 0,70; Mw.: 1,25)
* Er/sie hat einen Suizidversuch gemacht und/oder ist in Gedanken damit beschäftigt. (R: 0,53; Mw. 2,97)
* Er/sie zeigt Größenphantasien. (R: 0,47; Mw: 1,46)
* Er/sie neigt zu Spaltungen. (R: 0,45; Mw: 1,32)
* Er/sie leidet unter Selbstwertproblemen. (R: 0,44; Mw: 1,40)
* Er/sie ist unsicher in bezug auf seine/ihre Identität. (R: 0,42; Mw: 1,51)

Das Item mit der höchsten Ladung innerhalb dieses Faktors bezieht sich auf diskrepante Selbstvorstellungen: Die Kinder schwanken zwischen Größenphantasien und Minderwertigkeitsgefühlen. In dem Bemühen, nicht ständig unter einem schmerzhaft niedrigen Selbstgefühl zu leiden, retten sie sich in realitätsferne Phantasien, durch die dieses Gefühl kompensiert werden kann. Sie teilen durch die Abwehr der Spaltung die umgebende Welt und die Objekte in gut und böse auf.

[27]Besonders in Bezug auf die Fähigkeit zum Alleinsein ist das Lebensalter des Kindes zu berücksichtigen, weil diese Fähigkeit von einem Kleinkind noch nicht erwartet werden kann.
[28]A. Freud, 1980
[29]Diepold 1984, 1989

Diskussion: Das Vorherrschen von Spaltungsmechanismen ist eine Folge des Entwicklungsdefizits, unter dem Borderline-Kinder leiden. Mit wiederholten Frustrationen werden die normalen Selbstbehauptungsaktivitäten der Kinder von Aggressionen überdeckt. Es entsteht ein circulus vitiosus von Rückzug des Kindes aus seiner Umgebung und Gegenaggression der Betreuer. Weil das Selbst des Kindes sich nicht mehr als Urheber seiner Aktivitäten erleben kann, spaltet es die Repräsentanzen seines Selbst und der Objekte.

Borderline-Kinder haben zwar die Fähigkeit zur Differenzierung zwischen dem eigenen Selbst und den Objekten erworben, die sie von psychotischen Kindern unterscheidet, können aber die guten und die bösen Anteile ihrer Objekte und des Selbst nicht integrieren. Damit die guten Repräsentanzen von den bösen nicht überwältigt werden, müssen sie durch Spaltung voneinander ferngehalten werden. Diese Aufspaltung in gut und böse hat auf der einen Seite zwar schützende Funktion, zieht aber auf der anderen Seite Realitätsverlust und erhebliche Beziehungsprobleme nach sich.

Alle in dem Faktor zusammengefaßten Items beziehen sich auf die Unfähigkeit der Borderline-Kinder, einen Zustand von Selbstkohäsion zu erhalten. Stattdessen leiden sie unter dem Gefühl von Desorganisation und Selbstdiffusion. Der Grund dafür liegt in einem Versagen der Selbstobjekte, die nicht für Kohäsion sorgen. Strukturell betrachtet heißt das, daß bei den Kindern die Basis des Selbstgefühls gestört ist und daß sie in der ständigen Angst vor der Fragmentierung und dem Verlust des ohnehin schwachen Gefühls der Selbstkohäsion leben.

Faktor 5: Selbstschädigungen

* Er/sie kann sich nicht vor Gefahren schützen. (R: 0,68; Mw: 2,15)
* Er/sie neigt zu Selbstverletzungen und/oder Unfällen. (R: 0,62; Mw: 2,43)
* Er/sie nimmt Körpergefühle (Hitze, Kälte, Schmerz, Hunger) nicht wahr. (R: 0,56; Mw: 2,63)
* Er/sie kann ängstigende Phantasien nicht kontrollieren. (R: 0,51; Mw: 1,68)

Die Kinder können die Gefahren in ihrer äußeren Umwelt nicht angemessen wahrnehmen. Sie laufen z.B. hinter einem Ball her auf die Straße oder stürzen eine Treppe herunter, weil sie einem spontanen Befürfnis folgen, ohne die Konsequenzen absehen zu können. Die Wahrnehmung von Sensationen aus ihrem Körperinneren fällt ihnen ebenfalls schwer, und sie schädigen sich sekundär, weil sie sich vor Hitze, Kälte, Schmerz oder Hunger nicht angemessen schützen können. Auch ängstigenden Phantasien sind sie schutzlos ausgeliefert.

Diskussion: Kinder, die sich nicht vor Gefahren schützen können und die zu Selbstverletzungen und/oder Unfällen neigen, sind ihren Impulsen ausgeliefert, weil die wichtige Ich-Funktion der Signalangst, mit deren Hilfe sie sich schützen könnten, versagt, oder unzureichend entwickelt ist. Weil im Falle von Gefahr Signale zu Vorsicht und Schutz ausbleiben, ist die Gefahr groß und die Angstregulation gehindert. Durch unkontrollierte ängstigende Phantasien schädigen Kinder sich sekundär, weil durch die Folgen des Kontrollverlustes die Funktionsfähigkeit ihres Ich stark behindert wird.

Faktor 6: Schizoide Gefühlsarmut

* Er/sie zeigt kein Mitgefühl. (R: 0,71; Mw: 2,09)
* Er/sie zeigt keine Gefühle. (R: 0,51; Mw: 2,58)
* Er/sie nimmt Körpergefühle (Hitze, Kälte, Schmerz, Hunger) nicht wahr. (R: 0,46; Mw: 2,63)
* Er/sie läßt sich nicht trösten. (R: 0,43; Mw: 2,31)
* Er/sie kann sich nicht in eine Gruppe einfügen. (R: 0,41; Mw: 1,67)

Die Variablen beschreiben Kinder, die keine Gefühle zeigen, Körpergefühle nicht wahrnehmen und anderen gegenüber kein Mitgefühl zeigen. Warme Gefühle zwischen dem Kind und seinen Bezugspersonen, durch die sie bei Kummer z.B. getröstet werden, haben keinen Raum, und auch unter den peers ist der Kontakt gestört, weil Borderline-Kinder sich nur schwer in eine Gruppe einfügen können. Der Faktor beschreibt Kinder, die sich auf emotionalem Rückzug befinden, und die gefühlskalt und affektiv verarmt wirken.

Diskussion: In der durch Trennung, heftigen Streit und Krankheit gekennzeichneten Lebenssituation kann es Borderline-Kindern nicht gelingen, ihre angeborene Affektivität und ihr Selbstbehauptungssystem zu entfalten,[30] weil ihnen kein verfügbares Objekt für den dafür notwendigen emotionalen Dialog zur Verfügung steht. Stattdessen wird das Aversionssystem durch ein Übermaß an dystonen Stimuli angeregt. Dieser Faktor faßt eine Gruppe von Kindern zusammen, die sich aus affektiven Beziehungen mit anderen Menschen zurückgezogen haben. Sie sind auf einer Entwicklungsstufe stehengeblieben, wo sie keine Gefühle zeigen und für andere kein Mitgefühl entwickeln.[31]

Faktor 7: Diskrepante Entwicklung

* Er/sie pendelt zwischen verschiedenen Entwicklungsniveaus. (R: 0,76; Mw: 1,29)
* Er/sie zeigt diskrepante Entwicklungslinien zwischen intellektueller, motorischer und emotionaler Entwicklung. (R: 0,60; Mw: 1,25)
* Er/sie pendelt zwischen altersentsprechendem und kleinkindhaftem Verhalten. (R: 0,59; Mw: 1,44)

Die Variablen beschreiben unterschiedliche Aspekte eines gestörten Entwicklungsverlaufs, zu dem das Pendeln zwischen verschiedenen Entwicklungsniveaus, zwischen altersentsprechendem und kleinkindhaftem Verhalten und eine Diskrepanz zwischen intellektueller, motorischer und emotionaler Entwicklung gehört. Die Kinder können auf zwei unterschiedlichen Entwicklungsniveaus funktionieren,

[30] Es gibt acht angeborene unterschiedliche Affekte: Wut, Freude, Überraschung, Ekel, Interesse, Distress (Qual, Verzweiflung, Traurigkeit), Furcht und Scham (Tomkins 1962 und 1963).

[31] Die Fähigkeit zur Entwicklung von Mitgefühl (concern) hält Winnicott (1960) für einen wichtigen Entwicklungsschritt des Kindes. Mit der positiven Bewältigung der sog. "depressiven Position", einer normalen Entwicklungsstufe jedes Kindes in der zweiten Hälfte des ersten Lebensjahres wird sich das Kind seiner Ambivalenz dem Objekt gegenüber bewußt und erwirbt diese Fähigkeit zu Rücksichtnahme und Mitgefühl, bei ungünstigem Ausgang jedoch die Prädisposition zur Depression.

zwischen denen sie hin und herpendeln.[32] Zum einen machen die Kinder den Eindruck altersgemäßer Entwicklung, können aber auf ein psychosenahes Niveau mit bizarrem Denken, starken Verhaltensauffälligkeiten und überwältigender Angst regredieren. Hervorgerufen werden diese Ich-Regressionen durch minimale Frustrationen, Zurückweisungen, Kränkungen oder Streß. Eine wirksamere Abwehr als die Ich-Regression steht dem Kind nicht zur Verfügung. Auf ein altersentsprechendes Funktionsniveau gelangt das Kind in der Regel zurück, wenn verständnisvolle Erwachsene emotionale Sicherheit und deutliche Grenzen gewähren. Diese Kinder können z.B. ihrer Altersgruppe in ihrer intellektuellen Entwicklung weit voraus sein, dagegen in ihrer emotionalen Entwicklung aber abhängig und ängstlich wie Kleinkinder. Häufig besteht auch eine Diskrepanz zwischen ihrer intellektuellen und ihrer motorischen Entwicklung.

Diskussion: Diese Diskrepanzen führen zu einem uneinheitlichen Selbsterleben zwischen Größenphantasien und Kleinheitsgefühlen. In beiden Selbstzuständen sind die Beziehungen zu anderen Menschen behindert: Wenn Größenphantasien vorherrschen, verhält das Kind sich anderen gegenüber entwertend, fühlt es sich aber klein und hilflos, dann klammert es sich eher an. Es werden also auch bei den Bezugspersonen stark wechselnde Gefühle ausgelöst. Die Fluktuation der Ich-Zustände weist auf eine große Variationsbreite im Ausmaß der Pathologie hin.

Faktor 8: Krankheit und Schmerz

* Er/sie litt in den ersten drei Lebensjahren an Eßstörungen. (R: 0,81; Mw: 2,73)
* Er/sie litt in den ersten drei Lebensjahren an gastrointestinalen Störungen. (R: 0,79; Mw: 2,89)
* Er/sie hat in der Säuglings- und Kleinkindzeit viel geschrieen. (R: 0,47; Mw: 2,04)

Die beiden Variablen mit der höchsten Ladung beziehen sich auf die gestörten vitalen Funktionen der Nahrungsaufnahme und der Verdauungsvorgänge während der ersten 3 Lebensjahre. Die Variable "hat in der Säuglingszeit viel geschrieen" läßt auf häufige Schmerz- oder Spannungszustände im ersten Lebensjahr schließen, die inhaltlich häufig mit Eßstörungen und Störungen der Verdauungsorgane zusammenhängen.

Diskussion: Untersuchungen der empirischen Säuglingsforschung ergeben, daß häufige Krankheiten und Schmerzzustände im ersten Lebensjahr bedeutsame Folgen für die Ausbildung der integrativen Funktionen des Kindes hat. Es werden drei unterschiedliche Spannungszustände unterschieden: niedrige Spannung im Zustand ruhiger Wachheit, mäßige Spannung im Zustand wacher Aufmerksamkeit und Hochspannung durch ansteigende Triebspannung, Schmerz, Kälte etc. Wenn Schmerzzustände häufig sind, befindet sich das Kind oft in Hochspannung. Das ist insofern von großer Bedeutung für die Persönlichkeitsentwicklung, weil Informationsverarbeitung vor allem bei wacher Aufmerksamkeit geschieht, wenn der Säugling und die Mutter locker und entspannt sind. Bei hoher Spannung können dagegen nur geringe Informationen verarbeitet werden. Dann kann sich auch

[32] Vgl. Frijling-Schreuder (1969), Pine (1974), Bemporad et al. (1982), Vela et al. (1983), die eine Kategorie "Fluktuation des Funktionsniveaus" (shifting levels of ego-organization) in ihre Diagnoseschemata mit aufnehmen. Auch Ekstein/Wallerstein (1954) und P. Kernberg, zitiert bei Blos (1987) beschreiben die wechselnden Funktionsniveaus des Ich.

das aufeinander Eingestimmtsein zwischen Säugling und Mutter nicht entwickeln, weil die integrativen Fähigkeiten des Säuglings durch zuviel Hochspannung überwältigt und das aversive System des Kindes mit Gefühlen von Unlust und Wut und sein Agriffsverhalten herausgefordert werden.[33]

Faktor 9: Kontaktlosigkeit

* Er/sie hat keine Kontakte zu Gleichaltrigen. (R: 0,63; Mw: 2,19)
* Seine/ihre Trennungsangst ist stark. (R: 0,54; Mw: 1,89)
* Er/sie kann sich nicht in eine Gruppe einfügen. (R: 0,51; Mw: 1,67)
* Er/sie erscheint oberflächlich angepaßt. (R: -0,46[34]; Mw: 2,54)

Die erste Variable bezieht sich auf fehlende Kontakte zu Gleichaltrigen und steht mit der 3. Variablen in inhaltlich enger Beziehung: "Er/sie kann sich nicht in eine Gruppe einfügen" bezieht sich auf die sozialen Bezüge des Kindes im außerhäuslichen Bereich und seine mangelnde Fähigkeit, sich in Gruppen wie z.B. eine Schulklasse oder eine Sportgruppe einzufügen. Kontaktprobleme und Trennungsängste hängen zusammen: Wenn die Trennungsangst des Kindes stark ist, dann verstärken sich seine Kontaktprobleme, weil es sich dann nicht von seinen primären Bezugspersonen zu trennen wagt.

Diskussion: Ähnlich wie der 6. Faktor beschreibt dieser Faktor Kinder, die eine Tendenz zum schizoiden Rückzug zeigen. Sie haben keine Hoffnung auf befriedigende Beziehungen. Die Variable "scheint oberflächlich angepaßt" bezieht sich mit ihrer negativen Ladung auf Kinder, bei denen die lärmende Symptomatik der Borderline-Patienten vorherrscht.

Faktor 10: Konzentrations- und Teilleistungsstörung

* Er/sie hat Mühe, sich zu konzentrieren. (R: 0,69; Mw: 1,93)
* Er/sie leidet an Legasthenie und/oder Rechenstörung. (R: 0,63; Mw: 2,85)

Diskussion. Im Zusammenhang mit Besonderheiten des Denkens bei Borderline-Kindern werden in der Literatur organische und heterogene neurokognitive Defizite wie z.B. Aufmerksamkeitsstörungen, Teilleistungsstörungen, oder unspezifische neurologische Auffälligkeiten diskutiert.[35] Es ist unbestritten, daß Borderline-Kinder häufig auch an unterschiedlichen psychiatrischen und neurologischen Störungen (Sprache, Motorik, Wahrnehmung, Aufmerksamkeit, Lernen) leiden.[36]

Es ist wichtig, die Bedeutung einer solcherart beeinträchtigten neurokognitiven Ausstattung für den Entwicklungsverlauf eines Kindes und für sein Selbstgefühl zu berücksichtigen,[37] weil bei solchen Defiziten der gesamte Schulerfolg und die soziale Anpassung beeinträchtigt sind, wie die Legasthenieforschung zeigt.

---

[33]Vgl. Lichtenberg 1990, 876f.; Parens 1979.

[34]Die negative Ladung einer Variablen auf dem Faktor bedeutet, daß diese Variable mit den anderen Variablen des Faktors negativ korreliert.

[35]Siehe Abschnitt 1 "Zur Geschichte der Borderline-Forschung".

[36]Gualteri 1983 und Petti/Vela 1990 ziehen daraus den Schluß, daß diese Kinder mit der Diagnose "Borderline" unzureichend diagnostiziert seien.

[37]Vgl. Palombo/Feigon 1984.

Zur inhaltlichen Bedeutsamkeit der Faktoren für die Diagnose

In den 10 Faktoren wurden die 46 Items auf eine überschaubare, interpretierbare Menge von Dimensionen reduziert. Die Faktorenanalyse als Strukturierungsmethode für miteinander korrelierende Items kann aber noch keine Aussagen darüber machen, wie **gewichtig** die einzelnen Faktoren in der Einschätzung der befragten Therapeuten für die Diagnose des Krankheitsbildes sind, d.h., welche Rolle die Faktoren für die Diagnose "Borderline" spielen. Die Tatsache, daß der Faktor "Aggressivität und Impulsivität" als erster Faktor erscheint, hat mit der Anzahl der relativ hohen Korrelation der daran beteiligten Variablen zu tun, sagt aber nichts darüber aus, ob in der Einschätzung der Therapeuten Borderline-Kinder am stärksten durch Aggressivität gekennzeichnet werden.

Darum wurden die Ergebnisse der Mittelwertanalyse mit der Faktorenanalyse verbunden: Es wurden die Mittelwerte der 46 Variablen mit den relativen Gewichtungen (den quadrierten Ladungen) multipliziert. Die auf diese Weise erhaltenen Werte für jeden Faktor wurden addiert und durch den Eigenwert des Faktors dividiert (der bekanntlich die Summe der quadrierten Ladungen ist). Das Ergebnis ist der "Mittelwert" des betreffenden Faktors, der, vergleichbar den Mittelwerten der einzelnen Variablen, zwischen 1 und 4 liegt. Je stärker dieser Mittelwert von dem neutralen Wert 2,5 abweicht, umso größer ist seine Bedeutsamkeit für die Diagnose des Krankheitsbildes.

Gewicht der Faktoren für die Diagnose "Borderline"

Faktor 7	Diskrepante Entwicklung (Mittelwert 1,59)
Faktor 4	Selbstwertstörung (Mittelwert 1,76)
Faktor 1	Wut und Destruktion (Mittelwert 1,81)
Faktor 3	Vernichtungs- und Trennungsangst (Mittelwert 1,90)
Faktor 9	Kontaktlosigkeit (Mittelwert 2,03)
Faktor 6	Schizoide Gefühlsarmut (Mittelwert 2,18)
Faktor 10	Konzentrations- und Teilleistungsstörung (Mittelwert 2,20)
Faktor 5	Selbstschädigungen (Mittelwert 2,27)
Faktor 2	Psychotische Episoden (Mittelwert 2,28)
Faktor 8	Krankheit und Schmerz (Mittelwert 2,50)

Die ersten 5 Faktoren können für die Charakterisierung von Borderline-Kindern als besonders relevant angesehen werden: Borderline-Kinder zeichnen sich in ihrer Symptomatik durch diskrepante Entwicklung, Selbstwertstörung, Aggressivität und Impulsivität, angstvoll anklammernde Beziehungen und Kontaktprobleme mit Gleichaltrigen aus.

Die anderen 5 Faktoren sind weniger gewichtig, könnten aber für Untergruppen bedeutsam sein.[38]

[38] Dies wird durch clusteranalytische Verfahren noch überprüft werden.

7 Zusammenfassung

Im folgenden werden die Ergebnisse der empirischen Untersuchung in vier Bereichen dargestellt: (1) Zur sozialen Lebenssituation der Borderline-Kinder, (2) Traumata in den ersten Lebensjahren, (3) Symptomatik, (4) Psychodynamik.

7.1 Zur sozialen Lebenssituation der Borderline-Kinder

Die soziale Lebenssituation von Borderline-Kindern ist durch Trennungen geprägt: Nur etwa ein Drittel der Kinder wohnt noch bei beiden leiblichen Eltern, ein Viertel der Kinder in Adoptionsfamilien, Pflegefamilien oder Heimen. Es konnte gezeigt werden, daß Fremdunterbringungen bei Borderline-Kindern überdurchschnittlich häufig sind. Die damit verbundenen Trennungen von den primären Bezugspersonen haben in der Regel eine Vorgeschichte von schwierigsten familiären Lebensbedingungen, die durch Streit der Eltern, schwierige wirtschaftliche Lage, Erkrankungen oder Tod der Eltern, körperliche Mißhandlungen oder sexuellen Mißbrauch geprägt sein können.

Borderline-Kinder sind überdurchschnittlich häufig Einzelkinder. Die protektiven Faktoren, die Geschwister[39] bei Trennungen der Eltern und Streit in der Familie bieten können, stehen ihnen nicht zur Verfügung, vielmehr sind sie diesen Situationen schutzlos ausgeliefert. Als Kleinkind haben sie auch nicht die unterschiedlichen reifungsfördernden und narzißtisch stabilisierenden Beziehungsangebote erlebt, die Geschwister zusätzlich zu Mutter und Vater bieten, sofern sie emotional zuverlässig für den Säugling da sind, wie das die empirische Säuglingsforschung[40] in eindrucksvollen Experimenten belegt hat.

Ein Drittel der Kinder hat körperliche Mißhandlungen erlebt, ein Fünftel auch sexuellen Mißbrauch. Dabei ist zu bedenken, daß man von einer hohen Dunkelziffer ausgehen muß, weil aus Loyalität zu den leiblichen Eltern darüber geschwiegen wird. Ein Drittel der Kinder war von seinen Eltern nicht erwünscht.

In der Eltern- und Großelterngeneration der Borderline-Kinder gibt es auffällig viele psychische Erkrankungen. Borderline-Störungen, Psychosen und Suchterkrankungen sind neben Depressionen und schweren Zwangserkrankungen häufig. Nur 1% der Familien sind ohne entsprechenden Befund. Dieses Ergebnis wirft die Vermutung einer hereditären Komponente der Erkrankung auf.

Die Lebenssituation der Borderline-Kinder ist durch Trennungen, Gewalt und psychische Erkrankungen in den Familien hoch risikobelastet.

7.2 Traumata in den ersten Lebensjahren

Traumata kommen in der Frühgenese der Borderline-Kinder gehäuft vor. Bei 80% der Kinder bestehen sie u.a.in gestörten Beziehungen, wobei Trennungen von den Eltern, Krankheiten in der Familie, heftiger Streit zwischen den Eltern oder deren Trennung am häufigsten genannt werden. Für über die Hälfte der Kinder werden

[39]Neubauer 1983; Provence/Solnit 1983; Berger 1985; Schütze 1986; Diepold 1988
[40]Lichtenberg 1991; Papousek/Papousek 1990; M. Papousek 1987; Stern 1985

körperliche Erkrankungen oder Behinderungen in den ersten drei Lebensjahren als traumatisch eingeschätzt; dazu gehören Operationen, häufige Infektionskrankheiten, Asthma, Allergien, endogenes Ekzem, Eßstörungen, Frühgeburten, cerebrale Bewegungsstörungen, Mißbildungen usw. Da bei der Mehrzahl der Kinder Mehrfachbelastungen durch Traumata vorliegen, könnte man einen kumulativen traumatischen Prozeß annehmen.[41]

Die verschiedenen Traumata sind den Risikovariablen für die Entstehung psychogener Erkrankungen von Erwachsenen ähnlich, die Dührssen (1984) in einer empirischen Untersuchung feststellte: Geburtsstatus, Alter und Gesundheit der Eltern, Stellung in der Geschwisterreihe, Verlust wichtiger Bezugspersonen, sozioökonomische Belastungen der Familie, hohe Konflikthaftigkeit.

In diesem Zusammenhang ist das Ergebnis der epidemiologischen Studie von Tress (1986) bedeutsam, der bei in der Kindheit hoch risikobelasteten Erwachsenen nach protektiven Faktoren suchte und zwei entscheidende Bedingungen der Vorschulzeit fand, die vor späterer psychogener Erkrankung schützen: Es sind die enge Bezogenheit des Kindes auf eine geliebte und liebende Person, die während der überwiegenden Zeit des Vorschulalters verläßlich erreichbar sein muß, und das Fehlen des Vaters." (Tress 1988, S. 172) Der letztere Faktor bietet vermutlich dem Kind Schutz vor destruktiven familiären Streitigkeiten, wie sie bei Borderline-Kindern häufig sind. Diese protektiven Faktoren treffen bei Borderline-Kindern nicht zu: Ihre Beziehungssituation ist gekennzeichnet durch heftigen Streit und häufigen Wechsel der Beziehungspersonen.

Die Traumata sind als eine Art "Weichenstellung" im Sinne einer Risikovariable für spätere Gesundheit zu verstehen. Dies bedeutet keine **notwendige** Bedingung für spätere Erkrankung: Die Zusammenhänge zwischen der Lebenssituation von Kindern und zurückliegenden Ereignissen mit anhaltenden Traumatisierungen sind vielschichtig.[42] Es entwickelt sich eine dynamische Interaktion, bei der vielfältige Stressoren, pathogenetische, protektive und hereditäre Faktoren auf die Persönlichkeit des Kindes einwirken.

7.3 Symptomatik

Die Symptomatik der Borderline-Kinder ist vielfältig und wechselnd. Sie fallen durch Aggressionen auf, durch die sie schwer zu steuern und kaum sozial zu integrieren sind. Unter Abwehraspekten sind die Aggressionen als "Identifikation mit dem Angreifer" und "Wendung von Passivität zu Aktivität" zu verstehen, die einen Rollenwechsel vom Opfer zum Täter ermöglichen, der für das Selbstwertgefühl reparative Funktion hat. Weiter leiden die Kinder unter Kontaktstörungen, multiplen Ängsten, Schulschwierigkeiten und Autoaggressionen. Funktionelle Beschwerden (z.B. Enuresis, gestörte Motorik, Eßstörungen, Schlafstörungen, Sprachstörungen), Depressionen und Dissozialität sind häufig. Insgesamt ist die

[41] Vgl. Keilson 1979.

[42] Selbstverständlich können, wie Ernst/von Luckner (1985) nachweisen, Traumata der frühen Kindheit später ausgeglichen werden; die Borderline-Kinder sind allerdings ein Beispiel dafür, daß dies unter bestimmten Bedingungen nicht gelingt.

Symptomatik vielfältig und schwankend und ist nicht als eine stabile Abwehrkonfiguration im Sinne neurotischer Kompromißbildung zu verstehen. Die einzelnen Symptome sind eher Haltepunkte einer mehr oder minder weitreichenden Ich-Regression.[43]

7.4 Psychodynamik

Am stärksten werden Borderline-Kinder durch eine diskrepante Entwicklung charakterisiert. Sie äußert sich in einer Fluktuation des Funktionsniveaus des Ich, bei der sie plötzlich von einem neuroseähnlichen, höheren Level der Ich-Organisation auf einen niedrigeren, psychoseähnlichen Zustand wechseln. Abhängig ist dieser Wechsel vom Ausmaß an Streß, den die Kinder in ihrer Umgebung erfahren. Die Phantasiewelt, in die Kinder durch Ich-Regression fliehen, schützt sie vor bedrohlichen Ängsten und Verletzungen ihrer Autonomie. In der Regel fallen sie auf dem niedrigen Funktionsniveau durch merkwürdiges und kleinkindhaftes Verhalten und durch defizitäre Ich-Funktionen auf.

Borderline-Kinder zeigen eine gravierende Selbstwertstörung, die sich in innerer Desorganisation und fehlender Kohäsion zeigt. Entsprechend ihrer Genese in einer von Chaos und Streit geprägten familialen Umwelt mangelt es an guten inneren Objekten, die für Selbstkohäsion sorgen könnten. Sowohl die Entwicklungslinie des Größenselbst als auch die der omnipotenten Eltern ist defizient und nicht geeignet, den Kindern bei der Bildung kompensatorischer Strukturen zu helfen. Sie sind von der Furcht vor Fragmentierung und dem Verlust eines Restes von Selbstkohäsion bedroht. Der übergreifende Abwehrmechanismus der Spaltung bewirkt ein Pendeln zwischen Kleinheitsgefühlen und Größenphantasien und sorgt auch im Bereich der Selbstentwicklung für Diskrepanzen.

Borderline-Kinder haben große Schwierigkeiten, Aggressivität und Impulsivität zu kontrollieren. Frustrationen führen rasch zu heftigen Wutausbrüchen, und sie bekommen bei nur geringen Auslösern von außen und von innen Panikzustände, die zu Kontrollverlust führen. Sie haben eine Neigung, Angst in aggressiv gefärbte Aktion umzusetzen, bei der sie andere Kinder gefährden, Dinge zerstören oder sich selbst verletzen. Diese Unfähigkeit zur Kontrolle innerer und äußerer Stimuli könnte sowohl mit einer organischen Beeinträchtigung wie auch mit mangelnder übender Erfahrung innerhalb guter, haltender Beziehungen zusammenhängen.

Borderline-Kinder haben angstvoll klammernde Beziehungen zu ihren Bezugspersonen. Die Angst ist der Motor für diese Anklammerung, und sie erlaubt ihnen nicht, sich aus der symbiotischen Beziehung zur primären Bezugsperson zu lösen. Im Moment der Trennung läßt die unzureichende Entwicklung von Objektkonstanz die Angst übermäßig werden und verhindert die Loslösung von den Bezugspersonen, von denen Sofortbefriedigung der Bedürfnisse gefordert wird. Durch das Entwicklungsdefizit der Objektkonstanz stehen die Kinder in einem unerträglichen Konflikt zwischen dem Wunsch nach Verschmelzung und der Angst, daß durch eine solche Verschmelzung der Verlust des Selbstgefühls ausgelöst wird.

Gleichaltrigen gegenüber haben Borderline-Kinder Kontaktprobleme und Ängste, während sie sich häufig kleineren Kindern gegenüber arrogant und quälend verhal-

[43] Vgl. Rohde-Dachser 1979, S. 38f.

ten. In der Klasse sind sie Außenseiter oder fallen durch Clownerien und impulsives oder angstvolles Verhalten auf. Sie können sich nicht in eine Gruppe einfügen, weil sie durch ihre oftmals bizarren Verhaltensweisen von anderen Kindern nicht ernstgenommen werden, und weil sie die Aufmerksamkeit des Erwachsenen ganz für sich fordern. Häufig schrecken sie andere Kinder auch durch ihre Größenphantasien ab.

7.5 Konsequenzen

Die Ergebnisse der empirischen Untersuchungen zeigen in wesentlichen Punkten Übereinstimmung mit dem DSM-III-R:

Borderline-Patienten im Kindes- und Erwachsenenalter

Diepold	**DSM-III-R**
schwere psychosoziale Belastungen	*keine Aussagen zur Ätiologie*
Traumata	
vielfältige, neurotische Symptomatik	*keine Entsprechung*
diskrepante Entwicklung	*keine Entsprechung*
Selbstwertstörung	Identitätsstörung
	instabile Stimmungslage
Aggressivität und Destruktion	übermäßige, unkontrollierbare Wut,
	impulsives, selbstschädig. Verhalten
Vernichtungs- und Trennungsangst	intensive, instabile Beziehungen
Kontaktlosigkeit	Unfähigkeit zum Alleinsein
keine Entsprechung	wiederholte Suizidversuche
keine Entsprechung	chronische Langeweile und Leere

Die auf der Einschätzung von 150 Therapeuten basierenden Ergebnisse werden es ermöglichen, in Zukunft präziser Borderline-Störungen zu diagnostizieren. Dies hat unmittelbare Relevanz für die Therapie, über die ich mich in einem anderen Zusammenhang äußern werde.

Therapeutic Space and Containment in Children with Borderline Disorder (1996)[1]

Results of an Empirical Study and Implications for Psychoanalytic Treatment

Characterization of children with borderline development disorder

Zusammenfassung

Based on the research of the past 25 years[2], I have carried out an empirical study of borderline disorder in children with a focus on the following questions: what characterizes children with borderline disorder, what did they experience in the first years of their lives, in what kind of family situation do they live, and what form should their treatment take? The data on 190 children were collected by means of a questionnaire survey in which 150 colleagues participated. The results of the study provides detailed knowledge of the social environment of the children, of the genesis, symptomatology and the psychodynamics of the children. (Diepold 1994, 1995) It is a picture constructed by eliciting a subjective evaluation from therapists. Such a subjective picture by therapists is derived from recognized fields of knowledge such as neuroses studies, psychopathology and systematic diagnostics, but also from accumulated therapeutic experience with other or similar patients, styles of therapeutic intervention, and from the therapist's ability to use his own "countertransference" – in the widest sense, that is, his or her own personal attributes in dealing with people.

1 Therapists' Description of Borderline Disorder

Parents and grandparents of children with borderline development disorder are usually seriously disturbed: half of the parents and grandparents in my study suffer from personality disorders and somatization, a quarter from addictive illness, 18% from emotional disorders, 14 % are asocial (antisocial), 12 % are psychotic and

[1] Vortrag als deutsche Delegierte der EFPP (European Federation for Psychoanalytic Psychotherapy in the Public Sector) auf der "Third European Conference on Child and Adolescent Psychoanalytic Psychotherapy" im Oktober 1996 in Stockholm.

[2] Bemporad et al. 1981, Bemporad et al. 1983, Chethik/Fast 1970, Chethik 1979 and 1986, Gualtieri et al. 1987, Holder 1981, Kernberg (1993), Palombo 1983, Petti/Vela 1990, Pine 1974 and 1986

only 0.7 % of the families showed no abnormal symptoms. The children have suffered an appallingly large amount of traumatic experience in the first three years of life: almost 50 % of the children suffered from a severe or chronic illness, 20 % were handicapped, 80 % had traumatic experience in relationships (ill-treatment, death, separations, asocial environment, physical violence or sexual abuse). This diversity of damage through the psychosocial environment, as well as biological impairment, are risk variables for a healthy development. The children's symptoms cover a wide range and include destructive aggression and autoaggression, contact disorder, anxieties, problems in school, depression, micropsychoses and functional disorders. Their psychodynamics is marked by the following characteristics: They suffer from inconsistent development. They have self-esteem disorders. They display rage and destructive behavior. They suffer from fears of destruction and separation. They have limited contacts and connections.

It is significant in psychodynamic terms that the self- and object-representation of children with borderline disorder are split from within. Their overall discrepant development affects the ego with its different functions, the regulation of the libido, the relationship to objects, and the self. Coherent libidinal development is disturbed through destructive aggression. These findings are drawn from the entire group of children examined. Using a cluster analysis, this overall group can be divided into six subgroups. The first three groups, mainly boys, direct their fierce destructive and aggressive impulses towards the outside, but differ in the particular formation of their symptoms and genesis. The last three groups, which is considerably smaller than the first three, contain mostly girls. Their aggressive impulses are more often directed against themselves and they are depressive as well as anxiously clinging. Because impulsive and destructive behavior in schools and family attracts more attention and causes disciplinary problems, these depressive, clinging children are less noticeable in childhood. In adolescence, the need for therapy among the girls becomes more obvious, when problems in self-esteem, eating disorders or suicidal tendencies manifest themselves as symptoms. The therapeutic objective lies in working through the disturbed development to the point where the children can continue to develop at a level commensurate with their age. For this, a change must take place in their deficient ego functions, the special way they relate to objects and their weak sense of identity. Having made these preliminary remarks, I would like to pose the question of how one goes about creating a therapeutic space for children with borderline disorders and how the therapist can serve them as a container for the things they are unable to feel or experience. I will illustrate my ideas with the aid of a case sketch from the treatment of a boy who was 5 years old at the beginning of treatment and who suffered from asthma and endogenous eczema.

2 Countertransference

Often at the beginning of treatment, you are confronted with an unclear relationship situation and are put under immediate pressure – the school demands fast therapeutic results, otherwise the child will have to leave school, parents living separately or at constant variance present you with their own, opposing views of the problem and slander one another. Sometimes they idealize you: "You were recommended to us!" I hear about previous, failed treatments, let myself become alarmed by the violence and number of the symptoms, and vacillate between alternative extremes. On the one hand, I do not want to accept the case because the illness appears to be too severe and I am afraid of becoming too involved. However, on the other hand, I tend to want to begin treatment immediately, because visions of grandeur awaken in me that I am the right therapist for this child and can do better than the parents, teacher and previous therapists. You may be surprised that before I have said anything at all about the treatment, I am already talking about the problems of countertransference. But whoever has treated borderline patients will not wonder at this. One's own emotions and impulses very quickly take on a violence and intensity that is quite difficult to overcome, something that I have not only experienced myself, but know from supervision and discussions with colleagues. The projective processes and externalizations of the children result in emotions which increase in intensity to the point where they can hardly be controlled. The intensity of countertransference seems to be an indication of the severity of the illness. In any case, a mild, unpronounced, positive transference, regarded by Freud as favorable at the beginning of a psychoanalytical cure, is not to be expected with these children. (S. Freud 1914, p. 131) Sometimes we therapists are asked to do the seemingly impossible – on the one hand to give the child the stability and limits that he does not have himself, and on the other, to follow him into his chaotic and dangerous inner world and to accept its psychic reality. This produces fear and confusion. Because children with borderline development disorder can sense the emotional state of the person with whom they are dealing, they are quick to detect these uncertainties and confusions, which can result in difficult transference-countertransference developments. I would be unable to endure these extreme emotional situations without long experience of myself in analysis and self-encounter groups, a space of stable and reliable relationships where I can recognize and work through my own sadistic and masochistic impulses, depressiveness, delusions of grandeur and fears. Moreover, despite years of professional experience, I need supervision – especially with borderline patients – in order to discover my own entanglements and to achieve some emotional distance. I consider this an important act of self-preservation (Sachsse S. 54).

3 Beginning Treatment

The initial phase of treatment for the child is characterized by fears, hectic behavior or chaos, depending on the manifestation of the illness.

> The treatment of 6-year-old Peter, who suffered from asthma and endogenous eczema, began chaotically. Peter's father came to the first therapy appointment, instead of Peter, in order to tell me that the therapy could not take place because his wife, together with Peter, had left him. At the health resort to which they had gone for the summer holidays, because of Peter's severe eczema and asthma, she had met and fallen in love with another man and had decided to stay with him. I bore the father's desperation with him and offered to speak with him again about it the following week. My bewilderment was great when Peter was brought to this session without any explanation to me as to what had happened in the week since our last appointment. Only much later did I learn that the father had brought his wife and Peter

home by physical force, and then cut the telephone wires so that his wife could not telephone her lover.

Here, at the very beginning of treatment, I was presented with a desolate marital situation. The family was split in the truest sense of the word. Peter entered therapy severely ill physically and suffering. He had white bandages on his arms and legs, so that only his face, with large, sad eyes, and his hands, could be seen. He spoke in gasps about his fears. "I was in the sanitarium and then my Papa came. My Granny is sick and there is a lot of blood. There are so many Poles where we live, and there was a flood. And I am always so afraid, I always have to watch out all night, otherwise burglars will break in." His fear apparently increased after the beginning of therapy. Then in the third session he said, "I have to talk to you about something – we want to arrange that I don't have to come to you anymore – and that is namely because I'm so afraid. I don't like to be in my bedroom anymore, there could be ghosts under the bed. And I can't sleep all night, because I have to make sure no burglars get in." Because I felt that the treatment structure agreed upon was in danger, (Kernberg 1993, p. 29 onwards) I answered, "That must be terrible for you, that you are so terribly afraid. But that is why you're here. Together we want to make your fear smaller, and we do that by understanding them better. That's why it's important that you keep coming here." He continued to come, and this was a period of turbulent, violent acting out. He would be unexpectedly furious with me, for example, when I could not repair a car fast enough. He said, "Then I'll come and kill you, but with my ax." His impulsiveness threatened the framework, in that sand flew out of the sandbox, a building block would hit me or the room was an indescribable mess by the end of the hour.

Three essential characteristics of children with borderline development disorders are displayed in this initial therapy situation and which can therefore be considered general: fears that apparently become panic in certain situations, rage and destruction, and an inconsistent development. In Peter's case the latter is characterized by the fact that he has developed to the level of a six-year-old, but that he regresses to the level of a toddler at the slightest hurt or frustration. From this the following requirements are necessary for the introduction of treatment of children with borderline development disorder, for the physical space of the treatment, as well as for the pact:

1. The physical space: The therapy session should always take place at the same time whenever possible. A frequency of two hours per week has proved effective. More frequent sessions are more likely to trigger a tendency to regression, and sessions of only once a week make it difficult to develop a viable relationship. Greater frequency is advantageous with highly deprived children, in order to build up any viable relationship at all. The regularity of sessions should be interrupted as seldom as possible, as this puts a strain on the child by producing emotions he is unable to work through.

Children with borderline development disorder need a sparsely furnished therapy room, in which specially designed materials stimulate him to act out inner fantasies, not a Disneyland that increases his inner hectic confusion. There should be no dangerous objects in the room because of impulsive outbursts.

2. The pact: A clear agreement with the parents and child are necessary in order to limit acting out. This means explaining to the child in language commensurate with his level of development, when the session begins and ends, that it lasts 50 minutes, no more and no less, that toys are not to be destroyed on purpose, that we are not going to hurt each other, and that the playroom is to be tidied up at the end of the session. If a desk is in the therapy room, it should be clearly indicated as an off-limits zone. The therapist's obligation regarding confidential communications must be explained. In this connection, the child should be told that here he can speak about anything. I find it difficult with each new therapy to make clear to the child the purpose of the therapy, especially if he himself does not suffer from his behavior, but rather others who must endure his destructiveness and impulsiveness. Formulating an objective for the therapy together with the child has proved useful because it is good to be able to go back to this objective later. The history of a therapy, which can be reviewed together, has elements that promote development.

I make a point of keeping exactly to the agreed pact. For example, I never exceed the time of the session, even when the child urgently desires to do so and I understand this desire. I make sure the room is returned to order and do not accept any compromises. The child need not absolutely help to clean up the room, but if I must do it myself and there is not enough time left in the session, I tell him I will have to end the next session earlier in order to leave time to clean up before the session is over. I keep to the agreed framework with therapeutic authority, thereby offering the child a highly structured and reliable environment in which his impulsive, inappropriate and destructive behavior has a place with limits and that affords him what Winnicott calls a "holding environment". It is vitally important to avoid interpretation as this will be received by the child as an invitation for further acting out and strengthens regression. For example, I say to Peter with regard to the building block that he has thrown at me, "Peter, we promised each other at the beginning that we would not hurt each other. I don't want you to throw blocks at me." Under no circumstances should one attempt to interpret his anger as a reaction to the fact that he does not wish the session to end yet. The abilities of the child's ideal self and its regulative functions grow through fostering the internalization of limit-setting and directive functions.

The first phase of treatment therefore concentrates on reducing the child's fear, on creating a therapeutic bond with the child, the parents or caretakers, and perhaps even with the school – a bond appropriate to the given level of functioning, and which works against the intensive regressive needs (Chethic/Fast). The function of therapy is to set boundaries and to give support.

4 Working Through

What happens when in the course of the therapy, a child stages his main relationship conflicts in transference? This again can best be illustrated by a scene from the beginning phase of Peter's treatment:

> Over many sessions I had to pretend to be a horse in a make-believe game. As a horse I would be shut in a stable, received nothing to eat and had to sit in the dark. During one session he cut off my legs and hands and watched how the blood flowed. I did not get a bandage. Instead, he said, "That's supposed to bleed. It should bleed until all the blood has run out." In another session I had to pretend that I was hungry. He fed me and then continued to stuff oats into me long after I was full. My stomach was swollen so big that it filled the whole room, then it stuck out into the corridor, then it reached to Kassel, Switzerland, then France, America, Africa and Russia. And he continued, "I am God, who knows everything and does everything and I live forever, but you are already long dead." As God he let his power have free range, and I was the plaything of his power. He sent me, for example, into the clouds and then suddenly let me fall down to earth, where I hit so hard that I broke my back. My body had to bleed from many wounds, and he watched my pain, how I suffered, slowly bled to death and died. A short while later he brought me back to life. This game sequence was gone through repeatedly and for me bordered on the limits of endurance – I caught myself sometimes looking at my watch to see if the session was nearly over.
>
> In defining himself as God and me as nothing, Peter had externalized a non-integrated part of his self. In transferring this to me, he used me as an external substitute for his inner condition. In me he could look at this unbearable aspect of himself, live it through and combat it. Only much later, when it had become acceptable, could he integrate this part into his self. Peter would go to some effort during these exciting fantasy games to keep his therapeutic split ego. He would say, for example, "I'm going to shoot you dead!...but not really." But sometimes he would loose this ability, so that I worried that he would be unable to find his way back to reality. I would then say, for example, "The session is over soon and then our game is finished. Then you are Peter again and I am Mrs. Diepold". I find it difficult in phases of such regressive make-believe games, to identify casually with the self aspects of the child and then to swing around to an observant distance, because the regression level to which one must follow is deep. My dialogue with Peter in the beginning was influenced by the nearness to the primary process of his inner objects. Hence the relationship between us sometimes took place in outer space, a typical meeting place for children with borderline disorders. Later we played against one another as two different football teams; he was always the winner and I was always the loser. In this way he kept enough distance between us, as otherwise the danger of merging would have been too great.

If it becomes a decisive therapeutic objective to understand the child and to follow him into his regressive fantasies, then this can be done only if the therapist's own inner strength is sufficient to be able to accept, endure and limit this acting out and destructiveness. Over the years, it has become important to me to carefully observe my own inner situation and to ask myself whether I am strong enough. In doubtful situations I would rather end the session early than run the risk of becoming inadvertently entangled in a transference-countertransference situation that could ultimately lead to a transference psychosis. I indicate clearly that I am leaving the fantasy level and announce this decision without arousing feelings of guilt in the child. I say, "Our game was dangerous and exciting and has tired me out so much that I cannot go on, so we'll end the session now, even though we would still have had 10 more minutes."

The first structural changes are often apparent in dealing with separations.

> During the last session before the Easter holiday, Peter was excited and said, "What I'd like to do most right now is kill you." This aggression differed from many aggressive fantasy games in which he had committed murder, because this time his murder fantasy is not acted out, but expressed as a wish. "What I'd like to do most..." He meant me directly as a recognized object divided from himself, and he experienced his anger aimed directly at me. I suggested, "Can it be that your anger has something to do with the Easter holiday that is starting soon, because we won't see each other for three weeks?" He replied, "Yes, that's right, because I'm not finished being angry about the last holiday, at Christmas ."

After about a year of therapy, this kind of interpretive intervention was possible with Peter – one that identified his affects and classified his actual failures in our relationship. After another two years the therapy came to an end after structural changes had occurred. He was able to use the therapeutic relationship to make up deficiencies in his development. This was due first of all to the fact that, if you were to judge the severity of the disorder, it would fall in the "upper border" area; second, to the fact that he was able to come to terms with parts of his archaic, primary-process inner world – which sometimes bore psychotic qualities – by means of the interaction with me, and that finally, he was able to use my supportive and mirroring function for development.

5 Therapeutic Work in the social environment of the child

As a rule, the psychodynamics of the parents are similar to that of the child. This also proved to be the case with Peter. As a therapist working with parents, one is the object of both their idealization and belittlement, and one runs some danger of reacting with a latent, accusatory attitude towards them as the perpetrators of their child's illness. If this happens, the chance of therapeutic work with the parents is lost. Here too, the aim is to put a check on acting out and aggression, but also to give empathetic understanding to their situation as parents of a severely ill child. The work can take a positive turn if the parents re-experience their own situation as children, and in this way, enter more into their child's feelings. In addition, it helps if they identify with the empathetic interest of the therapist.

Children with borderline disorders generally have problems at school. Cooperation with the teacher presents us with the difficult problem of confidentiality with regard to the patient. On the other hand such a cooperation affords a chance to influence a social area very important to the child, and to solicit understanding for the child's often bizarre behavior. The destructive, non-conforming and unconcentrated borderline patient stimulates just as violent emotional reactions in the teachers as in ourselves as we know from therapy. For this reason they need emotional reassurance, because their aggressive or excluding feelings are often intolerable to their pedagogic superego and they suffer from guilt. I relieve them of their guilt, inform them of the psychodynamics of the disorder and reinforce their teaching function.

In a number of classic studies on borderline disorders in children, but especially in the most recent American literature, authors describe the need for medication in the treatment of borderline spectrum children located at the "lower border". (Petti, 1983) We, as psychoanalysts, usually regard pharmacotherapy with reservations. This may have something to do with our having too little technical knowledge in this regard. In the case of severe, neurocognitive and motor disorders combined with psychic regression, I regard cooperation with a child or adolescent psychiatrist, who sees the cooperation as an informal support for psychodynamic therapy, to be indispensable. Finally, we must consider when inpatient treatment comes into question. It should be planned when the child's acting out becomes so forceful that it endangers the child himself or others, and the parents are unable to give him sufficient support and structure. Nevertheless, the regressive atmosphere in a clinic can result in still intact ego functions being relinquished. The pros and cons of such a measure should therefore be weighed very carefully.

6 Conclusion

Borderline patients entangle their therapist in an intensive relationship web. When they behave in an angry, destructive or hyperactive manner, they are externalizing their traumatic experiences. This releases powerful countertransference feelings and makes therapeutic treatment difficult. The majority of traumatized children attempt, through violent acting out, to overstep the boundaries of the therapy pact and of the therapist. Especially in the initial phase of the treatment, the therapeutic space is threatened by the uncontrolled movement and hectic behavior of the child. The primary task in this case is to ensure the integrity of the space. An unequivocal and definite stop must be put to anything that runs counter to the agreement. This requires clarity and resolution. Granting concessions or compromising in this regard only serves to relieve our own fears, but deprives the child of the firm guidelines that he urgently needs. It encourages acting out, thereby allowing fears to take hold. This limit-setting function lays down rules and is more "fatherly". The ultimate objective, however, is to follow the child into his threatening and symbiotically colored fantasies, to take on empathetically the destruction and dangers found there, and so to offer the child a motherly support and mirrored relationship. It seems to me that the limit-setting, fatherly function and the supportive motherly function are equally important in different situations.

At the beginning of the analysis, the traumatic identity is presented via transference. Violence becomes real and is expressed through a lack of relationships, through destructive aggression and mental rigidity. The actual traumatic content is not symbolized and is not accessible to feeling. As an analyst, one is overwhelmed with primary process material. One usually lacks experience for this and the ability to empathize is overstrained. For a relationship in this context, Bion uses the metaphor of a container that gets filled up with the patient's experiences and affects which cannot find anywhere else to go at present. A container can hold everything, it lets itself be used, and nothing deposited there for "safe-keeping" – to "keep one safe" – gets lost.

Difficulties can however arise if this deposit does not rest quietly in the analyst, but develops repercussions. Analysts are not simply lifeless, like a container, but feeling people who become moved by the suffering of a traumatized child. Things that the child cannot yet feel develop their affective impact in the analyst. The prerequisite answer to this is, of course, not to succumb to the danger of rigidity or overexcitment induced by the patient. Overexcitement, in particular, carries the danger of countertransference. But this is just what makes this work so strenuous. Analysts, though able to conceive through their own feelings what suffering a child is enduring, must still not be seduced into trying to make amends for his pain. Clearly this is impossible and an attempt to do so would precipitate a spiral of needs and a regressive escalation in the child.

This is all very difficult to endure, because there is a limit to how much an analyst can fall back on his or her professionalism. The cure lies in one's own humane feelings. However, in the analysis of children there is a decisive power that reinforces this work, and that is the creativity of children. For their particular conflict situation, they find exactly the right game to help them, in interacting with the analyst, to speed up the analysis of their trauma. The task of the psychoanalyst is to be alert and sensitive to this aid, to try to understand what the child is showing them in symbolic play, and to follow the back-and-forth performance of roles (Herzog 1994). The objective is not accurate interpretations, but to make therapeutic use of the "stage" on which the child is the director, and progress is determined by his inner development. In this way, the therapy room can become a "room for imagination" between trauma and reality.

"Diese Wut hört niemals auf" (1997)

Zum Einfluß realer Traumatisierungen auf die Entwicklung von Kindern[1]

Zusammenfassung

Der Beitrag nimmt zunächst eine Klärung des Traumabegriffs vor, untersucht dann den Einfluß von Traumen auf soziale Interaktionen, beschreibt Ursachen frühkindlicher Traumatisierungen und die Entwicklung von Kindern mit diesem Schicksal und schließt anhand eines Märchens und der Fallstudie eines siebenjährigen Jungen mit Überlegungen zur analytischen Therapie.

The paper defines the concept of trauma, discusses the influence of early traumata on social interactions, describes causes of severe traumata in early childhood, and the development of such children, closing with remarks on psychoanalytic therapy while using a fairly tale and a case study of a seven year-old boy.

1 Einleitung

"Lies mir wieder vor, Du weißt schon," sagt mein siebenjähriger Patient, und ich lese: "... Da kamen aus allen Ecken und Enden schwarze Katzen und schwarze Hunde an glühenden Ketten, immer mehr und mehr, daß er sich nicht mehr bergen konnte; die schrieen greulich ... da faßte er sein Schnitzmesser und rief 'fort mit dir, du Gesindel', und haute auf sie los. Ein Teil sprang weg, die anderen schlug er tot und warf sie hinaus in den Teich."

Zum elften Mal schon die gleiche Geschichte! "Lies weiter", fordert Jochen. "Wie Mitternacht herankam, ließ sich ein Lärm und Gepolter hören ... endlich kam mit lautem Geschrei ein halber Mensch den Schornstein herab und fiel vor ihm hin. 'Heda!' rief er, 'noch ein halber gehört dazu, das ist zu wenig.' Da ging der Lärm von frischem an, es tobte und heulte, und fiel die andere Hälfte auch herab. Da fielen noch mehr Männer herab, einer nach dem andern, die holten neun Totenbeine und zwei Totenköpfe, setzten auf und spielten Kegel. Da nahm er die Totenköpfe, setzte sie in die Drehbank und drehte sie rund."

Er will die Geschichte bis zu Ende hören, jedes Mal. "Als es spät war, kamen sechs große Männer und brachten eine Totenlade hereingetragen. Sie stellten den Sarg auf die Erde, er aber ging hinzu und nahm den Deckel ab: da lag ein toter Mann drin. Er fühlte ihm ans Gesicht, aber es war kalt wie Eis. 'Wart', sprach er, 'ich will dich ein

[1]Veröffentlicht in: Analytische Kinder- und Jugendlichenpsychotherapie (AKJP) 27, 1997, 73-85

bißchen wärmen' ... Da nahm er ihn heraus, setzte sich ans Feuer und legte ihn auf seinen Schoß, und rieb ihm die Arme, damit das Blut wieder in Bewegung kommen sollte. Als auch das nichts helfen wollte, brachte er ihn ins Bett, deckte ihn zu und legte sich neben ihn. Über ein Weilchen ward auch der Tote warm, fing an sich zu regen und rief: 'Jetzt will ich dich erwürgen!'"

Immer wieder hatte Jochen das Märchen "Von einem der auszog, das Fürchten zu lernen" hören wollen, wohl weil er ahnte, daß auch seine Fähigkeit zu fühlen schwer beeinträchtigt war, genau wie die des Jungen im Märchen, der immer sagte: "Ach, wenn's mich doch gruselte."

Das Vorlesen war für mich sehr anstrengend, weil die Schrecken des Märchens mit all der Grausamkeit und Gewalt auf mir lasteten, und ich ertappte mich dabei, daß ich manchmal emotional abschaltete, nur noch mechanisch las. Er ließ aber nicht locker, und immer wieder mußte ich mich diesem Schrecken aussetzen, er dagegen folgte dem schrecklichen Geschehen eher wie träumend. Die Stimmung in diesen Vorlesestunden war insgesamt traurig. Nach dem 7. Vorlesen, bei dem er sich auf die Couch gelegt hatte, zog er plötzlich sein T-Shirt hoch, schob seine Hose ein Stück herunter, sodaß sein nackter Bauch zu sehen war und sagte: "guck mal!" Ich war erschüttert, denn ich sah seinen von vielen Narben zerfurchten Bauch. Ich wußte aus seiner Vorgeschichte, daß er mit 4 Monaten wegen eines Darmverschlusses operiert worden war, daß die Operationswunde nicht geheilt war und er deshalb über ein Jahr lang in der Kinderklinik hatte verbringen müssen. Ich sagte: "Ich sehe deinen Bauch mit so vielen Narben und ich weiß, daß du sehr krank warst, als du noch ein kleines Baby warst. Da hast du viele Schmerzen gehabt, und es ist dir schlecht gegangen. Jetzt sieht man immer noch die Narben."

In den folgenden Stunden mußte ich weiterlesen. Nach dem 12. Mal sagte er unvermittelt, aber sehr nachdenklich: "Weißt du eigentlich, daß meine Mama gestorben ist, als ich ganz klein war? Traurig, nicht?"

Danach hat er nie wieder nach diesem Märchen gefragt.

Diese Behandlung liegt Jahre zurück. Anläßlich meiner Beschäftigung mit Traumatisierungen kam sie mir wieder in Erinnerung. Merkwürdigerweise hatte ich den Inhalt des Märchens vergessen, nur sein Titel und meine heftigen Gegenübertragungsgefühle waren mir noch präsent. Ich vermutete, daß ein Zusammenhang zwischen dem Märchen und den schweren Traumatisierungen des Patienten bestand. Jugendamtsakten belegten, daß das Pflegekind Jochen von Geburt an mangelhaft versorgt war, seine Mutter sich kurz nach der Operation suizidierte, er nach dem langen Klinikaufenthalt mit fast eineinhalb Jahren in ein Säuglingsheim verlegt wurde, von wo er mit 3 Jahren in eine Pflegefamilie kam.

Beim Lesen des Märchens war ich erstaunt, weil es mir wie ein Bilderbuch der inneren Welt von Traumatisierten erscheint, ähnlich wie sie auch in Bildern von Hieronymus Bosch gemalt oder in Dantes *Inferno* oder dem Mythos der Medusa[2] beschrieben wurde: Gespenster und Geister, brennendes Feuer, Eiseskälte,

[2] Vgl. Göbel 1994.

Leichenstarre, von Kopf bis Fuß gespaltene Menschen, deren Fragmente sich zu ganzen Menschen zusammensetzen, Menschenleere und Einsamkeit, Spiele mit Leichenteilen, Unfälle und mörderische Aggressivität. In dieser Welt war Jochen zu Hause.

2 Was ist ein Trauma?

Ein Trauma ist ein plötzliches, intensives, gewalttätiges und schmerzhaftes Ereignis, das die psychischen Verarbeitungsmöglichkeiten eines Menschen überfordert, weil es die Psyche gleichsam überschwemmt. Schwere Unfälle, Mißhandlungen und sexueller Mißbrauch sind Prototypen dieses Geschehens, die ein Übermaß an Stimulierung bieten. Aber auch das Gegenteil, ein das erträgliche Maß übersteigender Mangel an Stimulierung, der z. B. bei Deprivationen vorliegt, wirkt traumatisierend und hemmt ebenfalls die normale Entwicklung (Shengold 1995, 15). Sowohl ein Übermaß an Stimulierung als auch deren Mangel können traumatisierend wirken und haben einen Rückzug vom Körpergefühl und von den Emotionen zur Folge und erzwingen Abwehrmaßnahmen gegenüber der schrecklichen Gefühlsintensität. Freud sagt dazu: "Wir nennen so (Trauma, *Einfügung B. D.*) ein Erlebnis, welches dem Seelenleben innerhalb kurzer Zeit einen so starken Reizzuwachs bringt, daß die Erledigung oder Aufarbeitung derselben in normalgewohnter Weise mißglückt, woraus dauernde Störungen im Energiebetrieb resultieren." (1916/17, 284) Diese Beschreibung im Kontext von psychischer Energie und Ökonomie beschreibt den Zusammenbruch der Abwehrmöglichkeit der Opfer durch Reizüberflutung.

In Bezug auf das Verständnis von Traumatisierungen wirkt bis heute Freuds gewandeltes Traumaverständnis nach, der in seiner 1896 entwickelten Verführungstheorie zunächst die sexuelle Verführung des Kindes für die spezifische Entstehungsursache der Psychoneurosen, besonders aber der Hysterie, verstand. Er nahm später die ubiquitäre Bedeutung sexueller Traumatisierung zurück und hielt dagegen frühkindliche Phantasien und die Bewältigung des Ödipuskomplexes für entscheidende Faktoren bei der Neurosenentstehung. Entgegen der Meinung von Massen (1984) hat Freud jedoch die zentrale Bedeutung von Verführungen für die Persönlichkeitsentwicklung nie ganz verworfen, aber er hat als Folge dieser Art der Traumatisierung die Entstehung einer traumatischen Neurose angenommen (1920). Sein Positionswechsel hat in der Geschichte der Psychoanalyse für die Einschätzung der Bedeutung von sexuellen und gewalttätigen Traumatisierungen für die psychische Entwicklung von Kindern insofern eine wichtige Rolle gehabt, weil ihnen verhältnismäßig wenig Forschungsaktivität gewidmet wurde.

Eine Ausnahme bilden Arbeiten zur Auswirkung von Krieg und Holocaust auf Kinder (u. a. A. Freud/D. Burlingham 1980, H. Keilson 1979) und die Arbeiten von P. Greenacre zu Deckerinnerungen und Rekonstruktionen von 1949, 1975 und 1982. In den letzten Jahren ist das Interesse an Traumatisierungen neu erwacht, und es sind wichtige Arbeiten zu diesem Thema erschienen.[3]

Freud konstatierte, daß in der traumatischen Neurose das Trauma, z. B. eine gewalttätige öder sexuelle Mißhandlung oder ein Objektverlust, durch ständige Wiederholung des Ereignisses zu binden, abzureagieren oder zu assimilieren versucht

[3]Vgl. Becker 1990, Furman 1986, Heigl-Evers/Kruse 1991, Holderegger 1993, Kennedy 1986, Küchenhoff 1990, Terr 1995, Wurmser 1993, Yorke 1986.

wird. Dieser Versuch, die übermäßige Erregung nachträglich zu verarbeiten, wird vor allem durch eine Wendung von der Passivität zur Aktivität möglich. Freud (1920) meint, daß auf diesem Wege ein Trauma schließlich psychisch repräsentiert werden kann und auf diese Weise die Wiederholung strukturbildende Funktion hat. Bei den Wiederholungen unterliegt das traumatische Ereignis der Bearbeitung der Psyche, durch die es den augenblicklichen Erfordernissen angepaßt wird.

> Diese Art des Umgangs mit dem Trauma zeigte sich bei einer durch eine brutale Vergewaltigung schwer traumatisierten Jugendlichen. Sie hatte sich nach der Tat aufgrund unerträglicher Schamgefühle niemandem anvertraut und das Trauma kurz danach total verdrängt. Stattdessen hatte sie eine bulimische Symptomatik entwickelt und sich von allen Kontakten zurückgezogen. Die analytische Arbeit besteht im Wiederauffinden des Verdrängten, der Beantwortung der Frage, was wirklich vorgefallen ist und der Aufarbeitung der mit dem Trauma verbundenen unterschiedlichen Affekte. In schmerzhaften Konfrontationen, die immer auch die Gefahr der Retraumatisierung bergen, arbeitete die Patientin sich in der Therapie schrittweise an ihre Erinnerungen und Gefühle heran.

Je jünger ein Mensch von einem Trauma getroffen wird, desto gefährdeter ist die Psyche, weil das Ich seine Fähigkeiten zur Realitätsprüfung und Antizipation noch nicht ausreichend entwickelt hat und noch keine Strukturen zur Verfügung stehen, innerhalb derer das Trauma bearbeitet werden könnte.[4] Das Ich, das sich innerhalb der Interaktionserfahrungen des Kindes mit seinen Pflegepersonen formt, ist nur erst rudimentär ausgebildet. Daher ist die Art und Weise der Interaktion entscheidend für die Form oder Qualität des sich entwickelnden Ich-Selbst. Die Erfahrungen innerhalb dieser Interaktionen formen die Struktur des psychischen Apparates, und diese sind als solche strukturbildend.

Wenn ein Trauma ein Kleinkind in den ersten Lebensmonaten, in denen der psychische Apparat sich gerade entwickelt, trifft, kann es nicht wie ältere Kinder, Jugendliche oder Erwachsene das Trauma abspalten, in toto verdrängen oder die traumatische Erfahrung gegen andere Erfahrungen abgrenzen, weil die notwendigen Strukturen für solche Operationen noch nicht vorhanden sind (Küchenhoff 1990). Trifft ein Trauma das Kind in dieser Zeit, bevor die Fähigkeit zur Symbolisierung und zur Sprachfähigkeit ausgebildet ist, resultiert daraus eine diffuse Spannung mit primitiven Generalisierungen der sensomotorischen Schemata (Piaget) und ein reaktives Auslösen von Handlungsmustern wie Schreien, Strampeln, Abwenden. Das bedeutet, daß sehr frühe Traumatisierungen nicht psychisch repräsentiert sind, d. h. keine Erinnerungsspuren hinterlassen haben, sondern körpernah als innere Spannung oder Unruhe erlebt werden und den Patienten als getrieben und gefühlskalt wirken lassen. Dieses Körpererleben mit seinen diffusen, undifferenzierten und manchmal überwältigenden Spannungen bleibt wie ein Fremdkörper im seelischen Erleben, das sprachlicher Bewältigung nicht zugänglich ist (Heigl-Evers/Kruse, 124). Das Ergebnis dieser Vorgänge ist der the-

[4]Zur Unterscheidung sog. "früher" und "später" Traumata vgl. Küchenhoff (1990), der einen qualitativen Unterschied sieht, der durch das Leistungsvermögen eines bereits ausgebildeten Ichs beim Erwachsenen bestimmt ist.

rapeutisch bekannte und in der psychoanalytischen Literatur häufig beschriebene Mangel an Urvertrauen, was zur Folge hat, daß gute Beziehungserfahrungen nicht verinnerlicht werden können. Stattdessen wird Gefahr und Unberechenbarkeit inkorporiert, und die entscheidende Lebenserfahrung ist Unsicherheit und Bedrohung mit einem inneren Szenarium, das ich anhand des Märchens deutlich gemacht habe. Das Trauma hat die gesamte Welt des Kindes geformt. Nach Küchenhoff (1990) finden die traumatischen Erfahrungen ihren Niederschlag im Apparat selbst, und das Trauma ist dann nicht ein Fremdkörper, sondern Teil des Selbst und der Identität geworden. In diesem Sinne spricht er von "traumatischer Identität" oder "traumatischer Identitätsbildung".[5]

Die Erfahrungen dieser ersten Lebensmonate werden im Zuge von Reifungsprozessen des Gedächtnisses und der symbolischen und repräsentativen Funktionen überarbeitet, einige symbolisch encodiert, weitgehend aber organisiert zu Handlungs- und Erwartungsmustern auf dem sensomotorischem Funktionsniveau (Naumann-Lenzen 1994, 239), die nie symbolische Repräsentanz in Form subjektiver Wünsche, Ängste oder Ziele erlangen. Nicht nur in der psychoanalytischen Behandlung, sondern im Kontakt überhaupt, zeigen sich diese Erfahrungen als diffuse, körpernah erlebte Spannungen, Neigung zum Agieren, Panikattacken, Wutausbrüchen. Diese innere Situation des Kindes ist relativ unabhängig davon, ob sich die traumatische Situation inzwischen geändert hat, weil ein Übermaß reaktiver Aggression die Beziehungen und die gefährdete innere Situation des Kindes seine Außenbeziehungen bestimmen.

Die ursprüngliche Affektkonstellation mit den verschiedenen angeborenen Affekten verliert ihre Organisierungsfunktion, die im Wahrnehmen, Erinnern, Kommunizieren und Regulieren besteht, wenn durch ein Trauma die Wut und Destruktion über die anderen Affekte zu siegen beginnt. Die Welt und die Beziehungen sind lebensgefährlich geworden.

So wie das Alter, in dem ein Trauma einen Menschen trifft, Auswirkungen für die Bewältigung hat, ist es auch von entscheidender Bedeutung, ob es sich um eine einmalige traumatische Situation, wie etwa bei einer Naturkatastrophe oder einem Unfall handelt, oder ob sich die Traumata ständig wiederholen, wie das z. B. durch psychotische, alkoholkranke oder gewalttätige Eltern geschieht. Terr, eine amerikanische Kinderpsychiaterin und Therapeutin, die seit Jahren Kindheitstraumata und deren psychische Bewältigung erforscht, schlägt aufgrund ihrer Untersuchungen an Kindern mit unterschiedlichen traumatischen Erfahrungen eine Unterscheidung zwischen Kindern mit einem einmaligen Trauma und wiederholt traumatisierten Kindern vor, weil die Auswirkungen unterschiedlich seien. Sie spricht vom Trauma-Opfer Typ I bei den Kindern, die ein einmaliges traumatisches Erlebnis gehabt haben, und vom Trauma-Opfer Typ II bei wiederholt traumatisierten Kindern. Sie konstatiert, daß über drei Jahre alte Kinder vom Typ I, die ein einzelnes furchtbares Erlebnis durchmachten, nahezu immer in der Lage sind, ihre Erfahrungen in präzisen Details nachzuerzählen.[6] Trauma-Opfer

[5] A. Freud war gegen eine Ausweitung des Traumabegriffs. Sie wollte ihn auf Entwicklungsphasen beschränken, in denen Strukturbildung bereits stattgefunden hat und in denen die Vermittlerrolle des Ich bereits etabliert ist. (1980a, 1828-1829)

[6] Terr hat ausführliche Forschungsergebnisse zu dieser These vorgelegt, die sie in Untersuchungen über die 26 Kinder aus Chowchilla gewonnen hat, die 1976 Opfer der Entführung eines Schulbusses wurden und die nach 77 Stunden körperlich unversehrt freikamen.

vom Typ II dagegen, die wiederholten Traumatisierungen ausgesetzt sind, "sind in der Lage, massive Schutzmechanismen gegen das Erinnern aufzubauen, weil darin für sie die einzige Möglichkeit besteht, ihre schreckliche Kindheit zu überstehen" (Terr, 30).

3 Wie verändern sich die Interaktionen durch eine Traumatisierung?

Das affektive Klima zwischen dem Kleinkind und seinen Bezugspersonen verändert sich durch ein Trauma oder noch mehr durch wiederholte Traumatisierungen in charakteristischer Weise: Das Spannungsniveau im Kind erhöht sich derart, daß es nicht auszugleichen ist und sich allmählich eine negative Grundstimmung[7] mit feindseliger Beziehungsaufnahme und raschen Stimmungsumschwüngen einstellt. Das Aggressionspotential ist in ständiger Aktionsbereitschaft. Die Kinder sind auf Kampf eingestellt und greifen an, bevor sie selbst verletzt werden können. Es kann sich kein kohärentes Selbst mit einem Gefühl der Ich-Identität entwickeln, und die Kinder bleiben in klammernder Abhängigkeit von den Objekten, die sie doch gleichzeitig immer wieder von sich stoßen müssen, um nicht erneut der Gefahr der Traumatisierung ausgesetzt zu sein. Dieser Zustand wird in Arbeiten über erwachsene traumatisierte Patienten mit Agitiertheit beschrieben[8] und in amerikanischen Untersuchungen über Kinder als "temper tantrum" (Wutausbrüche) beschrieben. Diese agitierte, wütende Destruktion, die sich im Laufe der Entwicklung des Kindes aus den von Lichtenberg so beschriebenen Hochspannungszuständen entwickelt, ist ein emotionaler Ausdruck, der sich vor allem körpernah ausdrückt. Die Kinder können in der Schule oder bei Tisch nicht stillsitzen und verwandeln das Therapiezimmer von einem Augenblick zum anderen in ein Chaos. Sie bekommen bei pädiatrischen oder kinderpsychiatrischen Untersuchungen häufig die Diagnose eines Hyperkinetischen Syndroms und werden mit Psychopharmaka behandelt. Meines Erachtens erfaßt man damit nur einen Teilaspekt[9] ihrer Erkrankung, weil die Beziehungsdynamik nicht genügend berücksichtigt wird. Häufig findet die innere Situation auch Ausdruck in psychosomatischen Beschwerden. So litt mein Patient Jochen, der das Fürchten lernen wollte, z. B. an einem endogenen Ekzem.

Neben der wütenden Destruktion ist das andere Grundmuster der Reaktion Erstarrung und Depression. In dieser Reaktionsform wird die Hochspannung eingekapselt und bricht nur bei entsprechenden Auslösern hervor. Vorherrschend ist eine eingefrorene Gestik und Mimik, eine veränderte Sprache und ein abgewandter Blick, den die Kinder manchmal noch dadurch unterstreichen, daß sie die Augen verdecken. Bei ihnen ist das reiche Gefühlsleben mit den angeborenen Affekten erstarrt. "Psychisch bedeutet dies, den emotionalen Dialog mit dem äußeren Objekt abzubrechen, um nicht wieder in den Strudel der Triebe und Affekte zu geraten." (Göbel 1994, 15) Die Kinder sind abweisend, zurückgezogen und klammern sich in der Regel an ihre Mütter an, ohne jedoch in eine wirkliche Beziehung zu ihnen zu treten, wobei sie aber im nächsten Augenblick nach einer Kränkung

[7] Lichtenberg (1990) nennt sie Hintergrundbeziehung.

[8] Vgl. die Literaturnennungen bei Göbel 1994, 16.

[9] Zum Problem der Diagnose und Behandlung des Hyperkinetischen Syndroms siehe das Themenheft der Zeitschrift Kinderanalyse.

wütend schreien oder auf sie einschlagen können. Es fehlt das aufeinander Eingestimmtsein zwischen beiden, weil die integrativen Fähigkeiten des Kindes durch zu viel Hochspannung überwältigt wurden und sich fragmentierte Selbst- und Objektempfindungen etabliert haben. Das aversive System des Kindes wird durch Gefühle von Unlust und Wut aktiviert und sein Angriffs- oder Rückzugsverhalten herausgefordert.[10]

Innerhalb dieser beiden wesentlichen Grundmuster seelischer Funktionsweisen, dem aggressiv-destruktiven und dem erstarrt-depressiven, zeigen Kinder all die Symptome, die bei Borderline-Entwicklungsstörungen auftreten, denn diese Kinder haben, wie meine empirische Untersuchung gezeigt hat, alle ausnahmslos in ihrer Genese schwere Traumatisierungen erlitten.[11] Zur Symptomatik gehören Diskrepanzen im Entwicklungsverlauf, Selbstwertstörung, Panikattacken, Kontaktstörungen, Selbstschädigungen, kurzdauernde psychotische Episoden sowie Lernstörungen.

An einer Lernstörung litt auch der Junge im Märchen. Er galt als dumm und hatte eine merkwürdige Art von Beschränkung, denn ihm fehlte eine wichtige Fähigkeit: er konnte sich nicht fürchten. Selbst in großer Lebensgefahr merkte er nicht seine Gefährdung, verfügte aber dennoch über eine merkwürdige Art von Schläue und über enorme Kraftentfaltung, wenn er wütend wurde. Psychoanalytisch ausgedrückt war seine Unfähigkeit zur Signalangst wie auch seine Dummheit ein Ausdruck seiner Entwicklungsstörung, denn die Entwicklung von Signalangst ist eine Reifungserrungenschaft, die von Kindern mit gravierenden Ich-Störungen nicht erreicht wird.

Durch Traumatisierung wird die Lernfähigkeit beeinträchtigt, weil das aversive System übermäßig stimuliert wird, in diesem Zustand aber Informationsverarbeitung, also Lernen im weitesten Sinn, nicht möglich ist. Ein tobendes, schreiendes, zorniges Kind kann nicht lernen, weil das nur bei mäßiger Spannung und wacher Aufmerksamkeit geschehen kann. Erkenntnisse bezüglich eines Zusammenhangs zwischen intellektuellen und affektiven Prozessen könnten neue Möglichkeiten zur Gestaltung von Lernsituationen eröffnen.

4 Wodurch werden Säuglinge und Kleinkinder traumatisiert?

Ich möchte zur Beantwortung dieser Frage meine empirische Untersuchung über Borderline-Entwicklungsstörung heranziehen, weil in dem Erhebungsfragebogen nach Traumata in den ersten drei Lebensjahren gefragt wurde und die Auswertung der Befragung einen guten Überblick gibt über die Lebensrealität dieser Kinder. Wie ich eben bereits erwähnte, haben die 191 in die Untersuchung eingegangenen Kinder ausnahmslos in den ersten 3 Lebensjahren mindestens eine, manchmal mehrere Traumatisierungen erlitten. Es sind 92 unterschiedliche Traumata genannt, die bei der Mehrzahl der Kinder als Mehrfachbelastungen auftraten. Ich will einige davon nennen, um deutlich zu machen, daß das Feld breit ist und über die gängigen und klassischen Traumatisierungen durch sexuellen Mißbrauch oder Mißhandlung weit hinausgeht.

[10] Parens 1979b, 1993

[11] Vgl. Diepold 1994.

Es sind: Trennungen von den Eltern durch deren Tod oder durch Krankenhausaufenthalt, Deprivation, ständig wechselnde Betreuungspersonen, schwerer Streit in der Familie, Krankheiten (Eßstörung, Gipsbett, Frühgeburt mit Brutkasten, Ekzem, Allergien, Asthma, Infektionskrankheiten, Operationen), Mißhandlungen, sexueller Mißbrauch, schwere psychische Erkrankungen oder Alkoholismus der Eltern.

Die Tatsache, daß bei dieser Aufzählung Mißhandlungen und sexueller Mißbrauch nicht wie bei erwachsenen Patienten im Vordergrund stehen, sondern diese bei Kindern eher seltene Traumatisierungen (Mißhandlungen 34%, sexueller Mißbrauch 18%) neben anderen sind, hat m. E. vor allem den Grund, daß es sich um eine empirische Untersuchung von Kindern handelt, bei der die Eltern, die meistens Verursacher der Traumatisierungen sind, Angaben zur Genese machen und sich wohl nur selten selbst anklagen. Von daher muß man gerade bei der Häufigkeit des diagnostizierten sexuellen Mißbrauchs oder gewalttätiger Mißhandlungen von einer hohen Dunkelziffer ausgehen, die nach internationalen Erfahrungen bei etwas 90% liegt (Kempe/Helfer [Hrsg.] 1972, XIIIf; Becker 1968, 138; zit. nach Amendt 1992, 125).

5 Zur Entwicklung traumatisierter Kinder

Trifft eine Traumatisierung ein Kind, nachdem der psychische Apparat entwickelt ist und Strategien zur Konfliktbewältigung bestehen, wird das Ich Verarbeitungsmöglichkeiten finden, auch wenn die üblichen Abwehrstrategien versagen.[12] Die Verarbeitung scheint sich meinen Beobachtungen und den Ergebnissen der Literatur nach um die beschriebenen Grundreaktionsmuster der wütenden Destruktion sowie der Erstarrung und Entlebendigung zu gruppieren, wobei der Verlust der Symbolisierungsfähigkeit ubiquitär ist.

6 Überlegungen zur Therapie früh traumatisierter Kinder

Wie wird der junge Mann im Märchen geheilt? Der Junge hatte durch die Konfrontationen mit seiner schrecklichen Innenwelt und durch seinen Kampf mit den Monstern seiner Vergangenheit schließlich das Schloss erlöst und vom König dessen Tochter zur Frau bekommen. Er war zwar erwachsen geworden, konnte sich aber immer noch nicht fürchten. Den Zugang zu seiner Gefühlswelt bekam er, als seine junge Frau ihm nachts, als er schlief, die Decke wegzog und einen Eimer voll kalten Wassers mit zappelnden kleinen Fischen über ihn kippte. Da wachte er auf und rief: "Ach, was gruselt's mich, was gruselt's mich, liebe Frau! Ja, nun weiß ich, was Gruseln ist." Seine Frau hatte beherzt gehandelt: Sie mutete ihm etwas zu und schaffte ihm damit ein heftiges, direktes, affektives und körpernahes Erleben, das ihn im Innersten erreicht und geheilt hat.

Ich möchte mein Nachdenken über das Märchen beenden, indem ich abschließend frage, ob uns dieser Schluß mit dem beherzten Handeln der Königstochter Hinweise für therapeutisches Handeln geben könnte.

---

[12] Vgl. Ehlert et al. 1988.

Ich meine ja und möchte das abschließend ausführen. Traumatisierte Patienten verwickeln ihre Therapeuten in ein intensives Beziehungsgeflecht. Wenn sie sich wütend, destruktiv und hyperaktiv verhalten, externalisieren sie ihre traumatischen Erfahrungen. Wenn sie seelisch erstarrt sind, haben sie die lebendigen Beziehungen abgebrochen und sich mit Unbelebtem identifiziert. Beide Grundreaktionsmuster lösen heftige Gegenübertragungsgefühle aus und machen therapeutisches Handeln schwierig.

Die Mehrzahl der traumatisierten Kinder versucht heftig agierend, die Grenzen des Therapiepaktes und des Therapeuten zu überschreiten. Sie sind motorisch impulsiv, erschrecken mit unartikulierten Lauten, werden von widerstreitenden Triebimpulsen überschwemmt, zeigen Wut von kannibalistischer Heftigkeit (Shengold 1995, 132) und stürzen ihre Analytiker in Verwirrung und Angst. Das löst bei diesen heftige eigene Aggressionen, Gefühle von Überlastung und Wünsche aus, das Kind loszuwerden, was Zweifel an der therapeutischen Identität und Schuldgefühle erzeugt. Aber man entwickelt auch Mitleid mit dem Kind und möchte, daß es ihm besser als bisher geht, was dazu verleiten kann, korrigierende emotionale Erfahrungen anzubieten. Das würde zwar die eigene psychische Streßsituation erleichtern, aber auch die Möglichkeit nehmen, das Trauma in der Übertragungsbeziehung zu bearbeiten.

In der Anfangsphase der Behandlung ist durch die ungesteuerte Motorik und Hektik, mit der von einem Spiel zum nächsten gehetzt und Grenzen überschritten werden, der therapeutische Rahmen in Gefahr. Dann besteht die erste wichtige Aufgabe darin, die Stabilität des Rahmens zu sichern: alles, was gegen die Paktabsprachen gerichtet ist, muß unmißverständlich unterbunden werden. Dazu ist Eindeutigkeit und Entschlossenheit notwendig. Eine gewährende Haltung dient, wie ich aus eigener Erfahrung und aus vielen Kontrollanalysen weiß, nur der eigenen Angstentlastung, nimmt dem Kind aber den Halt, den es nötig braucht, weil sie das Agieren fördert und damit auch die Angst anwachsen läßt.

Zu Beginn der Analyse stellt sich die traumatische Identität in der Übertragung dar, indem Gewalt real wird und sich in Beziehungslosigkeit, destruktiver Aggressivität und Entlebendigung äußert, wie Göbel den Zustand der seelischen Erstarrung nennt (1994, 19). Der eigentliche traumatische Inhalt ist nicht symbolisiert und ist dem Fühlen nicht zugänglich. Man wird als Analytiker mit primärprozeßhaftem Material überschwemmt. Dafür fehlt in der Regel der eigene Erfahrungsrahmen, und die Empathiefähigkeit ist überfordert. Bion hat für das Beziehungsgeschehen in diesem Kontext die Metapher vom Container geprägt, der das Erleben und die Affekte des Patienten, die zur Zeit keinen anderen Ort finden können, aufnimmt. Ein Container nimmt Abfälle ohne Nutzungsordnung auf. Er läßt sich benutzen, und nichts "Ent-sorgtes", "der Sorgen Erledigtes" geht verloren.

Schwierigkeiten ergeben sich allerdings dadurch, daß das Deponierte nicht still im Analytiker ruht, sondern Wirkung entfaltet. Analytiker sind eben nicht leblos wie Container, sondern fühlende Menschen, die von dem Leid der traumatisierten Kinder angerührt werden. Was das Kind selbst noch nicht fühlen kann, entfaltet in ihnen seine affektive Wirkung. Die Voraussetzung dafür ist allerdings, nicht der vom Patienten induzierten Gefahr der Erstarrung oder der Übererregung zu erliegen, wobei besonders die Übererregung die Gefahr des Gegenübertragungsagierens in sich birgt. Aber gerade darin besteht auch die Anstrengung dieser Arbeit, daß Analytiker durch ihr Fühlen erfassen, was das Kind an Leid in sich hat, und sich trotzdem nicht verführen lassen, dieses Leid wieder gutmachen zu wollen. Das ist nicht möglich, und man würde bei dem Versuch eine Spirale von Bedürfnissen und eine regressive Eskalation im Kind in Gang setzen.

Manchmal erlebe ich in Kontrollen bei Kandidaten, die ihre erste Behandlung mit einem traumatisierten Kind durchführen und diese Gefühlsdimension zum ersten Mal erleben, ein erschrecktes Bewußtwerden der Intensität dieser Gefühle, und es scheint, als ob ihnen in dem Moment deutlich wird, daß die analytische Arbeit mit traumatisierten Kindern schwere Anstrengung und Gefahren für die eigene Psyche birgt (Göbel 1994).

Im Märchen beginnt der junge König zu fühlen, als seine Frau ihn mit kaltem Wasser und Fischen übergießt. Wir müssen unsere traumatisierten Patienten mit Frustrationen, Konfrontationen oder der Verweigerung des Mitagierens treffen und ihnen erneut Schrecken und Schmerz zufügen, damit die seelische Erstarrung ein Ende hat und der Weg zu den Gefühlen frei werden kann. Indem Kinder anfangen zu fühlen, hören sie auf, das Trauma zu wiederholen, und sie stellen sich ihren Verletzungen und der Erkenntnis, daß nichts diese Verletzungen ungeschehen machen und keiner sie je wieder gutmachen kann. Das löst zuweilen das Gefühl aus, daß die innere Wut so groß ist, daß sie nie aufhört, wie mein Patient Jochen das einmal gesagt hatte: "Diese Wut hört niemals auf." Indem er sie allerdings so benennen konnte, hatte er sie gefühlt und damit bereits einen ersten Schritt zur Bewältigung getan. Allerdings bleibt ihm der von Narben zerfurchte Bauch als ein Mahnmal seiner Traumatisierung sein Leben lang präsent. Aber durch die Konfrontation mit dem Trauma hat die damit verbundene Wut endgültig ein Ende gehabt und ist das Leid, das bisher nur im Agieren und in diversen Symptomen seinen Ausdruck hatte finden können, symbolisch repräsentiert worden. Indem das Trauma eine Wortgestalt bekam – "Weißt du eigentlich, daß meine Mama gestorben ist, traurig, nicht?" –, ist es der Vergangenheit zugeordnet worden und hat den Weg zu altersgerechter Entwicklung freigemacht.

All das ist schwer auszuhalten, weil Analytiker in dieser Arbeit nur sehr begrenzt auf ihre Professionalität zurückgreifen können. Das, was heilt, ist ihr menschliches Fühlen.[13] Aber es gibt in der Analyse von Kindern eine entscheidende Kraft, die dieser Arbeit entgegenkommt, und das ist die Kreativität der Kinder. Sie finden für ihre spezifische Konfliktlage genau die Spiele, mit Hilfe derer sie in der Interaktion mit dem Analytiker ihre Analyse des Traumas vorantreiben. Vom Psychoanalytiker ist gefordert, sich wach und sensibel darauf einzustellen, zu verstehen versuchen, was das Kind in der Spielsymbolik zeigt und den wechselseitigen Inszenierungen im Spiel zu folgen (Herzog 1994). Es geht nicht um treffende Deutungen, sondern um die therapeutische Nutzung des "Spielraums" oder "Möglichkeitsraums", in dem das Kind der Regisseur ist und bleibt und das Tempo seiner inneren Entwicklung bestimmt (Kelleter 1994). Dann kann der Therapieraum zum "imaginären Raum" zwischen dem Trauma und der Realität werden.

[13] Vgl. Holderegger, 150; Göbel, 20f.

Schwere Traumatisierungen in den ersten Lebensjahren (1998)

Folgen für die Persönlichkeitsentwicklung und Möglichkeiten psychoanalytischer Behandlung[1]

In dieser Arbeit soll untersucht werden, welche Folgen Traumatisierungen in den ersten Lebensjahren für die Persönlichkeitsentwicklung von Kindern haben und welche Erfordernisse an die psychoanalytische Behandlung dieser Kinder zu stellen sind.

1 Traumatisierungen

Ein Trauma ist ein plötzliches, intensives, gewalttätiges und schmerzhaftes Ereignis, das die psychischen Verarbeitungsmöglichkeiten eines Menschen überfordert, weil es die Psyche gleichsam überschwemmt. Schwere Unfälle, Mißhandlungen und sexueller Mißbrauch sind Prototypen dieses Geschehens, die ein Übermaß an Stimulierung bieten. Aber auch das Gegenteil, ein Mangel an Stimulierung, der das erträgliche Maß übersteigt, wie er z. B. bei Deprivationen vorliegt, wirkt traumatisierend und hemmt ebenfalls die normale Entwicklung. (Shengold 1995, 15) Sowohl ein Übermaß an Stimulierung als auch deren Mangel können traumatisierend wirken. Sie haben einen Rückzug vom Körpergefühl und von den Emotionen zur Folge und erzwingen Abwehrmaßnahmen gegenüber der schrecklichen Gefühlsintensität.

Freud (1917, 284) hatte sein Traumaverständnis ähnlich formuliert, nämlich als einen sehr starken Reizzuwachs, der einen Zusammenbruch der Abwehrmöglichkeiten zur Folge hat. Später hat er dieses Verständnis geändert: die sexuellen Verführungen der Kinder, Hauptinhalt der Traumatisierungen, hielt er für frühkindliche Phantasien. Dieser Positionswechsel scheint für die Forschungsgeschichte der Psychoanalyse zur Folge gehabt zu haben, daß in den Jahren danach relativ wenig über die Bedeutung sexueller und gewalttätiger Traumatisierungen für die psychische Entwicklung von Kindern geforscht worden ist. Eine Ausnahme bilden Arbeiten zur Auswirkung von Krieg und Holocaust auf Kinder (u. a. A. Freud/D. Burlingham 1980b, H. Keilson 1979) und Arbeiten von P. Greenacre zu Deckerinnerungen und Rekonstruktionen von 1949 und 1982. In den letzten Jahren ist das Interesse an Traumatisierungen neu erwacht. (Vgl. Becker 1990, Furman 1986, Heigl-Evers/Kruse 1991, Holderegger 1993, Kennedy 1986, Küchenhoff 1990, Terr 1995, van der Kolk et al. 1991, Wurmser 1993, Yorke 1986)

Ich bin nicht wie Freud und Kernberg (1978) der Meinung, daß Menschen mit einer schweren Pathologie ihrer Persönlichkeit eine verzerrte Wahrnehmung in bezug auf ihre Kindheit haben und daß es sich dabei um Phantasien handle, sondern ich meine, daß die Patienten wirklich Traumatisches erlebt haben (vgl. auch Sachsse 1994, 92).

---

[1] Veröffentlicht in : Manfred Endres/Gerd Biermann (Hrsg.): Traumatisierung in Kindheit und Jugend. München, Basel (Ernst Reinhardt Verlag) 1998, 131-141. 2. Aufl. 2002

Bei Erwachsenen wird durch ein Trauma die Funktionsfähigkeit des Ich massiv überfordert oder zerstört, weil gegen die plötzliche Reizüberflutung nicht mehr mit angemessenen Ich-Funktionen reagiert werden kann. Das Selbst gerät in einen schutzlosen Zustand, weil das Trauma als ein Verlust des guten Objektes erlebt wird. Häufig wird die körperliche Seite des schrecklichen Geschehens abgespalten, und es kommt zu einem Abstumpfen der Körperempfindungen. Es entsteht eine starre neurotische Struktur, häufig mit psychosomatischen Symptombildungen, Bulimie oder heimlichen Selbstmißhandlungen. Wenn eine Abspaltung des Traumas nicht oder nur teilweise gelingt, bleibt eine offene seelische Wunde, und das schreckliche Geschehen läuft immer wieder filmartig ab und quält das Opfer ständig von Neuem.

Das zeigte sich bei einer durch eine brutale Vergewaltigung schwer traumatisierte Jugendliche mit einem gut strukturierten Ich. Sie hatte sich nach der Tat aufgrund unerträglicher Schamgefühle niemandem anvertrauen können und das Trauma kurz danach total verdrängt. Stattdessen hatte sie eine bulimische Symptomatik entwickelt und sich von allen Kontakten zurückgezogen. Als sie zufällig den Zusammenbruch eines alten Mannes auf der Straße erlebte und sah, wie dieser hilflos am Boden lag und niemand half, kam ihr das eigene schreckliche Geschehen wieder ins Bewußtsein. Die analytische Arbeit besteht im Wiederauffinden des Abgespaltenen, der Konfrontation mit ihrem Ekel, Schmerz, Haß und Selbsthaß und der Aufarbeitung der mit dem Trauma verbundenen unterschiedlichen Affekte. In schmerzhaften Konfrontationen, die immer auch die Gefahr der Retraumatisierung bergen, arbeitet die Patientin sich in der Therapie schrittweise an ihre Erinnerungen und Gefühle heran.

2 Folgen früher Traumatisierungen für die Persönlichkeitsentwicklung

Ich mache einen Unterschied in bezug auf das Alter, in dem ein Mensch von einem Trauma getroffen wird und bin nicht wie A. Freud (1980a) der Meinung, daß der Traumabegriff auf Entwicklungsphasen beschränkt werden sollte, in denen Strukturbildung bereits stattgefunden habe und die Vermittlerrolle des Ichs stabilisiert ist. Denn je jünger ein Mensch dies Schicksal erleidet, desto gefährdeter ist die Psyche, weil das Ich seine Fähigkeiten zur Realitätsprüfung und Antizipation noch nicht ausreichend entwickelt hat und noch keine Strukturen zur Verfügung stehen, innerhalb derer das Trauma bearbeitet werden könnte. Das Ich formt sich innerhalb der Interaktionserfahrungen des Kindes mit seinen Pflegepersonen, zunächst ist es nur rudimentär ausgebildet. Daher ist die Art und Weise dieser Interaktion entscheidend für die Form oder Qualität des sich entwickelnden Ich-Selbst. Die Erfahrungen innerhalb dieser Interaktionen formen die Struktur des psychischen Apparates und sind als solche strukturbildend.

Wenn in diesen ersten Lebensmonaten, in denen der psychische Apparat sich gerade entwickelt, das Kind von einem Trauma getroffen wird, dann kann es noch nicht wie ältere Kinder, Jugendliche oder Erwachsene das Trauma abspalten, in toto verdrängen oder die traumatische Erfahrung gegen andere Erfahrungen abgrenzen, weil die notwendigen Strukturen für solche Operationen noch nicht vorhanden sind. (Küchenhoff 1990) Sondern bevor Kinder die Fähigkeit zur Symbolisierung und zur Sprachfähigkeit ausgebildet haben, resultiert daraus folgendes: Es kommt zu diffusen Spannungen mit primitiven Generalisierungen der sensomotorischen Schemata und zu einem reaktiven Auslösen von Handlungsmustern wie Schreien, Strampeln, Abwenden.

Das bedeutet, daß sehr frühe Traumatisierungen nicht psychisch repräsentiert sind, sondern körpernah als innere Spannung oder Unruhe erlebt werden. Das Körpererleben mit diffusen, undifferenzierten und manchmal überwältigenden Spannungen bleibt wie ein Fremdkörper im seelischen Erleben und ist sprachlicher Bewältigung nicht zugänglich. (Heigl-Evers/Kruse, 124) Das Ergebnis dieser Vorgänge ist ein Mangel an Urvertrauen, was zur Folge hat, daß gute Beziehungserfahrungen nicht verinnerlicht werden können. Stattdessen wird Gefahr und Unberechenbarkeit inkorporiert, und die entscheidende Lebenserfahrung ist Unsicherheit und Bedrohung mit einem inneren Szenarium von Gefahr, Vernichtung, Gewalt, Chaos. Das Trauma hat die gesamte Welt des Kindes geformt, es ist nicht ein Fremdkörper, sondern Teil des Selbst und der Identität geworden. In diesem Sinne spricht Küchenhoff von "traumatischer Identität" oder "traumatischer Identitätsbildung".

Die Erfahrungen dieser ersten Lebensmonate werden im Zuge von Reifungsprozessen des Gedächtnisses und der symbolischen und repräsentativen Funktionen überarbeitet, auf sensomotorischem Funktionsniveau organisiert, erlangen aber keine symbolische Repräsentanz in Form subjektiver Wünsche, Ängste oder Ziele. Sie zeigen sich in folgenden psychodynamisch bedeutsamen Merkmalen: Die Entwicklung der Kinder ist diskrepant. Die Kinder neigen zu Wutausbrüchen und Impulshandlungen. Sie haben eine Selbstwertstörung. Sie leiden an Vernichtungs- und Trennungsängsten. Sie haben gestörte Kontakte vor allem zu Gleichaltrigen (Diepold 1995).

So wie das Alter, in dem ein Trauma einen Menschen trifft, Auswirkungen für die Bewältigung hat, ist es auch von entscheidender Bedeutung, ob es sich um eine einmalige traumatische Situation, wie etwa bei einer Naturkatastrophe oder einem Unfall handelt, oder ob sich die Traumata ständig wiederholen, wie das z. B. durch psychotische, alkoholkranke oder gewalttätige Eltern geschieht. Lenore Terr unterscheidet zwischen Kindern mit einem einmaligen Trauma und wiederholt traumatisierten Kindern, weil die Auswirkungen unterschiedlich sind. Sie spricht vom Trauma-Opfer Typ I bei den Kindern und Jugendlichen, die ein einmaliges traumatisches Erlebnis gehabt haben, und vom Trauma-Opfer Typ II bei wiederholt traumatisierten Kindern. Wenn Kinder über drei Jahre alt sind und ein einzelnes furchtbares Erlebnis durchgemacht haben, sind sie nahezu immer in der Lage, ihre Erfahrungen in präzisen Details nachzuerzählen. Trauma-Opfer vom Typ II dagegen, die wiederholten Traumatisierungen ausgesetzt sind, "sind in der Lage, massive Schutzmechanismen gegen das Erinnern aufzubauen, weil darin für sie die einzige Möglichkeit besteht, ihre schreckliche Kindheit zu überstehen." (Terr 1995, 30)

3 Wie verändern sich die Interaktionen durch eine Traumatisierung?

Kinder scheinen mit zwei unterschiedlichen Grundmustern auf frühe traumatische Ereignisse zu reagieren: entweder sind sie (1) aggressiv und destruktiv oder (2) erstarrt, depressiv und anklammernd. Innerhalb dieser beiden Grundreaktionsmuster zeigen sie all die Symptome, die bei Borderline-Entwicklungsstörungen auftreten.

1. Aggressiv-destruktives Verhalten: Ein Beispiel für diese Art der Traumabewältigung war mein Patient Jochen, und einige Informationen aus seiner Genese sollen die Art seiner Traumatisierung deutlich machen:

> Seine Jugendamtsakte belegte, daß er von Geburt an mangelhaft versorgt und gepflegt worden war und deshalb unter Aufsicht des Jugendamtes stand. Mit 4 Monaten wurde er wegen eines Darmverschlusses operiert. Da die Operationswunde über ein Jahr nicht heilte, blieb er in der Klinik und wurde mit fast eineinhalb Jahren in ein Säuglingsheim verlegt, von wo er mit 3 Jahren in eine Pflegefamilie kam. Seine jugendliche Mutter hatte sich kurz nach seiner Operation suizidiert. Er litt an einer vielfältigen Symptomatik mit Enuresis, Wahrnehmungs- und Orientierungsstörung, auffälligem Eßverhalten, Ängsten, Zwängen, Kontaktstörungen zu Gleichaltrigen und heftigen Wutausbrüchen.

Bei Kindern mit einer solchen oder ähnlichen Genese erhöht sich das Spannungsniveau derart, daß es nicht auszugleichen ist und sich allmählich eine negative Grundstimmung mit feindseliger Beziehungsaufnahme und raschen Stimmungsumschwüngen einstellt. Das Aggressionspotential ist in ständiger Aktionsbereitschaft (vgl. Lichtenberg 1990). Die Kinder sind auf Kampf eingestellt und greifen an, bevor sie selbst verletzt werden können (vgl. Diepold/Cierpka 1997). Es kann sich kein kohärentes Selbst mit einem Gefühl der Ich-Identität entwickeln, und sie bleiben in klammernder Abhängigkeit von den Objekten, die sie doch gleichzeitig immer wieder von sich stoßen müssen, um nicht erneut der Gefahr der Traumatisierung ausgesetzt zu sein. Diese agitierte, wütende Destruktion, die sich im Laufe der Entwicklung des Kindes aus den von Lichtenberg so beschriebenen Hochspannungszuständen entwickelt, ist ein emotionaler Ausdruck, der sich vor allem körpernah ausdrückt. Die Kinder können in der Schule oder bei Tisch nicht stillsitzen und verwandeln das Therapiezimmer von einem Augenblick zum anderen in ein Chaos. Sie bekommen bei pädiatrischen oder kinderpsychiatrischen Untersuchungen häufig die Diagnose eines Hyperkinetischen Syndroms und werden mit Psychopharmaka behandelt. Meines Erachtens erfaßt man damit nur einen Teilaspekt ihrer Erkrankung, weil die Beziehungsdynamik nicht genügend berücksichtigt wird. Häufig findet die innere Situation auch Ausdruck in psychosomatischen Beschwerden. So litt mein Patient Jochen z. B. an einem endogenen Ekzem.

2. Das andere Grundmuster der Reaktion auf Traumatisierungen ist *Erstarrung, Depression und anklammerndes Verhalten.* Diese Reaktionsform zeigte Martin, ein achtjähriger Junge, dessen Mutter starb, als er ein Jahr war.

> Er war in seinem ersten Lebensjahr zunächst bei Kollegen des Vaters untergebracht, wo ihn der Vater aber wegnahm, weil er dort "zu heimisch wurde". Danach lebte er zwei Jahre bei Verwandten, und wiederum beendete der Vater diese Zeit, weil auch da die Beziehung zwischen Martin und den Pflegeeltern zu eng wurde. Obgleich der Vater selbst "Kinder nicht ertragen kann", holte er ihn zu sich: "er ist mein Lebenssaft". Jetzt ist die Beziehung des Vaters zu seinem Sohn von kaum verdecktem Haß geprägt. Martin ist in Mimik und Gestik erstarrt und hat sich völlig in sich zurückgezogen. Er wirkt intellektuelll eingeschränkt und spricht mit eigentümlich verzerrter, kehliger Stimme. In der Schule gilt er als lernbehindert. Außerdem leidet er an Enuresis. Aggression zeigt er fast nie direkt, nur manchmal bricht sie in einem heftigen Wutanfall heraus. Meistens aber paßt er sich in einer Art vorauseilenden Gehorsams den Wünschen des Vaters an.

Kinder mit erstarrt-depressivem Verhalten (wie Martin) haben die Hochspannung in sich eingekapselt, die nur bei entsprechenden Auslösern hervorbricht. Vorherrschend ist eine eingefrorene Gestik und Mimik, eine veränderte Sprache und ein abgewandter Blick. Bei ihnen ist das reiche Gefühlsleben mit den angeborenen Affekten erstarrt. Sie haben den emotionalen Dialog mit den äußeren Objekten abgebrochen, um nicht wieder in den Strudel der Triebe und Affekte zu geraten (Göbel 1994, 15).

Sowohl die aggressiv agierenden als auch die depressiv erstarrten Kinder leiden zusätzlich an der ganzen Bandbreite der Persönlichkeitsmerkmale und Symptome: An einer diskrepanten Entwicklung, einer Selbstwertstörung, hoher Aggressionsbereitschaft, Vernichtungs- und Trennungsangst, Kontaktschwierigkeiten zu Gleichaltrigen, schizoider Gefühlsarmut, Konzentrations- und Teilleistungsstörungen, Selbstschädigungen und psychotischen Episoden. Neben diesen Merkmalen ihrer Psychodynamik leiden sie an einer Vielfalt neurotischer und psychosomatischer Symptome, die aber unspezifisch sind (Diepold 1995).

Darüberhinaus möchte ich auf zwei Aspekte hinweisen, die mir bei traumatisierten Kindern wichtig zu sein scheinen:

1. Ihre Lernfähigkeit wird durch Traumatisierungen beeinträchtigt, weil das aversive System übermäßig stimuliert wird, was in den Lebensgeschichten von Jochen und Martin unmittelbar deutlich wird. In Zuständen von Hochspannung ist Informationsverarbeitung, also Lernen im weitesten Sinn, nicht möglich. Ein tobendes, schreiendes, zorniges Kind kann nicht lernen; das ist nur bei mäßiger Spannung und wacher Aufmerksamkeit möglich. Erkenntnisse bezüglich des Zusammenhangs zwischen intellektuellen und affektiven Prozessen und eine stärkere Berücksichtigung affektiver Prozesse könnte neue Möglickeiten zur Gestaltung von Lernsituationen eröffnen.

2. Durch Traumatisierungen kommt es zu einem Verlust der Symbolisierungsfähigkeit, der für die psychoanalytische Behandlung dieser Kinder wichtige Auswirkungen hat.

Die innere Welt traumatisierter Kinder ist so, wie Hyronimus Bosch sie gemalt und Dante sie in seinem "Inferno" beschrieben hat, oder der Mythos der Medusa sie erzählt: Gespenster und Geister, brennendes Feuer, Eiseskälte, Leichenstarre, von Kopf bis Fuß gespaltene Menschen, deren Fragmente sich zu ganzen Menschen zusammensetzen, Menschenleere und Einsamkeit, Spiele mit Leichenteilen, Unfälle und mörderische Aggressivität. In einer solchen Welt waren Jochen und Martin zu Hause.

4 Psychoanalytische Therapie

Ich beschränke mich auf Überlegungen zur Therapie früh traumatisierter Patienten, die durch ihre unzureichend entwickelte Symbolisierungsfähigkeit ihre Therapeuten in ein intensives, direktes Beziehungsgeflecht verwickeln. Die Mehrzahl dieser Kinder versucht heftig agierend die Grenzen des Therapiepaktes und des Therapeuten zu überschreiten. Sie sind motorisch impulsiv, erschrecken mit unartikulierten Lauten, werden von widerstreitenden Triebimpulsen überschwemmt und zeigen Wut von kannibalistischer Heftigkeit (Shengold 1989, 132) Wenn sie sich wütend, destruktiv und hyperaktiv verhalten, externalisieren sie ihre traumatischen Erfahrungen. Wenn sie seelisch erstarrt sind, haben sie die lebendigen Beziehungen abgebrochen und sich mit Unbelebtem identifiziert – einer meiner Patienten erlebte sich als Roboter. Beide Grundreaktionsmuster lösen heftige Gegenübertragungsgefühle aus: auf der einen Seite Angst, Verwirrung und Wut, auf der anderen Seite innere Leere, Müdigkeit, Verzweiflung. Beide Affektkonstellationen machen therapeutisches Handeln schwierig, weil Gefühle von Überlastung und Wünsche mobilisiert werden, das Kind loszuwerden, was Zweifel an der therapeutischen Identität und Schuldgefühle erzeugt. Aber man entwickelt auch Mitleid mit den Kindern und möchte, daß es ihnen besser als bisher geht, was dazu verleiten kann, korrigierende emotionale Erfahrungen anzubieten. Das würde zwar die eigene psychische Streßsituation erleichtern, aber auch die Möglichkeit nehmen, das Trauma in der Übertragungsbeziehung zu bearbeiten.

Welche Behandlungsschritte sind im Rahmen der Traumabewältigung nötig?

1. Die Kinder brauchen einen sicheren Rahmen. In der Anfangsphase der Behandlung ist durch die ungesteuerte Motorik und Hektik, mit der von einem Spiel zum nächsten gehetzt und Grenzen überschritten werden, der therapeutische Rahmen in Gefahr. Dann besteht die erste wichtige Aufgabe darin, dessen Stabilität zu sichern: alles, was gegen die Paktabsprachen gerichtet ist, muß unmißverständlich unterbunden werden. Dazu ist Eindeutigkeit und Entschlossenheit notwendig. Eine gewährende Haltung dient, wie ich aus eigener Erfahrung und aus vielen Kontrollanalysen weiß, nur der eigenen Angstentlastung, nimmt dem Kind aber den Halt, den es nötig braucht, fördert das Agieren und läßt auch die Angst anwachsen. Was bedeutet das einerseits für die psychische Situation der Therapeuten und was bedeutet es andererseits auf der Ebene der Behandlungstechnik?

Zunächst einige Überlegungen zur Gegenübertragung, weil ich darin den entscheidenden Dreh- und Angelpunkt in den Behandlungen sehe: Zu Beginn der Analyse stellt sich die traumatische Identität in der Übertragung dar, indem Gewalt real wird und sich in Beziehungslosigkeit und destruktiver Aggressivität äußert. Der eigentliche traumatische Inhalt ist noch nicht symbolisierungsfähig und somit dem Fühlen nicht zugänglich. Man wird als Analytikerin mit primärprozesshaftem Material überschwemmt. Dafür fehlt in der Regel der eigene Erfahrungsrahmen, und die Empathiefähigkeit ist überfordert. Bion (1962) hat für das Beziehungsgeschehen in diesem Kontext die Metapher vom Container geprägt, der das Erleben und die Affekte des Patienten, die zur Zeit keinen anderen Ort finden können, aufnimmt. Ein Container nimmt Abfälle ohne Nutzungsordnung auf. Er läßt sich benutzen, und nichts "Ent-sorgtes", der "Sorgen Entledigtes" geht verloren.

Schwierigkeiten ergeben sich allerdings dadurch, daß das Deponierte nicht still im Analytiker ruht, sondern Wirkung entfaltet. Analytiker sind eben nicht leblos wie Container, sondern fühlende Menschen, die von dem Leid der traumatisierten Kinder angerührt werden. Was das Kind selbst noch nicht fühlen kann, entfaltet in ihnen seine affektive Wirkung. Die Voraussetzung dafür ist allerdings, nicht der vom Patienten induzierten Gefahr der Erstarrung oder Übererregung zu erliegen, wobei besonders die Übererregung die Gefahr des Gegenübertragungsagierens in sich birgt. Gerade darin besteht auch die Anstrengung dieser Arbeit, daß Analytiker durch ihr Fühlen erfassen, was das Kind an Leid in sich hat und sich trotzdem nicht verführen lassen, dieses Leid wieder gutmachen zu wollen. Das ist nicht möglich, und man würde bei dem Versuch eine Spirale von Bedürfnissen und eine regressive Eskalation im Kind in Gang setzen.

Darin besteht also die Anstrengung, das Leid zu erfassen – und trotzdem – und damit bin ich jetzt auf der Ebene der Behandlungstechnik – die Stunde pünktlich zu beenden, die Mitnahme von Spielzeug nicht zuzulassen, Zerstörungen zu unterbinden, ein eher sparsam eingerichtetes Spielzimmer mit vorwiegend gestaltenden Materialien wegen der Gefahr der Reizüberflutung anzubieten, eigene Grenzen dem Kind deutlich zu vermitteln Diese Art Sicherung des Rahmens ist eine Vorbedingung für das Durcharbeiten. Indem sich so aus dem Spielzimmer für das Kind ein "Spielraum" entfaltet, ein "potentieller Raum", in dem sie zunächst ihr verwundetes Selbstgefühl wiederherstellen können, narzißtische Allmacht erleben und mit Hilfe projektiver Identifizierungen die psychische Kapazität ihres Therapeuten nutzen können, werden sie ihr Trauma wiederbeleben.

2. Das Durcharbeiten von Leid und Schmerz innerhalb der Übertragungsbeziehung ermöglichen. Mir scheint, daß wir, wenn sich dieser Spielraum entfaltet hat, die traumatisierten Patienten mit Frustrationen, Konfrontationen oder der Verweigerung des Mitagierens treffen müssen und ihnen damit erneut Schrecken und Schmerz zufügen müssen, weil nur so das Schreckliche in die therapeutische Beziehung kommt und im Hier und Jetzt bearbeitbar wird. Damit kann dann die seelische Erstarrung ein Ende haben und der Weg zu den Gefühlen frei werden. Indem Kinder anfangen zu fühlen, hören sie auf, das Trauma zu wiederholen, und sie stellen sich ihren Verletzungen und der Erkenntnis, daß nichts diese Verletzungen ungeschehen machen und keiner sie je wieder gutmachen kann. Ich möchte dies an einer Sequenz aus der Therapie meines Patienten Jochen verdeutlichen:

> Nach einer Anfangsphase heftigen Agierens im Kontext oraler Wut und Gier, die bei dreistündiger Frequenz ungefähr ein halbes Jahr umfaßt hatte, wurde an den Stundenenden seine Unfähigkeit zur Trennung und seine damit verbundene Panik immer deutlicher. Er sagte: "Ich kann dein Gesicht nicht behalten", oder "Wenn die Stunde zu Ende ist, dann bist du tot" oder "dein Atem steht jetzt still. " Seine mangelhaft entwickelte Objektkonstanz hatte diese Panik ausgelöst, die ich anhand seiner verbalen Äußerungen allmählich besser verstand. Er schaffte sich schließlich mit einem Teddy ein Übergangsobjekt, das erste Spielzeug, zu dem er überhaupt eine Beziehung anknüpfte, wie ich von den Pflegeeltern erfuhr. Diesen Teddy wollte er mit nach Hause

nehmen, weil der es allein im Spielzimmer vor Angst nicht aushalten könnte. Obgleich ich seinen Wunsch sehr gut verstehen konnte und gern eine gut versorgende Mutter gewesen wäre, sah ich eine Gefahr für den Pakt und frustrierte diesen Wunsch, um die begleitenden Affekte durcharbeiten zu können. In diesen Interaktionen um das Übergangsobjekt bewältigte er seine Trennungsängste: er wütete, schimpfte und wurde traurig und verzweifelt. Meine inneren Konflikte zwischen mütterlich versorgenden Anteilen und einer klaren analytischen Haltung waren heftig. Aber schließlich identifizierte er sich mit meinen oral versorgenden Aspekten, und er versorgte den Teddy gut und tröstete ihn: "Du brauchst keine Angst zu haben, übermorgen bin ich schon wieder da. "

Daran schloß sich eine Phase der Trauerarbeit an. Die Hektik und Aggressivität war einer tiefen Traurigkeit gewichen, und er ließ sich von mir Märchen vorlesen, in denen es meistens um Stiefmütter und Stiefkinder ging. Sein Lieblingsmärchen allerdings war "Das Märchen von einem der auszog, das Fürchten zu lernen. " In einer dieser Stunden lag er auf der Couch, schob sein T-Shirt hoch und seine Hose ein Stück herunter, ließ mich seinen von Narben zerfurchten Bauch sehen und sagte: "Weißt du eigentlich, daß meine Mama gestorben ist, traurig, nicht?" Ich erwiderte: "Ja, ich weiß, daß deine Mama gestorben ist, als du noch ganz klein warst, und da warst du sehr krank, hast viel Schmerzen gehabt, und jetzt ist das auf deinem Bauch immer noch zu sehen, das **ist** traurig. " Indem er das Geschehen benannte, hatte er es gefühlt und damit einen Schritt zur Bewältigung getan. Allerdings würde ihm der von Narben zerfurchte Bauch als Erinnerung an seine Traumatisierung sein Leben lang präsent bleiben. Durch die Konfrontation mit dem Trauma hat die damit verbundene Wut endgültig ein Ende gehabt. Das Leid, das bisher nur im Agieren und in diversen Symptomen seinen Ausdruck hatte finden können, war symbolisch repräsentiert worden. Indem das Trauma eine Wortgestalt bekam, wurde es der Vergangenheit zugeordnet und hat den Weg zu altersgerechter Entwicklung freigemacht.

All das ist schwer auszuhalten, weil Analytiker in dieser Arbeit nur sehr begrenzt auf ihre Professionalität zurückgreifen können. Das, was heilt, ist ihr menschliches Fühlen (vgl. Holderegger 1993, 150; Göbel 1994, 20f). Aber es gibt in der Analyse von Kindern eine entscheidende Kraft, die dieser Arbeit entgegenkommt, und das ist die Kreativität der Kinder. Sie finden für ihre spezifische Konfliktlage genau die Spiele, mit Hilfe derer sie in der Interaktion mit dem Analytiker ihre Analyse des Traumas vorantreiben. Vom Psychoanalytiker ist gefordert, sich wach und sensibel darauf einzustellen, zu verstehen versuchen, was das Kind in der Spielsymbolik zeigt und den wechselseitigen Inszenierungen im Spiel zu folgen (Herzog 1994). Es geht nicht so sehr um treffende Deutungen, sondern um die therapeutische Nutzung des "Spielraums" oder "Möglichkeitsraums", in dem das Kind der Regisseur ist und bleibt und das Tempo seiner inneren Entwicklung bestimmt (Kelleter 1994). Dann kann der Therapieraum zum "imaginären Raum" zwischen dem Trauma und der Realität werden.

zusammen mit Manfred Cierpka

Der Gewaltzirkel: Wie das Opfer zum Täter wird (1997)[1]

Abstract

Das Thema Gewalt beherrscht die öffentliche Diskussion auf unterschiedlichen Ebenen: So wird z. B. erst 50 Jahre nach Kriegsende deutlich, daß "ganz normale Männer" (so ein Buchtitel von Ch. Browning) Gewalttäter waren, und das ganze deutsche Volk bereitwillig das brutale Mordprogramm seines Diktators vollstreckte – so die Anklage D. Goldhagens. Es gibt Gewaltexzesse rechtsgerichteter Skinheads gegen Ausländer. Neben diesen kollektiven Gewaltexzessen drängen in den letzten Jahren verstärkt Untaten ans Licht, bei denen durch Mißhandlungen, sexuellen Mißbrauch und Vernachlässigung Kinder zu Opfern werden.

Etwa 30 % ehemals mißhandelter Menschen geben die erlittene Gewalt an andere weiter, ca. 70 % haben andere Möglichkeiten der Verarbeitung gefunden. Mit Hilfe der Bindungstheorie und dem psychoanalytischen Konstrukt von Introjektion und Identifizierung wird die Transmission der Gewalt mit dem Rollenwechsel vom Opfer zum Täter verdeutlicht. Besonderheiten des Umgangs von Frauen mit Gewalterfahrungen werden diskutiert. Abschließend werden Möglichkeiten der Unterbrechung des Gewaltzirkels aufgezeigt.

1 Einleitung

Gewalt ist ein beherrschendes Thema unserer Zeit. Es hat viele Gesichter: Gewalt geschieht zwischen einzelnen Menschen, z. B. zwischen einem sexuell mißbrauchenden Vater und seinem Kind, zwischen einem alkoholisierten Ehemann und seiner Frau oder – wie jüngst in Belgien geschehen, zwischen einem Ring von Sexualverbrechern und Mädchen und jungen Frauen.

Gewalt geschieht auch zwischen Gruppen, z. B. Skinheads, die sich mit Autonomen prügeln oder "Ausländer klatschen", Hooligans, die Fans des gegnerischen Fußballvereins verprügeln oder Nazis und Kommunisten, die sich in den zwanziger Jahren Straßenschlachten lieferten.

Und Gewalt gibt es schließlich zwischen Großgruppen, Stämmen oder Völkern, z. B. im Mittelalter zwischen Katholiken und Protestanten, bis zum zweiten Weltkrieg zwischen Deutschen und Franzosen, derzeit zwischen Hutus und Tutsis in

[1] Hauptvortrag auf den 47. Lindauer Psychotherapiewochen April 1997; unveröffentlicht. Eine Tonkasette dieses Vortrags von Barbara Diepold ist bei AUDI-TORIIUM-Netzwerk im Vier Türme Verlag, Münsterschwarzach, erschienen (ISBN 3-89680-179-1).

Afrika, Serben und Kroaten im ehemaligen Jugoslawien und in bisher unvorstellbar grausamer Weise im Holocaust von Nationalsozialisten an Juden.

In all diesen Beispielen sind Zerstörungskräfte am Werk, deren destruktive Kraft sich häufig mit Lust an der Destruktion zu verbinden scheint. In jedem Fall haben gewaltregulierende Kräfte versagt, die im individuellen Bereich die grenzsetzenden und Gewissen erzeugenden Autoritäten der Familie, der Schule oder des Staates sind. Letzterer hat in unserer Gesellschaft das Gewaltmonopol inne, um Ausbrüche von Gewalt zu verhindern. Max Weber formuliert: der Staat ist "ein auf das Mittel legitimer Gewaltsamkeit gestütztes Herrschaftsverhältnis von Menschen über Menschen" (zit. bei Forschner 1985, 20). Ihm obliegt es, die Gewalttäter entsprechend der gesellschaftlichen Norm zu bestrafen, nicht um das Rachebedürfnis der Opfer zu befriedigen, sondern die Solidarität des Sozialverbandes mit den Opfern zu demonstrieren (Reemtsma 1996, 216).

Nach ähnlichen Regeln sollte die Gewaltsteuerung auch im weiteren Bereich der Beziehungen unter Völkern gelingen. Internationale Konventionen und Organisationen wie die Vereinten Nationen sollen Konflikte regeln, und der Haager Gerichtshof hat über internationale Vergehen zu richten. Aber häufig versagen auch hier die gewaltregulierenden Kräfte: im ehemaligen Jugoslawien z. B. durch die uneinheitliche und undeutliche Reaktion der Europäischen Gemeinschaft oder in einigen afrikanischen Staaten durch fehlende Reaktionen der Weltöffentlichkeit und der UNO auf Stammeskämpfe oder Unterdrückung durch autoritäre, grausame Machthaber.

Angesichts der Tatsache, daß es Gewalt zu allen Zeiten der Menschheitsgeschichte gab, scheinen Zweifel an der These angebracht, daß unser Jahrhundert eine Zeit besonderer Gewalt sei. Es ist aber in diesem Zusammenhang die Frage, welche Bedeutung der aktuelle Zerfall traditioneller Werte und Normen hat. Ich möchte das an einem Beispiel, der Jugendgewalt, verdeutlichen: Es ist schon immer ein Merkmal des Jugendalters gewesen, sich gegen überkommene Normen und Werte zu richten, Grenzen auszutesten und Erwachsene zu provozieren – eventuell auch mit Gewaltaktionen. Wenn aber die zuständigen Erwachsenen oder die Medien diese Gewaltbereitschaft als eine Alltagsrealität beurteilen, Heitmeyer (1995, 426) spricht von einer "Normalisierungsfalle", der die Gesellschaft in diesem Fall unterliege, dann wird der Normenverlust gefährlich und endet in Beziehungslosigkeit und einer Verstärkung der Gewaltspirale, denn niemand greift mehr aktiv ein und kämpft mit den Jugendlichen um Normen und Grenzen. (Cierpka 1997) Im Zusammenhang mit der Gewalteskalation ist auch zu fragen, welche Bedeutung den Medien zukommt, die Gewalt geradezu verherrlichen. In Filmen wie "Natural Born Killers", Büchern von Stephen King oder Computerspielen kann man in der Phantasie zum Gewalttäter und Mörder werden.

Werner Sofsky hält in seinem kürzlich erschienenen "Traktat über die Gewalt" (1996) das wiederkehrende Versagen der gewaltregulierenden Kräfte für folgerichtig und zeigt in erschreckender und desillusionierender Weise an vielen Beispielen, wie Gewalt und Kultur unlösbar miteinander verschränkt sind. "Weil er (der Mensch) ein Kulturwesen ist, das sich seine Gewalt selbst schafft, kann er seine Destruktivkräfte ins Unermessliche steigern. Weil er nicht festgestellt ist, ist er zu jeder Untat in der Lage. Weil die kulturellen Formen seine Freiheit einzwängen, ist er immerzu darauf aus, sie zu zerschlagen. Daß die Menschen zwischendurch das Zerstören und Töten unterbrechen, liegt nicht an einem plötzlichen Ausbruch von Menschenfreundlichkeit oder moralischer Mäßigung, sondern weil es sich auf Dauer mit Gewalt nicht leben läßt. Sie haben genug – bis der Hunger wiederkehrt." (224 ff.)

Unser Thema umfasst einen kleinen Ausschnitt aus diesem breiten Spektrum, es geht um das Problem der Transmission von Gewalt im individuellen Bereich. Wie ist es vorstellbar, daß jemand, der als Kind selbst durch Gewalt traumatisiert wurde, anderen Menschen das Gleiche antut? Dabei kann es sich bei der Gewalttat um ein sofortiges aktives Umsetzen der Gewalterfahrung in einem anderen Kontext handeln, wenn z. B. ein zu Hause geprügeltes Kind auf dem Schulhof ein anderes Kind verprügelt; es kann sich aber auch um eine intergenerationale Transmission handeln, bei der das geprügelte Kind später als Erwachsener seine eigenen Kinder oder seine Frau schlägt; und es kann sich sogar um die Weitergabe von Gewalt in der zweiten Generation handeln, wie das im Zusammenhang der Holocaust-Forschung u. a. von Kogan (1996) und Grubrich-Simitis (1984) gezeigt wurde.

Unter einer Gewaltat verstehen wir einen Akt, bei dem durch physische, verbale, sexuelle Gewalt oder Vernachlässigung anderen gegen ihren Willen ein Trauma zufügt wird. Wir befassen uns im folgenden mit den Folgen solch nachhaltiger Verletzungen und der Verarbeitung dieser Gewalterfahrungen.

2 Die Hypothese vom Gewaltzirkel und der Transmission von Gewalt

Die Transmission von Gewalt ist eine Hypothese, die in der Literatur über Gewalt in der Familie der letzten 20 Jahre immer wieder auftaucht (Widom 1989). Zahlreiche Forschungsbefunde legen nahe, daß Opfererfahrungen ein erhebliches Risiko für die kindliche Entwicklung darstellen (Bender/Lösel 1996). Auch Untersuchungen zu Folgen von Kindesmißhandlungen in der Familie zeigen Ähnliches: Diese Erfahrungen manifestieren sich entweder als Depression oder als erhöhte Aggressivität und Gewaltbereitschaft (Malinosky-Rummel/Hansen 1993). Zu ähnlichen Ergebnissen kamen Untersuchungen, die die Folgen der Beobachtung von gewalttätigen Auseinandersetzungen zwischen Eltern (Kolbo et al. 1996) untersuchen und sich mit den Folgen sexuellen Kindesmißbrauchs befassen (Kendell-Tackett et al. 1993). In einer eigenen empirischen Untersuchung an 190 Kindern im Alter von 5 bis 14 Jahren konnte ich zeigen, daß Traumatisierungen in der frühen Kindheit bei ihnen entscheidend zur Entwicklung einer Borderlinestörung beigetragen haben. Eins der wesentlichen Merkmale ist eine erhöhte Aggressionsbereitschaft, die entweder als Gewaltbereitschaft nach außen oder als Autodestruktion nach innen gerichtet wird (Diepold 1995). Auch für eine spätere Kriminalisierung sind Mißhandlung und Vernachlässigung ein wichtiger Risikofaktor, wie Widom 1989 in einer prospektiven Kontrollgruppenstudie in den USA nachweist. In Deutschland weisen die Ergebnisse von Kreuzer et al. 1993 (zit. bei Wetzels/Pfeiffer 1997) in die gleiche Richtung.

Allerdings kommt es aufgrund früher innerfamiliärer Gewalterfahrungen nicht regelhaft zu einem Umschlagen dieser Traumatisierung in gewalttätiges Handeln. Engfer (1996, 25) berichtet über verschiedene Untersuchungsergebnisse, in denen übereinstimmend etwa 30 % ehemals mißhandelter Eltern die erlittene Gewalt an die Kinder weitergeben. Diese Zahlenangabe deckt sich etwa mit Untersuchungsergebnissen von Widom (1989), die in ihren Untersuchungen zu gewalttätiger Kriminalität belegt, daß 26 % der kindlicher Opfer von Mißhandlung, Mißbrauch und Vernachlässigung in der Adoleszenz zu kriminellen Tätern werden.

Wichtig an diesen Ergebnissen ist, daß die Hypothese vom Gewaltzirkel insofern zutrifft, als Traumatisierungen durch Gewalt bei Kindern ein hohes Risiko für eigenes gewalttätiges Handeln erzeugen, daß es aber keinesfalls zwangsläufig dazu kommen muß. Etwa zwei Drittel dieser Kinder werden nicht zu Tätern. Sie hatten entweder protektive Lebensbedingungen, in denen die Traumatisierungen heilen konnten, oder haben eine andere Verarbeitungsmöglichkeit als Gewalttätigkeit gefunden.

3 Vom Opfer zum Täter

Die Frage, die wir zu beantworten haben, ist, wie sich der Rollenwechsel vom Opfer zum Täter vollzieht. Diese Transmission soll mit Hilfe zweier Theoreme veranschaulicht werden, (1) der Bindungstheorie (Bowlby 1969, Ainsworth et al. 1978; Übersicht bei Strauss und Schmidt 1996) und (2) dem psychoanalytischen Konstrukt von Introjektion und Identifizierung.

Bindungstheorie

Für die Erklärung der Transmission von Gewalt sind Studien relevant, die auf Bowlby's (1973) "Attachment-Theorie" basieren, und die vorhersagbare Kontinuitäten zwischen dem Anpassungsverhalten von Müttern und dem Bindungsverhalten der Kinder in der nächsten Generation (Grossman et al. 1988; Main et al.1985; Ricks 1985; Sroufe and Fleeson 1985) aufzeigen. Es konnte belegt werden, daß ein unsicheres Bindungsverhalten über Generationen weitergegeben wird (vgl. die umfassende Literaturübersicht von Emde 1988 a,b).

Das Konzept der Bindungstheorie hat wesentlich zum Verständnis des Bindungsverhaltens bei Opfern von Mißbrauch und Mißhandlung beigetragen. Mißhandelte Kinder weisen signifikant häufiger unsichere Bindungen an ihre primären Bindungsfiguren auf als nicht mißhandelte Kinder. Je nach Untersuchung wird der Anteil unsicherer Bindungen bei mißhandelten Kindern mit 70 bis 100 % angegeben (Egeland u. Sroufe 1981), während man bei den nicht mißhandelten Kindern lediglich in ca 30% solche Muster antrifft (Crittenden u. Ainsworth 1989). Was ist damit gemeint?

Eine Prämisse der bindungstheoretischen Perspektive lautet, daß ein Kind die unterschiedlichen Beziehungserfahrungen, die es mit seinen Bindungspersonen macht, bereits im ersten Lebensjahr tief emotional verankert, wenn keine anderen korrigierenden Erfahrungen gemacht werden. Es verinnerlicht kognitive Strukturen – auch Arbeits- und Organisationsmodelle genannt –, die das zukünftige Beziehungsverhalten des Kindes und den Aufbau eigener Beziehungsstrukturen und -strategien beeinflussen. Das individuelle Verhalten wird also durch mentale Modelle sozialer Beziehungen, die vom Individuum konstruiert werden, bestimmt (Fornagy 1997). Diese sog. "inneren Arbeitsmodelle von Bindung" bleiben überwiegend unbewußt und sind stabil gegenüber Veränderungen. Aufgrund neuerer

Analysen lassen sich insgesamt vier verschiedene Bindungsmuster unterscheiden, das sichere, das unsicher-vermeidende, das unsicher-ambivalente und das desorganisierte Bindungsmuster (Main, Solomon 1990).

Ein sicheres Bindungsmuster vermitteln erwachsene Bezugspersonen, die sich auf die kindlichen Bedürfnisse einstellen und Kindern auch bei emotionalen Belastungen Geborgenheit und Nähe vermitteln können. *Unsicher-vermeidende Bindungserfahrungen* gehen mit einem Verhalten einher, das als vernachlässigend, furchteinflößend und/oder unempathisch charakterisiert werden kann. Oft umfaßt es auch die offene Zurückweisung der Kinder und reicht bis hin zu psychischen und physischen Mißhandlungen.

Ein unsicher-ambivalentes Bindungsmuster ist für unabgegrenzte Beziehungserfahrungen typisch. Das emotionale Überengagement seitens der wichtigen Bezugspersonen manifestiert sich in einengenden Kontrollversuchen oder in der Verweigerung von Autonomie.

Kinder mit *desorganisierten Bindungserfahrungen* zeigen abwechselnd Strategien der Kontaktaufnahme und der Kontaktvermeidung. Die Bezugspersonen geben dem Kind einerseits Sicherheit und Nähe, sie erzeugen andererseits aber auch Furcht. Das ergibt sich aus einer Sequenz von zunächst konsistent reagierendem mütterlichen Verhalten, das plötzlich und unvorhersehbar durch indadäquates Verhalten abgelöst wird. Diese widersprüchlichen Beziehungsmuster finden sich bei Eltern mit unbewältigten Trauerreaktionen oder traumatischen Erfahrungen.

Die Verunsicherung liegt für das Kind darin, daß seine auf die Mutter abgestimmten Erwartungen sich angesichts des veränderten Verhaltens nun als irreführend erweisen. Daher können die Kinder kein funktionsfähiges inneres Arbeitsmodell entwickeln, was folgende Konsequenzen hat:

- Angst und Kummer können nicht kontrolliert werden,
- statt Trost zu suchen, wenden Kinder sich ab,
- sie suchen die Unabhängigkeit und vermeiden und entwerten Bindungen,
- sie übersehen schädigende Effekte von Mißhandlung und Mißbrauch (vgl. Zeanah u. Zeanah 1989).

Es verwundert nicht, daß physischer und psychischer Mißbrauch sowie Vernachlässigung häufig zu diesem Bindungsmuster führen. Main et al. (1985) konnten 80 % von 12 Monate alten Kindern aus mißhandelnden Familien diesem desorganisierten Bindungstyp zuordnen. Vor allem mißhandelte Jungen neigen zur Ausbildung dieses Musters, insbesondere dann, wenn der Vater fehlt (Carlson et al.1989).

Aber es bedarf weiterer Untersuchungen, um die genauen Zusammenhänge der zugrundeliegenden Mechanismen erklären zu können. Ein wichtiger Schlüssel liegt im genaueren Verständnis der Entwicklung mentaler Fähigkeiten innerhalb einer sicheren Bindung. Fornagy belegt, daß sicher gebundene Kinder leichter eine "theory of mind" mit einem moralischen Bewußtsein entwickeln und damit besser vor gewaltsamen Handeln geschützt sind (Fornagy 1997, 10f., bezieht sich auf Untersuchungsergebnisse von M. Main 1991).

> Zur Transmission von Gewalt ein Beispiel aus meiner Praxis: Ein 5jähriger Junge sagte während der Untersuchung vor Beginn seiner psychoanalytischen Behandlung, indem er geheimnisvoll flüsterte: "Etwas will ich dir noch sagen, wenn ich 14 bin, dann bring ich einen um." Diese Mitteilung ließ mich erschrecken, denn ich spürte die Ernsthaftigkeit seiner Gedanken.
>
> Der Junge litt außer an einer schweren psychosomatischen Erkrankung an multiplen Ängsten und zeigte aggressives und impulsives Verhalten. Er lebte in einer Familie, in der die Ehe der Eltern zerrüttet war, die Mutter ständig wechselnde Liebhaber hatte und der Vater verzweifelt war und untergründig destruktiv reagierte. Die Mutter hatte nach eigener Aussage ihren Sohn zu hassen begonnen, als sich in seinem 8. Lebensmonat jemand abfällig über das dicke Baby geäußert hatte. Der Vater hatte weitgehend mütterlich pflegende Funktionen übernommen, verhielt sich aber unvorhersehbar sadistisch, indem er z. B. seinen Sohn, obgleich er wußte, daß dieser panische Angst vor Höhen hatte, hoch auf einen Schrank setzte. Er amüsierte sich dann über dessen angstvolles Schreien. Oder er packte ihn im Genick, hielt ihn von sich und ließ ihn in der Luft hängen und sagte: "Dich kleinen Knirps laß ich jetzt an meinem langen Arm verhungern, da kannst du gar nichts machen. "

Was war geschehen? Dieser schwerkranke, gequälte Junge hatte mir gegenüber vor Therapiebeginn die antisoziale Phantasie von einem Mord geäußert, die er in seine beginnende Adoleszenz verlagerte. Sein Bindungsmuster war desorganisiert, was vor allem auf die einerseits Sicherheit vermittelnde, andererseits aber unvorhersehbar auch Angst auslösende Beziehung zu den Eltern zurückzuführen war. Der Gedanke, mit 14 Jahren selbst gewalttätig zu werden, stabilisierte sein schwaches Selbst. Um genauer zu verstehen, welche psychischen Prozesse bei dieser Wendung von der Passivität seiner Opferrolle zur Aktivität des Täters abgelaufen sind, soll über die Bindungsforschung hinaus das Konstrukt von der Introjektion und Identifizierung herangezogen werden.

Identifizierungen mit dem Täter oder die Introjektion der Opferbeziehung und der Gewaltbeziehung

Der Zusammenhang zwischen traumatischen Erfahrungen in der frühen Kindheit und der Entwicklung einer spezifischen Psychopathologie, die sich in der Regel auf dem Borderline-Srukturniveau befindet, ist vielfach beschrieben worden – auch in einer neuen umfangreichen Monographie über Traumatisierungen von van der Kolk et al. (1996). Wie sieht die innere Welt von Kindern mit solchen Erfahrungen aus? Meissner (1984, 446ff.) beschreibt, daß ihre Introjekte in zwei Bereichen organisiert sind, nämlich in einen narzißtischen und in einen aggressiven Bereich. Die Kinder haben auf der einen Seite wie narzißtische Patienten mit den spezifischen narzißtischen Vulnerabilitäten und widerstreitenden Forderungen eines überlegenen und unterlegenen Introjektes zu kämpfen, zusätzlich im aggressiven Bereich mit Belastungen durch polare Introjekte, die dem Bereich von Täter und Opfer entstammen. In der narzißtischen Dimension sind die Introjekte auf der einen Seite überlegen und grandios, auf der anderen Seite aber unterlegen, nichtswürdig und wertlos. In der aggressiven Dimension sind die Introjekte auf der einen Seite haßerfüllt, mächtig und wütend aggressiv und auf der anderen Seite schwach, hilflos und verwundbar. Täter- und Opfer-Introjekt stehen sich gegenüber und werden mit Hilfe von Spaltungsmechanismen voneinander getrennt gehalten, sind aber immer gemeinsam vorhanden. Wenn hinter dem depressiven, hilflosen Erleben eines Patienten die Wirksamkeit des Opfer-Introjektes steht, können wir sicher bei gründlicher Exploration im Verborgenen auch Zeichen des Aggressor-Introjektes mit Wut und Gewalt ausmachen. Das gleiche gilt für die polaren Bereiche Grandiosität und Nichtswürdigkeit in der narzißtischen Dimension.

Auf diesem Hintergrund ist die Tötungsphantasie des Fünfjährigen als ein Abkömmling seines Aggressor-Introjektes und in der Folge davon als Störung seines Selbstwertgefühls zu verstehen. Meistens aber litt er an Unterlegenheitsgefühlen und der Ohmacht durch seine hilflose Opferposition, die er einmal so ausdrückte: "Ich bin der Kleinste, der Schwächste und der Kränkste in unserer Familie, wenn du wüßtest, wie das ist..." Indem er seine aggressiven Impulse in die Zukunft projizierte, konnte er dem Aggressor-Introjekt gerecht werden und sein beschädigtes Selbstgefühl in der Phantasie wiederherstellen. Dabei ist interessant, daß er die aggressive Tat in die Zeit seiner Adoleszenz verlegt. Vielleicht ahnte er, daß sich die Bindungsmuster in der Adoleszenz generell verändern. Das macht viele Jugendliche kurzzeitig für antisoziales Verhalten anfällig, gefährdet jedoch unsicher Gebundene stark, weil sie nur eine unsichere eigene internale Kontrolle entwickelt haben. Sie werden dann auffällig, wenn es zu einer Abschwächung des elterlichen Einflusses in der Adoleszenz kommt und sich dadurch ein Vakuum hinsichtlich ihrer Kontrollmöglichkeiten ergibt (Fornagy 1997, 12).

Wie ging mein Patient nach der Bearbeitung seiner traumatischen Beziehungserfahrungen mit seinen aggressiven Bedürfnissen um? Seine Therapie hat insgesamt 3 Jahre und 150 Stunden umfaßt und gab ihm die Möglichkeit, seine Traumatisierungen in der Übertragungsbeziehung zu mir durchzuarbeiten, sodaß er seine gewalttätigen Impulse schließlich sozialisieren und unter moralische Kontrolle stellen konnte. Er sagte am Ende, als er von Auseinandersetzungen mit anderen Jungen auf dem Schulhof berichtete: "Ich bin ein Mädchenbeschützer." Er schien diesem Aspekt seiner Identität inzwischen den Vorrang gegeben zu haben.

Wie war es in der Therapie zu dieser Veränderung gekommen? Er hatte in endlosen Spielen seine intrapsychische Situation auf die interpersonelle Bühne der therapeutischen Beziehung übertragen. Per Externalisierung und projektiver Identifikation mußte ich sein Opfer sein. In vielen sich wiederholenden Spielen bekam ich die Rolle eines gejagten Verbrechers, eines gequälten Pferdes oder des schlechtesten Fußballvereins der Welt zugewiesen und übernahm sie. Ich mußte in diesen Rollen auf der Phantasieebene narzißtische Abwertungen,

> Schmerzen und Ängste ertragen, während er sich als der Größte und Mächtigste erlebte. Auf diese Weise hat er Traumatisierungen durchgearbeitet, hat seine Internalisierungen verändert, indem er sich mit mir als einer adäquateren Bindungsperson identifiziert hat. Dies stabilisierte sein Selbst. In der Realität brauchte er nun nicht mehr zum Mörder zu werden.

Wenn Opfer von Gewalt ihr Opfer-Introjekt externalisieren, in jemand anderem deponieren und selbst aggressiv handeln, wie hier geschehen, dann verlagern sie den inneren Konflikt auf die interpersonelle Bühne und sind von unerträglichen inneren Spannungen entlastet. Das manifeste gewalttätige Verhalten findet Formen unterschiedlicher Schweregrade bis hin zu Schwerstverbrechen. Wenn allerdings diese Konkretisierung des Traumas – ich nehme hier einen Begriff von Bergmann (1982) auf, den Kogan (1996) weiter ausgeführt hat – durch Gewalthandlungen in einer Beziehung geschieht, in der wie z. B. in der Therapie nicht mit Gegenaggressionen, sondern empathisch und grenzsetzend geantwortet wird, dann kann der Gewaltzirkel unterbrochen werden. Denn die Gewaltphantasien können konkret ausgelebt und Traumatisierungen wiederbelebt werden. Man wird als Therapeut Zeuge für die wiedergefundenen Wahrheiten über die Traumatisierungen (Pfleiderer 1996, 282), und der Patient kann eine veränderte Beziehung, die er zum Therapeuten aufgebaut hat, reintrojizieren und verinnerlichen. Zur Frage der Durchbrechung des Gewaltzirkels wollen wir am Schluß ausführlicher Stellung nehmen.

4 Überlegungen zum weiblichen Umgang mit Gewalterfahrungen

Obgleich Mädchen und Frauen mindestens genausoviel Gewalt erleiden wie Knaben und Männer – im Bereich sexueller Gewalt sogar deutlich mehr –, reagieren sie zum großen Teil nicht mit eigener Gewalt gegen andere, sondern richten Aggressionen eher gegen sich selbst und bleiben Opfer. Dazu noch ein kasuistisches Beispiel:

> Eine jugendliche Patientin mit einem desorganisierten Bindungsverhalten litt an einer Anorexie, manifesten masochistischen Praktiken, schweren depressiven Verstimmungen, Perspektivelosigkeit, Arbeitsstörungen und Kontaktlosigkeit. Sie war, seit sie ein kleines Kind war, von ihrem 6 Jahre älteren Bruder mißhandelt und schließlich auch sexuell mißbraucht worden. Bei den Eltern fand sie keine Unterstützung, weil diese nicht wahrnahmen, was passierte. Sie forderten ihre Tochter stattdessen auf, den Bruder nicht zu provozieren und nicht so wehleidig zu sein. In den späteren masochistischen und depressiven Attacken erfüllte ihr Aggressor-Introjekt gleichsam die Forderungen der Eltern und strafte ihr nichtswürdiges Selbst. Kurzfristig erlebte sie dann neben sexueller Lust Erleichterung von den unerträglichen inneren Spannungen.

> Sie litt darunter, ihren Bruder trotz seiner Gewalttaten immer noch zu lieben und sie hatte bisher zwei Freunde gehabt, die ähnlich sadistisch wie ihr Bruder waren, was in ihr die Angst auslöste, sich aus dieser quälenden Beziehungsform nie befreien zu können.

Wir sind nicht mehr wie Freud der Meinung, daß diese lustvoll-passive Unterwerfung und die Wendung der Aggression gegen das Selbst ein ubiquitärer Charakterzug der weiblichen Entwicklung ist (Freud 1931). Mit Blum (1976) halten wir den Masochismus für eine "Karikatur von Weiblichkeit" und für den Ausdruck einer pathologischen Entwicklung (Gerisch 1996).

Uns scheint, daß die unterschiedliche Verarbeitung von Traumatisierungen bei Männern und Frauen, bei der Männer nach außen eher das Aggressor-und Überlegenen-Introjekt und Frauen das Opfer- und Unterlegenen-Introjekt zeigen, auch mit der unterschiedlichen Art der Gewalterfahrungen und den daraus sich ergebenden unterschiedlichen Introjektionen zusammenhängen. Im sexuellen Mißbrauch ist das wie in einer Modellszene verdichtet: Der Mann als der Aggressor unterwirft mit Gewalt die Frau, die sein Opfer ist. Beide Geschlechter greifen also zu unterschiedlichen Maßnahmen, um die Integrität ihres Selbst zu schützen. Das traditionell patriarchalisch geprägte Zusammenleben der Geschlechter bietet dafür keine ausreichende Erklärung, sondern Benjamin (1990) hält die verschiedenartige Loslösung aus den präödipalen Bindungen mit der Mutter für die eigentlichen Ursachen. Sie meint, daß es die "mangelnde Subjektivität" der Mutter ist, worunter sie den Verzicht auf Handlungsfähigkeit und eigenes sexuelles Begehren versteht, die von männlichen und weiblichen Kindern unterschiedlich wahrgenommen wird und zu den unterschiedlichen Positionen führt. Mit dieser sich selbst aufopfernden Mutter identifiziert das Mädchen sich. Für den Jungen wäre eine Identifizierung damit eine Gefahr für die Entwicklung seiner Männlichkeit, und er muß sich daher mit aller Macht aus den präödipalen Bindungen lösen und sich mit dem Vater identifizieren (Diepold 1995).

Zusammenfassend kann gesagt werden, daß die Ausbildung einer masochistischen Grundstruktur bei der Frau in der Korrespondenz mit dem weiblichen Sozialisationsprozess stattfindet. Er wird durch die Identifizierung mit der mangelnden Subjektivität der Mutter vermittelt und ist auch heute noch primär durch Anpassung, Unterwerfung, mangelndes Selbstwertgefühl, Aggressionsumkehr und Abhängigkeit von anderen charakterisiert (Gerisch 1996, 244 f.).

Es gibt noch einen Aspekt in der Beziehung zwischen meiner Patientin und ihrem Bruder, der etwas Typisches zeigt, nämlich daß sie ihn trotz seines sadistischen Verhaltens noch liebte. In Untersuchungen zum Bindungsverhalten von Folteropfern wird beschrieben, daß auf Seiten der vollständig ohnmächtigen und hilflosen Opfer der Wunsch entsteht, Trost wegen des erfahrenen Leides gerade bei demjenigen zu suchen, der das Leid zufügt. Folteropfer gestehen oft unter großer Scham, wie sie fortwährend damit kämpfen mußten, nicht eine bestimmte Form von "Liebesbeziehung" zu den Tätern einzugehen und gegen regressive Idealisierungen und Quasi-Eltern-Bindungen ankämpfen mußten (Amati 1977, Ehlert u. Lorke 1988, Reemtsma 1997).

Freud beschreibt in "Jenseits des Lustprinzips" (1920), daß zwischen Opfer und Täter trotz der Mißhandlung manchmal eine langdauernde Bindung bestehen bleibt und erklärt das mit dem klinischen Phänomen des Wiederholungszwangs, der traumatische Erfahrungen meistern helfe. Auch in neuerer Zeit betrachten verschiedene Autoren (z. B. Chu 1992, van der Kolk 1989) den Wiederholungszwang als ein wesentliches Element innerhalb des Prozesses der Reviktimisierung. Ähnlich wie die sich ständig aufdrängenden Erinnerungen im Rahmen der posttraumatischen Belastungsreaktion sind die Beziehungsinszenierungen ein Versuch, das nicht integrierte Trauma zu meistern. Indem eine ähnliche Situation inszeniert wird, soll sie nun kontrolliert werden und einen anderen Ausgang bekommen. Während dieser Aspekt der Kontrolle durchaus bewußt sein kann, wird der Aspekt der Trauma-Wiederholung in der Regel verleugnet, so daß sich die Wahrscheinlichkeit der Reviktimisierung dadurch erhöht (Chu 1992).

5 Die Unterbrechung des Gewaltzirkels

Wir haben gezeigt, daß viele Gewaltopfer im Zirkel der Gewalt gefangen sind und haben einige Mechanismen aufgezeigt, durch die sich dieser Kreislauf erhält. Wir wollen unsere Überlegungen mit einigen Gedanken zur Prävention abschließen.

Im Göttinger Modell der Mehrgenerationen-Familientherapie nehmen wir an, daß sich in Familien über Generationen im wesentlichen dieselben Konflikte abspielen, also ein "intrafamiliärer Wiederholungszwang" besteht (Massing, Reich, Sperling, 1994 21). Diese Wiederholungstendenz setzt sich in dem Maße durch, wie keine Unterbrechungen in dieser generationenübergreifenden Kontinuität auftreten, die aber wiederum nur möglich ist, wenn protektive Faktoren vorhanden sind. Was ist darunter zu verstehen? Egeland et al. (1988) und Egeland/Erickson (1990) (zit. bei Dornes 1996) nennen als ein Ergebnis ihrer Studien drei Charakteristika von Menschen, die eigene Gewalterfahrungen nicht wiederholen:

- Nichtwiederholer hatten in der Kindheit mindestens eine Person, an die sie sich mit ihrem Kummer wenden konnten,
- hatten irgendwann in ihrem Leben eine längere (mehr als 1 Jahr) Psychotherapie absolviert,
- lebten gegenwärtig häufiger in einer befriedigenden Beziehung mit einem Ehepartner oder Freund.

Ähnliche Untersuchungen über Unterbrechungen von Mustern, die generationsübergreifend bestanden, (Grossman et al. 1988, Main et al. 1985, Sroufe and Fleeson 1985) zeigen: wenn schwierige und leidvolle Bindungsmuster ohne Unterbrechung kontinuierlich weiterbestehen, leugnen z. B. Mütter eher ihre ungünstige frühere Bemutterung durch die eigenen Mütter und idealisieren ihre Eltern. Wut wird nicht zum Ausdruck gebracht. Wenn aber diese Beziehungsstrukturen unterbrochen werden, idealisieren die Mütter ihre Eltern nicht und wehren auch die zu dieser Beziehung gehörenden schmerzhaften Affekte nicht ab. Nach Sroufe und Fleeson (1985) und Tress (1986) wird das meistens durch eine dritte Beziehungsperson ermöglicht. Entweder war das der emotional stabilere, zugewandtere und verfügbare andere Elternteil in der Kindheit oder eine andere stabilisierende Person, z. B. ein Psychotherapeut. Auch neue positive Beziehungserfahrungen in der Adoleszenz, Unterstützung in einer neuen sozialen Umgebung, supportive eheliche Beziehungen und Schwiegerfamilien spielen bei der Unterbrechung von generationsübergreifendem, ungünstigen mütterlichen Versorgungsverhalten eine große Rolle (vgl. auch Ricks 1983, 1985).

Die "inneren Arbeitsmodelle" vom Selbst, vom Anderen und von der Beziehung scheinen bei Menschen, die Traumatisierungen nicht wiederholen, flexibler und reichhaltiger zu sein. Dies erhöht die Bereitschaft, eine vertrauensvolle Beziehung einzugehen. Nicht allein das Ausmaß der Traumatisierung in der Kindheit ist entscheidend, vielmehr die Art und Weise, wie diese Traumata durchgearbeitet, betrauert und in das Leben integriert werden, ist für das spätere Leben entscheidend. Dafür scheinen supportive Beziehungserfahrungen unerläßlich zu sein. Interessanterweise haben viele derer, die den Gewaltzirkel unterbrechen konnten, sich einer Psychotherapie unterzogen. Nachbefragungen dieser Therapien zeigen, daß Unterstützung durch den Therapeuten entscheidend war: Ich zitiere dazu Pianta et al. (1989, 249): "...Es scheint, daß die therapeutische Beziehung sie mit der emotionalen Sicherheit versorgte, die notwendig war, um Zugang zu ihren Kindheitsgefühlen zu finden.'" Vieles spricht dafür, daß im Kontext neuer Beziehungserfahrungen verzerrte Wahrnehmungen der Beziehungspartner korrigiert werden können, sodaß vor allem die empathischen Fähigkeiten nachreifen können und die Affektregulation neu modelliert wird.

Eine gute Beziehungserfahrung in der Vergangenheit oder im Rahmen einer Psychotherapie kann also ein wesentlicher Faktor zur erfolgreichen Durchbrechung des Gewaltzirkels sein. Wenn der kleine Patient, über den ich berichtet habe, mir ankündigt, daß er mit 14 einen umbringen will, werde ich in der Übertragung zum "unterbrechenden Dritten", der unbewußt mit dem Auftrag versehen wird, den Mord zu verhindern.

Mit einem letzten Gedanken wollen wir den Blick über den psychotherapeutischen Bereich hinaus richten: Nicht alle Opfer von Gewalt können und wollen therapiert werden. Im Sinne von Multiplikatorenarbeit bei der Eindämmung von Gewalt sollten wir all die Institutionen unterstützen und stärken, die mit Kindern und Jugendlichen arbeiten, damit die Kinder neben ihren oft problematischen Familienbeziehungen alternative Beziehungsangebote bekommen, in Kindergärten, Schulen, Kirchengemeinden, Vereinen. Wir sind in der Regel gut dafür ausgebildet, Mitarbeiterinnen und Mitarbeiter in solchen Institutionen fortzubilden und eventuell durch Supervision die Funktion von "unterbrechenden Dritten" zu übernehmen.

zusammen mit
Katharina Ratzke, Martin Sanders, Sabine Krannich, Manfred Cierpka

Über Aggression und Gewalt bei Kindern in unterschiedlichen Kontexten (1997)[1]

Zusammenfassung

Ausgebend von der Annahme, daß aggressives und gewaltbereites Verhalten von Kindern den Endpunkt eskalierender Konflikte markiert, die anders scheinbar nicht ausgedrückt bzw. gelöst werden können, analysieren wir im folgenden die Entstehungsbedingungen solcher Verhaltensmuster. Hierbei konzentrieren wir uns auf die Bereiche Individuum, Familie, Schule und Gesellschaft, für die wir aufzeigen, wie die Entwicklung aggressiven Verhaltens von Kindern durch mehr oder weniger problematische Konstellationen in diesen Kontexten geprägt wird. Unsichere bzw. desorganisierte frühe Bindungserfahrungen und/ oder dysfunktionale familiäre Beziehungsmuster sowie elterliches Erziehungsverhalten, das die aggressiven Verhaltensweisen der Kinder stützt bzw. aufrechterhält, können dazu führen, daß Kinder über weniger Ressourcen und soziale Kompetenzen als Gleichaltrige in Kindertageseinrichtungen und Schulen verfügen, so daß Konflikte und mangelnde soziale Integration in diesen Institutionen die Folge sein können.

On the Aggression and Violence of Cbildren in Different Contexts. Starting with the hypothesis that children's aggressive and potentially violent behavior is the climax of escalating conflicts that cannot be expressed or showed in any other way, we analyse, in the following article, the conditions from which these behavior patterns arise. We have focused on the following areas: the individual, the family, school and society, and we have tried to show how the development of children's aggressive behavior is determined by the problem constellations in these different contexts. Insecure and disorganised early bonding experiences and/or dysfunctional family relationship patterns, combined with parental upbringing methods that support or condone aggressive behavior, can lead to children having fewer resources or social skills available than their peers in kindergarten and school. This may result in conflict and lack of social integration in these institutions.

---

[1] Veröffentlicht in: Praxis der Kinderpsychologie und Kinderpsychiatrie 46, 1997, 153-168. Aus dem Projekt "Kinder und Gewalt", Universität Göttingen (Projektleitung: Prof. Dr. M. Cierpka); Modellprojekt des Bundesministeriums für Familie, Senioren, Frauen und Jugend

1 Einleitung

Spätestens seit Ende der 80er Jahre ist Gewalt ein Thema, das verstärkt in unterschiedlichen Bereichen der Öffentlichkeit als Problem diskutiert wird. Wesentlicher Auslöser der Diskussion war und ist die Annahme, die Gewaltbereitschaft unter Kindern habe insgesamt und in erheblichem Maße zugenommen. Tatsächlich gibt es bis heute - vor allem aufgrund fehlender Längsschnittstudien - keine verläßlichen Untersuchungsergebnisse, die eine generelle Zunahme gewaltbereiten Verhaltens bei Kindern bestätigen. Für Olweus (1994, 15) sprechen "mehrere *mittelbare* Anzeichen dafür", daß gewaltbereites Verhalten bei Kindern und Jugendlichen in den letzten 10-15 Jahren zugenommen hat. Zu einem ähnlichen Ergebnis kommt auch Hurrelmann, der es für *wahrscheinlich* hält, "daß der insgesamt sehr kleine Teil von besonders starken und heftigen Aggressions- und Gewalthandlungen überdurchschnittlich stark zugenommen hat" (vgl. Hurrelmann 1991, 106).

Die Tatsache, daß wissenschaftliche Untersuchungen im Gegensatz zur öffentlichen Meinung und medialen Berichterstattung eine weniger dramatische (weil differenziertere) Entwicklung aufzeigen (Krumm 1993, 155ff.). sollte jedoch nicht zu einer Verharmlosung der existierenden Gewaltproblematik führen. Gewaltbereites Verhalten bei Kindern stellt in vielen Familien und Schulen ein Problem dar. Der von Eltern, Lehrer/-innen und Erzieher/-innen formulierten Hilflosigkeit und Ohnmacht gegenüber aggressivem und gewaltbereitem Verhalten von Kindern entspricht der Wunsch, das Verhalten verstehen und seine Motive nachvollziehen zu wollen.

2 Zur Erscheinungsform und Definition von Aggression und Gewalt

Mit dem Begriff "Gewalt" wurde in der früheren Fachliteratur ausschließlich die physische Aggression bezeichnet. Demnach verstand man unter "Gewalt" einen körperlichen Akt. der mit der Absicht ausgeführt wird, einen anderen zu verletzen (Bründel und Hurrelmann 1994, 23). Mittlerweile werden die beiden Begriffe "Gewalt" und "Aggression" vielfach synonym verwendet. Dagegen ist einzuwenden, daß nicht jede Form der Aggression mit Gewalt gleichgesetzt werden kann: Neben der feindseligen und destruktiven Aggression gibt es Formen der angeborenen, nicht-destruktiven Aggression (s. u.), die sich nicht mit dem Gewaltbegriff beschreiben lassen.

Andererseits läßt sich der Gewaltbegriff differenzieren in gesellschaftliche und institutionelle Formen von Gewalt (strukturelle Gewalt), Gewalt gegen Sachen (Vandalismus) und verschiedene personenbezogene Formen der Gewalt, die sich in zwischenmenschlichen Beziehungen manifestieren. In Anlehnung an Schiprowski (1993) können folgende Formen der personenbezogenen Gewalt unterschieden werden:

1. Die physische Gewalt, die Schläge, Stöße, Stiche, Verbrennungen und Vergiftungen umfaßt, die zu körperlichen Verletzungen führen.

2. Die psychische Gewalt, die z. B. durch Abwertung und durch den Entzug von Vertrauen und Zuwendung andere ängstigt, demütigt, der Lächerlichkeit preisgibt oder überfordert.

3. Die verbale Gewalt, die durch beleidigende, erniedrigende und entwürdigende Äußerungen andere verletzt bzw. ihnen Schaden zufügt.

4. Die Vernachlässigung, die sich in einer mangelhaften Ernährung, Pflege und medizinischen Versorgung sowie in fehlenden Anregungen für die körperliche und seelische Entwicklung ausdrückt.

5. Die sexuelle Gewalt, unter der die Beteiligung von Kindern oder Jugendlichen an sexuellen Aktivitäten verstanden wird, in denen diese nicht verantwortlich zustimmen können, da sie deren Tragweite noch nicht erfassen können.

6. Die frauenfeindliche und

7. die fremdenfeindliche Gewalt, durch die Mädchen und Frauen bzw. Angehörige einer anderen ethnischen Gruppe durch physische, psychische und verbale bzw. sexuelle Übergriffe verletzt werden.

Definition von gewaltbereitem Verhalten bei Kindern

Wir werden uns im weiteren ausschließlich mit dem gewaltbereiten Verhalten von Kindern auseinandersetzen, indem wir die Faktoren beschreiben und analysieren, die u. E. relevant für die Entstehung und Aufrechterhaltung von gewaltbereitem Verhalten bei Kindern sind. Unter gewaltbereitem Verhalten verstehen wir folgendes:

Kinder, die gewaltbereites Verhalten zeigen, fallen ihrer Umgebung dadurch auf, daß sie andere Menschen physisch oder psychisch verletzen, Verletzungen androhen und / oder Gegenstände zerstören. Gewaltbereites Verhalten als "soziale Krankheit" entsteht aus der Wechselwirkung von individuellen, interpersonellen und sozialen / gesellschaftlichen Konflikten und zeigt sich in unterschiedlichen Kontexten (Familie, Kindergarten, Schule, Öffentlichkeit). Dabei ist der Ursprungsort der Konflikte nicht immer mit dem Ort der Gewaltäußerung identisch. Gewaltbereites Verhalten wird als Möglichkeit zur Lösung dieser Konflikte eingesetzt und / oder als Ausdrucksmöglichkeit einer eskalierenden Situation, wenn keine anderen Kommunikationsformen zur Verfügung zu stehen scheinen.

Wir gehen davon aus, daß sich gewaltbereites Verhalten innerhalb eines multifaktoriellen Bedingungsgefüges entwickelt, in dem die Bereiche Individuum, Familie, Schule und Gesellschaft in einem engen Wechselverhältnis zueinander stehen. Aus methodischen Gründen werden die genannten Bereiche im folgenden getrennt voneinander betrachtet. Ausgangspunkt unserer Überlegungen ist hierbei die Chronologie der verschiedenen Altersphasen, die bei aggressiven Kindern durch mehr oder weniger problematische Konstellationen geprägt sind.

Bei Kindern, die aufgrund ungünstiger früher Bindungserfahrungen, Probleme damit haben, spannungsreiche Affekte zu verarbeiten und konflikthafte Situationen gewaltfrei zu bewältigen, können weitere mißliche Bedingungen in der Familie, wie z. B. ein zu kontrollierender Erziehungsstil sowie schwierige und konfliktreiche intrafamiliäre Beziehungsdynamiken zu einer Steigerung bzw. Verfestigung aggressiver Verhaltensweisen führen. Stehen einem Kind aufgrund seines familiären Hintergrunds wenig interpersonelle Ressourcen zur Verfügung, so neigt es bei der Durchsetzung seiner Bedürfnisse und bei der Lösung seiner Konflikte zu gewaltbereitem Verhalten. Dieses wirkt sich rekursiv negativ auf sein Familienleben aus und kann mit zunehmendem Lebensalter in weitere Bereiche hineingetragen werden. Im Kindergarten bzw. in der Schule können sich die angeeigneten sozialen Defizite auf den Umgang mit Mitschüler/-innen und Lehrer/-innen auswirken und zu fehlender Anpassung und Integration führen. Das Kind erlebt nun sowohl in der Familie als auch in der Schule starke Konflikte, Ablehnung und Zurückweisung.

So weitet sich der Kreislauf über die Familie hinweg aus. Bei solchen Kindern kommt es mit größerer Wahrscheinlichkeit zu einer Stabilisierung und Ausweitung aggressiver Verhaltensweisen. Viele von ihnen werden im Jugendalter kriminell (Petermann u. Petermann 1994), da sie sich aufgrund fehlender Zukunftsperspektiven häufig in delinquente Jugendkulturen begeben, in denen gewaltbereites Verhalten idealisiert wird und oft eine identitätsstiftende Funktion übernimmt.[2]

3 Individuelle Faktoren bei der Entstehung von Gewaltbereitschaft unter Kindern

3.1 Entstehung von Aggression im Säuglings- und Kindesalter

Neben einer angeborenen Tendenz nicht-destruktiver Aggression läßt sich eine erfahrungsabhängige Tendenz feindseliger Aggression beobachten (vgl. Parens 1993). Der erste Aggressionstyp basiert auf einem ausgeprägten inneren Drang, der schon bei Kindern unter sechs Monaten zu finden ist, die Umgebung zu erkunden und sich durch sensomotorische Aktivitäten gegenüber der Umwelt zu behaupten. Anders verhält es sich bei der feindseligen Aggression, die nicht spontan, sondern als Folge von starken Unlust- oder Frustrationserlebnissen entsteht. Diese Erscheinungsform der Aggression weist eine affektive, unlustgetönte Qualität auf, wie sie für Gefühle von Wut, Feindseligkeit und Haß typisch ist.

Ergebnisse der empirischen Säuglingsforschung der letzten 20 Jahre geben Aufschluß über Aggression fördernde und gewaltauslösende Interaktionszusammenhänge. In einer komplexen Interaktionsmatrix zwischen Mutter und Kind entwickelt sich eine Beziehungsstruktur, in der es in der Regel zu einer immer besseren Abstimmung zwischen beiden kommt, wenn die Pflegeperson, in der Regel die Mutter, sich intuitiv auf die Bedürfnisse ihres Kindes einstellt. In diesem Zusammenhang hat Lichtenberg (1990, 1991) auf die Bedeutsamkeit des affektiven Klimas, in dem dieser Austausch stattfindet, hingewiesen. Er weist auf eine Vordergrunddimension und eine Hintergrunddimension bei der Interaktion und Kommunikation hin. Während sich das aktuelle Geschehen mit befriedigenden und frustrierenden

[2] Da wir an dieser Stelle nur die Entwicklung gewaltbereiten Verhaltens bei Kindern beschreiben, werden wir im folgenden nicht weiter auf die Problematik delinquenter Peergroups eingehen.

Erfahrungen im Vordergrund abspielt, wird der Hintergrund durch die generelle Einstellung der Eltern zu ihrem Kind, deren psychische und körperliche Verfassung sowie die sozioökonomischen Bedingungen geprägt.

Wenn die Hintergrundatmosphäre zwischen primärer Bezugsperson und Kind überwiegend harmonisch ist, können Spannungen ausgeglichen werden, die durch Höhen und Tiefen im Vordergrund ausgelöst werden. Unter dieser Voraussetzung kann ein Säugling oder Kleinkind z. B. Wut, die durch eine unerwartete Abwesenheit der Bezugsperson oder durch Schmerz entsteht, so verarbeiten, daß die Beziehung nicht dauerhaft beschädigt oder das Selbstgefühl beeinträchtigt wird.

Ist jedoch die Hintergrundbeziehung zwischen dem Kind und seinen Eltern z. B. dadurch gespannt, daß das Kind nicht erwünscht ist, die Eltern im Streit leben, krank oder süchtig sind oder aus anderen Gründen sich nicht auf ihr Kind einstellen können, dann werden sie nicht über Verhaltensmuster verfügen, um ihr Kind bei Kummer zu beruhigen oder in Wachphasen zu stimulieren. Sie werden eher gereizt reagieren oder emotional abwesend sein, so daß sich keine harmonische Vordergrundatmosphäre einstellen kann. Aggressives Verhalten entsteht also auf dem Hintergrund spannungsreicher Interaktionen des Kindes mit seinen Pflegepersonen.

Die Entwicklung (dys-)funktionaler Beziehungsmuster zwischen Eltern und Kind läßt sich auch durch die empirischen Ergebnisse der Attachment - oder Bindungsforschung nachzeichnen (Ainsworth et al. 1978, Main et al. 1985, Grossmann et al. 1989). Frühe Beziehungserfahrungen mit den Bezugspersonen werden bei Kindern bereits im ersten Lebensjahr emotional tief verankert. Die hieraus resultierenden z. T. unbewußten kognitiven Strukturen bzw. Arbeits- und Organisationsmodelle beeinflussen das zukünftige Beziehungsverhalten des Kindes. U. E. verweist die oft fehlende Empathie aggressiver Kinder auf unsichere bzw. desorganisierte Bindungserfahrungen. Die dysfunktionalen Bindungsmuster finden sich in erster Linie in Familien, in denen die Eltern aufgrund eigener biographischer Vorerfahrungen und der daraus resultierenden emotionalen Bedürftigkeit nicht in der Lage sind, ihre Elternfunktionen adäquat auszuüben. In diesen Familien begegnen wir den parentifizierten Kindern, die zu Eltern ihrer Eltern werden.

Unsicher-vermeidende Bindungserfahrungen korrespondieren mit elterlichem Verhalten, das als vernachlässigend bzw. furchteinflößend beschrieben werden kann und oft auch zur offenen Zurückweisung oder Mißhandlung der Kinder führt. Das *unsicher-ambivalente Bindungsmuster* ist durch unabgegrenzte Beziehungen charakterisiert. Das emotionale Überengagement spiegelt sich in einengenden Kontrollversuchen bzw. der Abwehr von Autonomiebestrebungen wider. Bei den *desorganisierten* Bindungsmustem dominieren widersprüchliche Beziehungsangebote, die sich oft bei Eltern mit eigenen traumatischen Mißhandlungs- oder Mißbrauchserfahrungen oder mit unbewältigten Trauerreaktionen über den Verlust naher Personen beobachten lassen. Diese drei Bindungsmuster führen häufig auf ganz unterschiedliche Weise zu aggressivem Verhalten.

Aber es sind nicht nur Schwierigkeiten, die die Eltern in die Beziehung einbringen, sondern auch Kinder bringen Probleme mit. Säuglinge erleben drei unterschiedliche Arten von inneren Spannungszuständen: niedrige Spannung im Zustand ruhiger Wachheit, mäßige Spannung im Zustand wacher Aufmerksamkeit und hohe Spannung im Zustand von Schreien. In der Regel überwiegen bei einem gesunden

Säugling die Momente niedriger oder mäßiger Spannung. Er wird in der regelmäßigen Abfolge der Interaktionen seine Welt als eine Einheit erleben und dieses Gefühl auch nicht in den gelegentlichen Zuständen von Hochspannung verlieren. Anders erleben es Säuglinge, die durch Krankheit, dauerhafte Schmerzzustände oder mangelhafte Bemutterung übermäßig viel Hochspannung erleben müssen. Hier fehlt das aufeinander Eingestimmtsein zwischen Säugling und Mutter, weil die integrativen Fähigkeiten des Kindes durch zu viel Hochspannung überwältigt werden. Es kann sich kein Urvertrauen entwickeln, sondern das aversive System des Kindes wird mit Gefühlen von Unlust und Wut aktiviert, und sein Angriffsverhalten wird herausgefordert.

Ab der Mitte des 2. Lebensjahres wird die Selbstbehauptung zu einer wichtigen Motivation im Leben des Kleinkindes. Das Kind möchte sich als Urheber seiner Aktionen erleben, muß aber dieses Bedürfnis regulieren und mit den z.T. unterschiedlichen Bedürfnissen der Eltern in Übereinstimmung bringen. In der Regel werden Eltern sich sensibel darauf einstellen und ihren Kindern die Erprobung von Selbstbehauptung ermöglichen, ohne zu häufig Machtproben zu provozieren. Wenn jedoch Selbstbehauptung unterbunden wird, weil die Eltern dadurch in ihrem Selbstgefühl verunsichert werden, das Kind nicht groß werden lassen wollen oder sie negative Selbstanteile auf ihr Kind projizieren, dann kann es nicht das eigene Selbst als Urheber erleben, sondern erlebt statt dessen Scham, Demütigung oder Wut. Das bereitet den Boden für Minderwertigkeitsgefühle und ein niedriges Selbstgefühl, die wiederum Ursache für destruktives oder selbstdestruktives Handeln sind.

3.2 Aggression und Gewalt als Folge von Traumatisierungen

Die Traumaforschung zeigt, daß auch Traumata, plötzliche, intensive, gewalttätige oder schmerzhafte Ereignisse, die psychischen Verarbeitungsmöglichkeiten eines Menschen überfordem und aversive Regungen provozieren. Schwere Unfälle, Mißhandlungen und sexueller Mißbrauch sind Prototypen dieses Geschehens, die ein Übermaß an Stimulierung bieten. Grossmann (1986, 1991) liefert überzeugende Argumente dafür, daß chronischer Schmerz in der Kindheit direkt in Aggression umgesetzt wird. Aber auch das Gegenteil, ein das erträgliche Maß übersteigender Mangel an Stimulierung, der z. B. bei Deprivationen vorliegt, wirkt traumatisierend, hemmt ebenfalls die normale Entwicklung und provoziert Aggressivität (Shengold 1995, 15). Die Auswirkungen traumatisch erlebter Situationen auf das Kind und seine weitere psychische Entwicklung hängen nicht nur von der Dauer, Schwere und Frequenz der Traumata und vom Alter des Opfers ab, sondern werden entscheidend durch die Qualität und Funktionalität der familiären Beziehungsmuster modifiziert.

Untersuchungen zur Geschlechtsverteilung bei aggressivem und gewalttätigem Verbalten zeigen, daß die Gruppe der aggressiven Jungen etwa doppelt so groß wie die der aggressiven Mädchen ist. Ein Grund dafür liegt in dem deutlich unterschiedlichen Interaktionsverhalten von Eltern Jungen und Mädchen gegenüber, das sich bereits auf die Kern-Geschlechtsidentität im ersten Lebensjahr auswirkt (Bilden 1980, 787 ff.). Insbesondere Väter neigen zur Geschlechtsdiskriminierung und fördern geschlechtsrollenkonformes Verhalten. Außerdem sind Jungen motorisch expansiver und machen wildere Spiele. Schmauch (1993) hat anhand von Beobachtungen von Kleinkindern in einer Krabbelstube einen Zusammenhang zwischen diesem Jungenverhalten und dem Mütterverhalten festgestellt. In Trennungssituationen lockern Mütter die symbiotische Beziehung zu ihren Söhnen aktiv und geben ihnen als Trennungshilfen nicht weiche und schmusige Gegenstände, die als Übergangsobjekte vertraut sind und regressive Neigungen stützen, sondern kleine Autos, Comic-Heftchen und Bilderbücher. Sie zwingen auf diese Weise die kleinen Jungen, mit ihren Ängsten motorisch aktiv und expansiv umzugehen. Jungen regredieren allerdings nicht weniger als Mädchen, sie tun es aber in anderer Form, nämlich vor allem durch aggressives und impulsives Verhalten. Es etabliert sich damit ein Verhaltensmuster für Jungen, das sie bei Angst oder in Trennungssituationen motorisch expansiv oder aggressiv reagieren läßt. Die Mädchen dagegen zeigen die Tendenz, aggressive Impulse nicht nach außen, sondern gegen sich selbst zu richten und in der Adoleszenz mit Selbstwertstörungen und depressiven Verstimmungen zu reagieren.

In unserer Gesellschaft werden Jungen von Geburt an auf ein Rollenverhalten festgelegt, bei dem sie stark, wild, frech und möglichst ohne Angst sind, wobei erwartet wird, daß sie sich in der Jungengruppe durchsetzen und Mädchen gegenüber ihre Überlegenheit demonstrieren (Schnack/Neutzling 1994, 3-5). Der Grat zwischen gesellschaftlich erwünschtem Jungenverhalten und unerwünschtem gewalttätigen Verhalten ist schmal (Diepold 1995).

Kindern, die aggressives und gewaltbereites Verhalten zeigen, fehlen Copingstrategien, um mit hoher innerer Spannung umzugehen. Aufgrund ihrer frühen häufig unsicheren oder desorganisierten Bindungserfahrungen haben sie sowohl Probleme, ihre eigenen Gefühle wahrzunehmen als auch die Gefühle und emotionale Befindlichkeit eines Gegenüber zu erkennen und empathisch hierauf zu reagieren. Da sie häufig in Familien leben, in denen entweder impulsive Durchbrüche oder das Verleugnen bestimmter Impulse zu beobachten ist, stehen ihnen keine Modelle zur Verfügung, wie sie heftige negative Gefühle integrieren und konstruktiv mit diesen umgehen können. Entwicklungsdefizite in der empathischen Beziehungsgestaltung, im Über-Ich-Verhalten, in der Identitätsbildung (Cierpka u. Cierpka 1996) führen zur dysfunktionalen Beziehungsgestaltung, zu Problemen in der Impulskontrolle und zu niedriger Frustrationstoleranz. Aufgrund des hieraus resultierenden niedrigen Selbstwertgefühls und der Verletzbarkeit stehen diese Kinder den veränderten gesellschaftlichen Bedingungen, schwierigen familiären Verhältnissen und schulischen Machtstrukturen relativ hilflos und ohnmächtig gegenüber und "nutzen" das gewaltbereite Verhalten, um sich zu verteidigen, Schwäche zu kompensieren und auf diese Weise ihr Selbstwertgefühl zu erhalten.

4 Der familiäre Kontext aggressiver Kinder

Die Darstellung individueller Faktoren machte bereits deutlich, daß der Familie als primärer Sozialisationsinstanz bei der Entwicklung aggressiven Verhaltens eine wichtige Bedeutung zukommt. Dies trifft insbesondere auf diejenigen Kinder zu, die schon in einem frühen Lebensalter aggressive Verhaltensweisen zeigen. Während die ersten Bindungserfahrungen den Hintergrund abgeben für die Entstehung aggressiver Verhaltensformen, können das elterliche Erziehungsverhalten, die Paardynamik sowie das emotionale Klima in einer Familie diese Entwicklung maßgeblich mitprägen.

4.1 Das elterliche Erziehungsverhalten

Der durch elterliches Erziehungsverhalten bestimmte Umgang der Eltern mit Grenzen und Regeln kann die Entstehung und Aufrechterhaltung aggressiver Verhaltensmuster bei den Kindern bewirken. Hier können zwei extreme Positionen voneinander unterschieden werden. Auf der einen Seite findet sich ein das Regeln vermeidende oder durch unklare Grenzen gekennzeichnete Erziehungsverhalten, das besonders bei unsicheren Eltern zu beobachten ist Diese Eltern setzen sich selbst vielfach einem enormen Druck aus, der nicht zuletzt aus ihren hohen Ansprüchen an die Erziehung ihrer Kinder resultiert.

Eltern, die ihren Kindern wenig Grenzen setzen und sich dabei oft inkonsequent und unsicher verhalten, werden von ihren Kindern als unberechenbar und nicht greifbar erlebt. Sie können mit ihren Eltern vielfach keine verläßlichen Beziehungserfahrungen sammeln, da deren Gefühle und Reaktionen nicht vorhersehbar sind. Kinder lernen so weder, Grenzen zu akzeptieren, noch lernen sie, Konflikte durchzustehen und sich mit unterschiedlichen Positionen auseinanderzusetzen. Erziehen Eltern ihre Kinder ohne Regeln und klare Absprachen, sind diese nicht nur darüber verunsichert, was richtig und was falsch ist, sondern empfinden diesen Laissez-faire-Stil häufig auch als Ausdruck einer gleichgültigen Haltung ihnen gegenüber. Dies kann in letzter Konsequenz dazu fuhren, daß die Kinder die Familienregeln diktieren und "ausrasten", wenn sich ihre Eltern nicht an diese halten.

Auf der anderen Seite läßt sich als zweite extreme Erziehungshaltung ein autoritäres Erziehungsverhalten beobachten. Hierbei setzen die Eltern starre Grenzen, geben zu viele, nicht flexible Regeln vor und reagieren auf unerwünschtes Verhalten in erster Linie mit - häufig auch drakonischen - Bestrafungen. Einerseits demütigen die oft körperlichen Bestrafungen die Kinder und andererseits kommt ihnen eine Modellfunktion zu. Körperliche Gewalt als Mittel der Durchsetzung eigener Wünsche und als Lösungsstrategie bei Konflikten wird auf diese Art und Weise legitimiert. Erleben Kinder, daß ihre Eltern hierbei "erfolgreich" sind, neigen sie dazu, dieses Verhalten nachzuahmen. Sie versuchen, sich in den Auseinandersetzungen mit ihren Eltern mit ähnlichen Verhaltensmustern zu behaupten und setzen hierdurch vielfach symmetrische Interaktionszirkel mit eskalierenden Gewalttätigkeiten in Gang.

Neben diesen beiden konträren Polen elterlicher Erziehungseinstellungen läßt sich in einigen Familien mit aggressiven Kindern eine "Pendelerziehung" beobachten. Die Eltern pendeln hierbei zwischen den Polen Härte bzw. Vernachlässigung und regressiver Verwöhnung und geben ihren Kindern aufgrund ihrer Unberechenbarkeit wenig Halt und Orientierung.

Wenn Eltern ihrem Kind (negative) Aufmerksamkeit schenken, es von unangenehmen Aufgaben befreien oder ihm nachgeben, wenn es sich aggressiv verhält, verstärken sie unabsichtlich deren aggressive Verhaltensweisen. Wenn sie positives soziales Verhalten ihrer Kinder nicht bzw. nicht konsequent belohnen, gelingt es vielen Kindern nicht, soziale Kompetenzen im Umgang mit anderen zu erwerben. Neben dieser Inkonsequenz wirken sich auch die Uneinigkeit der Eltern bezüglich der Erziehung und unklare elterliche Erwartungen verunsichernd auf das Kind aus.

4.2 Die Paarbeziehung

Diese Unstimmigkeiten der Eltern sind häufig Ausdruck bzw. Austragungsort erheblicher Partnerschaftskonflikte, die in ihrer Mehrheit auch gewaltbelastet sind (Bründel und Hurrelmann 1994; Achterberg 1992). Da es den Partnern vielfach an den erforderlichen persönlichen und sozialen Ressourcen fehlt, um ihre Beziehungsprobleme auf der Paarebene zu klären, werden die Kinder z. B. als Verbündete oder als Schlichter mit in die elterlichen Auseinandersetzungen hineingezogen. Zumeist gehen Kinder dann mit demjenigen Elternteil eine Koalition ein, der am sichtbarsten leidet, während sie sich dem vermeintlich schuldigen Elternteil gegenüber ablehnend bis feindselig verhalten. Die dysfunktionalen Beziehungsmuster, die in der Verwischung der Generationsgrenzen und der Parentifizierung der Kinder zum Ausdruck kommen, können auf selten der Kinder zu einer emotionalen Verunsicherung und psychischen Überforderung rühren.

4.3 Das Familienklima

Kinder, die aggressive Verhaltensweisen zeigen, kommen häufig aus Familien, in denen insgesamt gewalttätige Interaktionen anzutreffen sind. In manchen Familien werden gewalttätige Beziehungsmuster in Form von Vernachlässigung, körperlicher Mißhandlung, psychischer Mißhandlung und/oder sexueller Ausbeutung über Generationen hinweg "tradiert" (Bründel u. Hurrelmann 1994; Habermehl 1989; Honig 1986; Levold et al. 1993; Jarczyk 1994). D.h. eigene biographische Erfahrungen von Mißhandlung und/oder Vernachlässigung führen bei den Eltern häufig, jedoch nicht zwangsläufig zur Reproduktion aggressiver Konfliktlösestrategien. Von größerer Relevanz für diese Reproduktion scheinen Depressionen und andere Krankheiten der Eltern sowie ein Gefühl der Überforderung zu sein (Engfer 1991). Oft sind es die Mütter, die überfordert sind und mit Depressionen reagieren und von ihren Partnern, die real und/oder psychisch nicht präsent sind, wenig Halt und Unterstützung erfahren. Durch diese reale oder innere Abwesenheit der Eltern stehen den Kindern in solchen Familien keine Erwachsenen zur Verfügung, an denen sie sich "abarbeiten" können (Hardtmann 1993). Zahlreiche delinquente und aggressive Jungen haben Väter, die aufgrund gescheiterter beruflicher Karrieren oder zerbrochener Lebenspläne als männliche Identifikationsfigur für ihre Söhne kaum geeignet scheinen, so daß Delinquenz auch als Suche des Jungen nach einer starken Vaterfigur verstanden werden kann (Heinemann et al. 1992), eine Suche, hinter der sich große emotionale Bedürftigkeiten und Ängste verbergen können. In aggressiven Auseinandersetzungen insbesondere von Jugendlichen kommt der Nachholbedarf zum Ausdruck, sich, eingebettet in eine stabile und spürbare Beziehung, mit einem realen Gegenüber zu streiten und mit einer erwachsenen Bezugsperson zu messen.

5 Das Spektrum der Gewalt in der Schule

Für Kinder, die aufgrund ihrer bisherigen Entwicklungsgeschichte und ihrer Beziehungserfahrungen in ihrem Sozialverhalten beeinträchtigt sind, weil sie z. B. die Fähigkeit zur Impulskontrolle und zum Umgang mit Frustrationen nicht angemessen entwickeln konnten, stellt die Schule als Sozial- und Unterrichtsraum Anforderungen, denen sie sich vielfach nicht gewachsen fühlen und gegen die sie sich mit aggressivem Verhalten zu behaupten versuchen. Folglich steht das aggressive und gewaltbereite Verhalten der Schüler/-innen im Mittelpunkt vieler Diskussionen über das Thema "Schule und Gewalt". Aus dieser Perspektive erscheint die Schule als Feld "importierter Gewalt" (Valtin 1995, 10), deren Ursachen sich auf die individuellen, familialen und/oder gesellschaftlichen Bedingungen der Kinder zurückführen lassen. Schule ist jedoch auch als "Produzentin von Gewalt" (Valtin 1995, 10) zu sehen. Gewaltbereites Verhalten von Schüler/-innen sollte nicht isoliert, sondern im Kontext schulischer Interaktionsprozesse betrachtet werden. Vor diesem Hintergrund lassen sich folgende Bedingungskonstellationen für gewaltbereites Verhalten von Schüler/-innen beschreiben.

5.1 Schulisches Leistungsversagen

In der Schule begegnen sich Erwachsene und Kinder bzw. Jugendliche in ihren Rollen als Lehrer/-innen und Schüler/-innen. Diese Rollenaufteilung bringt es mit sich, daß die einen die anderen bewerten. Wenngleich nicht die Person des Schülers oder der Schülerin, sondern deren Leistungen bewertet werden sollen, führt eine Kategorisierung in "leistungsschwach" bei vielen Schüler/-innen zu einer Beeinträchtigung des sich bei Kindern und Jugendlichen noch entfaltenden und damit labilen Selbstwertgefühls. Darüber hinaus haben die Bewertungen und Benotungen durch die Lehrer/-innen eine maßgebliche Auswirkung auf die späteren sozialen und beruflichen Lebenschancen der Schüler/-innen: Die entscheidende Zugangsvoraussetzung für den Eintritt in das Berufsleben ist das schulische Abschlußzertifikat. Angesichts der sich verschärfenden Konkurrenzbedingungen auf dem Arbeitsmarkt ist es für Schüler/-innen heute zwar notwendiger denn je, so gut wie möglich in der Schule abzuschneiden. Eine Garantie dafür, daß sie einen Beruf erlernen können, der ihren Interessen und Fähigkeiten entspricht, gibt es jedoch nicht einmal für diejenigen, die den Leistungsanforderungen gerecht werden können. Die psychischen und sozialen Verunsicherungen, die bei den Schüler/-innen durch einen schlechten Leistungsdurchschnitt, Zurückstufung in niedrigere Leistungs- bzw. Kursgruppen und Wiederholen eines Jahrganges entstehen, können Auslöser von gewaltbereitem Verhalten sein, das dann primär Verteidigungs- und Kompensationsfunktionen erfüllt (Mansel/Hurrelmann 1993. 22).

5.2 Vernachlässigung der Bedürfnisse von Kindern

Die Vernachlässigung der Bedürfnisse von Kindern beginnt mit der Einschränkung des natürlichen Bewegungsdrangs und des individuellen Lerntempos durch den 45-Minuten-Rhythmus und endet bei fehlender Mitbestimmung über Lerninhalte und Formen ihrer Vermittlung. Schulisches Lernen ist in den meisten Fällen reduziert auf den vom Lehren abhängigen, passiven und reproduktiven Erwerb von Wissen. Es geht dabei um die überwiegend kognitive und damit einseitige Verarbeitung und Aneignung festumrissener, meist im Frontalunterricht dargebotener Lerninhalte, die für Schüler/-innen oft keinen Bezug zu ihrer Lebenswirklichkeit aufweisen. Für eine leibhafte und damit sinnliche Auseinandersetzung mit sich selbst, den eigenen Erlebnissen und Erfahrungen sowohl im Hinblick auf fachspezifische Themen und Inhalte als auch in bezug auf aktuelle Entwicklungsherausforderungen und Problemlagen bietet die Schule wenig Raum. Entsprechend wirken nach Angaben von Schüler/-innen folgende schulische Faktoren gewaltauslösend: Wenn zwischen der Lebenswirklichkeit der Schüler/-innen und den Lerninhalten kaum eine Beziehung existiert, Inhalte und Lernverfahren kaum Möglichkeit zu eigenständiger Auseinandersetzung bieten und der Unterrichtsverlauf eintönig und gleichförmig organisiert ist, wobei individuelle Lernbedingungen und -bedürfnisse nicht berücksichtigt werden (Kultusministerium des Landes Sachsen-Anhalt 1995, 19).

5.3 Konkurrenz statt sozialer Kompetenz

Kinder und Jugendliche verbringen zunehmend mehr Zeit in der Schule, die so zu einem bedeutenden sozialen Erfahrungsraum geworden ist. Durch die von Anfang an bestehende Leistungsorientierung wird darin die Erfahrung von Konkurrenz, daraus resultierender Entsolidarisierung und Vereinzelung für viele Schüler/-innen dominierend. Die Ausbildung sozialer Fertigkeiten und kommunikativer Kompetenzen kommt dabei zu kurz. Sieht man Gewalt im Sinne Hurrelmanns als Ausdruck fehlender sozialer Kompetenz bzw. als Hinweis auf das Fehlen individueller Möglichkeiten zur Bewältigung und Verarbeitung psychisch belastender Situationen, dann wird die besondere Verantwortung der Schule als Erfahrungsraum deutlich. Das gilt um so mehr vor dem Hintergrund des von Lehrer/-innen oftmals als Kritik am elterlichen Erziehungsverhalten beklagten Erziehungs- bzw. Sozialisationsdefizits. Gerade für Kinder und Jugendliche, die in ihren Familien aufgrund mangelnder familialer Ressourcen keine oder nur geringe soziale Kompetenzen erwerben konnten, ist die Schule "als sozialer Lebens- und Erfahrungsraum gefordert, nicht nur als Anbieter von Unterricht" (Herweg u. Hold-Jagoda 1993, 92).

5.4 Lehrer/-innen-Schüler/-innen-Beziehungen

Die Rolle des Lehrers oder der Lehrerin ist nur ein Aspekt der Person, die diese Rolle verkörpert. Das gleiche gilt für Schüler/-innen. Das bedeutet, daß die Interaktion zwischen Erwachsenen und Kindern in der Schule neben den Anteilen der offiziellen Lehrer/-innen- und Schüler/-innenrolle auch durch die individuellen, inoffiziellen Anteile der jeweiligen Personen bestimmt ist. Welche Konsequenzen ergeben sich daraus? Lehrer/-innen fungieren nicht nur als "Unterrrichtsveranstalter", sondern insbesondere in der Grundschule als Bezugspersonen. Damit haben sie vor allem für Kinder, die in ihren Familien nur unzureichend positive Beziehungserfahrungen gemacht haben, eine besondere Bedeutung. Diese Kinder übertragen ihre unbefriedigten Bedürfnisse und Beziehungswünsche unbewußt auf die Lehrperson. Als Ersatzfigur soll diese den "Objekthunger" der Kinder und damit das Bedürfnis sowohl nach Annahme als auch nach Auseinandersetzung auf der Basis einer verläßlichen Beziehung "stillen". Es ist offensichtlich, daß die Art und Weise, wie Lehrer/-innen auf diese Beziehungswünsche reagieren, entscheidenden Einfluß auf gewaltbereites Verhalten bei Kindern und Jugendlichen hat. Gelingt es dem Lehrer oder der Lehrerin angemessen (d. h. ohne die Klasse als Gruppe zu vernachlässigen) auf die Beziehungswünsche einzugehen, so ergeben sich für die Schüler/-innen günstige Entwicklungsmöglichkeiten. Gelingt es der Lehrperson z.B. aufgrund von Gegenübertragungsphänomenen (Singer 1981) nicht, die

Handlungsmotivation der Schüler/-innen zu erfassen und darauf einzugehen, so wiederholt sich damit für die Schüler/-innen die Familiensituation und es kann zu einer Eskalation von Gewalt kommen.

5.5 Schulklima

Die Dimension des Schulklimas beschreibt die Atmosphäre einer Schule. Kooperative Umgangsformen sowie ein hohes Maß an Identifikations- und Gestaltungsmöglichkeiten für Schüler/-innen und Lehrer/-innen fördern ein positives und damit gewaltverminderndes Schulklima.

Im Hinblick auf sozial-ökologische Faktoren wurden in einer Untersuchung an Bremer Schulen u. a. folgende Faktoren für die Abnahme von Gewalt identifiziert: Rückgang der Schüler/-innenzahl, Einrichtung von Cafeterien und Ruhezonen mit sozialer Betreuung, Möglichkeiten zur räumlichen und baulichen Schulgestaltung und Untergliederung der Schulen in kleine Einheiten (Peniuk 1993).

6 Die Gewaltbereitschaft von Kindern vor dem Hintergrund gesamtgesellschaftlicher Modernisierungsprozesse

Die Auswirkungen des gesamtgesellschaftlichen Modernisierungsprozesses bilden als "moderierende Variable" eine Klammer um die beschriebenen individuellen, familialen und schulischen Bedingungsfaktoren, da die genannten Bereiche als Entwicklungsinstanzen wesentlich durch gesellschaftliche Wandlungsprozesse beeinflußt werden. Wesentliches Merkmal der gesamtgesellschaftlichen Modernisierungsprozesse ist die Individualisierung der Lebenswelten, die nicht nur neue Chancen und weitergehende Optionen für die eigene Biographie und den eigenen Lebensentwurf impliziert, sondern vielfach auch Konflikte und Risiken der sozialen Integration in sich birgt (Beck-Gernsheim 1993). Die "Herauslösung aus historisch vorgegebenen Sozialformen und -bindungen" (Beck 1986, 206) ermöglicht zwar die Erweiterung individueller Handlungsspielräume. Die "soziale Konstruktion der Wirklichkeit" (Beck-Gernsheim 1990, 110) ist jedoch als individuelle Einzelleistung unter Verlust eines orientierenden, allgemeinverbindlichen Normen- und Wertesystems zu erbringen.

Die mit dem Zerbrechen traditioneller Lebensformen und Orientierungen einhergehende Verunsicherung stellt die nachfolgende Generation insgesamt vor schwer zu bewältigende Aufgaben. Diejenigen Kinder, die aufgrund ihrer bisherigen Erfahrungen und Lebenszusammenhänge über weniger individuelle, familiäre und soziale Ressourcen verfügen, sind vielfach gefährdeter, an den Bedingungen der individualisierten Risikogesellschaft zu scheitern.

6.1 Familiale Lebensbedingungen

Die Projektion der "utopischen und imaginären Wünsche nach einem nicht-entfremdeten und liebevollen Umgang von Menschen" (Metz-Göckel 1990, 169) auf das traditionelle Familienmodell, bedeutet eine Emotionalisierung des Binnenraumes der Familie, die in westlichen Industrienationen zum wesentlichen Moment der Kohäsion geworden ist (Kraul et al. 1995). Die "funktionale Spezialisierung auf intimes Zusammenleben" und die "Befriedigung emotionaler Bedürfnisse" (Chopra/Scheller 1990, 58) ist dadurch, daß sie mit hohen Ansprüchen und Erwartungen der Familienmitglieder aneinander verbunden ist, zugleich zentraler Grund für die Labilisierung des familiären Zusammenlebens. Inwieweit Diskrepanzen zwischen Familienalltag und Familienideal und daraus resultierende Konflikte ausgehalten bzw. gelöst werden können, ist von individuellen und familiären Ressourcen abhängig. Die notwendigen Kompetenzen der einzelnen Familienmitglieder, um etwa die Gestaltung des Familienlebens kommunikativ auszuhandeln, hohen eigenen und fremden Erwartungen gerecht zu werden bzw. diese zu modifizieren, werden durch den sozio-ökologischen Kontext der Familie mitbeeinflußt. In zahlreichen Studien z.B. über Kindesmißhandlung und Kindesvernachlässigung werden Armut, geringes Einkommen, Schulden, Arbeitslosigkeit, Krankheiten und Isolation von Familien als ursächliche soziale Faktoren genannt. Insbesondere ein Defizit an sozialen Unterstützungssystemen für Familien in akuten Krisensituationen trägt mit dazu bei, daß Kinder von ihren Eltern vernachlässigt oder mißhandelt werden.

Im Zuge der prekären Arbeitsmarktsituation und der massiven negativen sozialen und wirtschaftlichen Konsequenzen vor allem der Langzeitarbeitslosigkeit und dem parallelen Abbau von staatlichen Sozialleistungen spitzt sich die Lebenssituation vieler Familien dramatisch zu. Die Tatsache, daß viele Kinder in Armut leben und ihnen oft auch keine Zukunftsperspektive angeboten wird, während der wachsende Wohlstand der anderen überall sichtbar ist, wird von verschiedenen Seiten u. a. für die ansteigenden Eigentumsdelikte von jugendlichen Straftätern verantwortlich gemacht. Das Ansteigen der Jugendkriminalität, aber auch anderer gewalttätiger Verhaltensweisen, erscheint in diesem Kontext als Ausdruck dessen, daß in unserer Gesellschaft die Verteilungsfragen nicht gerecht gelöst sind.

6.2 Kindheitsbedingungen

Der Modernisierungs- bzw. Individualisierungsprozess wirkt sich nicht nur mittelbar über die familialen Lebensbedingungen auf Kinder aus, sondern betrifft diese auch unmittelbar. Das wird schon daran deutlich, daß Kindheit als eigenständiger Lebensabschnitt, als ein Moratorium und ein auf die Zukunft bezogener Status, umso problematischer wird, je weniger die Zukunft als berechenbare Kategorie erscheint. Die Entstrukturierung dieser Altersphase, d. h. die Auflösung der Grenzen zwischen Kindheit und Jugend sowie zwischen Jugend und Erwachsenenalter, bedeutet ebenfalls den Verlust vorgegebener Handlungsmuster und kann zu neuen Ängsten führen.

Die veränderten Sozialisationsbedingungen können vor dem Hintergrund der strukturellen Veränderungen von Familien[3] zu einer "Verarmung" der Kindheit führen (Cloer 1991), da Geschwister und andere Bezugspersonen entweder ganz fehlen oder im Familienleben kaum präsent sind.

Kindheit wird in der heutigen Zeit immer wieder mit Medienkindheit gleichgesetzt. In den Wirkungstheorien der Medienforschung besteht Übereinstimmung darüber, daß etwa Gewaltdarstellungen im Fernsehen mit einem Wirkungsrisiko verbunden sind. Es existieren jedoch innerhalb der unterschiedlichen Ansätze sehr konträre Auffassungen über Art, Umfang und Intensität der Konsequenzen. Bedeutsam scheinen die personalen, situativen und kontextuellen Aspekte beim Fernsehkonsum (Gröbel u. Gleich 1993). Eine kritische Nutzung und Rezeption der Darstellungen in den Medien hängt wieder von den zur Verfügung stehenden Ressourcen wie z. B. dem Bildungsniveau der Eltern und den eigenen schulischen Leistungen des Kindes ab.

Die skizzierten gesellschaftlichen Veränderungsprozesse stellen besondere Ansprüche an die Identitätsbildung. Sie erfordern im hohen Maße die Bearbeitung von Ambivalenzen und das Ausbalancieren von Ambiguitäten, die die Fähigkeit zur Distanzierung voraussetzen. Heitmeyer (1992) unterscheidet zwei Strategien von Kindern und Jugendlichen, mit deren Hilfe sie die bestehenden gesellschaftlichen Bedingungen zu bewältigen versuchen.

Neben der *Selbstdurchsetzung*, die vielfach mit einem hohen Bildungsniveau einhergeht, ist dies die *Selbstbehauptung*, die in der Regel mit einem niedrigen Bildungsabschluß korrespondiert. Für die Haltung der Selbstbehauptung ist charakteristisch, daß die Gesellschaft als der eigenen Person gegenüberstehend und eher feindselig wahrgenommen wird. Die Kinder und Jugendlichen erwarten kaum gesellschaftliche Solidarität oder Unterstützung, so daß die Einschätzung dominiert, jede/r müsse selbst sehen, wo er/sie bleibe und daß jede/r sich gegenüber der Gesellschaft behaupten müsse, um sich nicht vereinnahmen zu lassen.

Ganz anders verhält es sich bei dem Handlungsmuster der Selbstdurchsetzung. Hier dominiert das Gefühl, selbst etwas in der Gesellschaft bewirken zu können und über genug Möglichkeiten zu verfügen, die vorhandenen Strukturen für eine autonome Lebensgestaltung nutzen zu können.

---

[3] 51,5% aller Familien haben ein Kind, 36,8% haben zwei Kinder und 9,1% haben drei Kinder. In Ballungsgebieten wachsen bis zu 25% aller Kinder bis zu 18 Jahren mit einem alleinerziehenden Elternteil auf.

zusammen mit
Sabine Krannich, Martin Sanders, Katharina Ratzke, Manfred Cierpka

FAUSTLOS – Ein Curriculum zur Förderung sozialer Kompetenz und zur Prävention von aggressivem und gewaltbereitem Verhalten bei Kindern (1997)[1]

Zusammenfassung

FAUSTLOS – a Curriculum for an Increase of Social Skills and for the Prevention of Aggressive and Potentially Violent Behavior in Children. FAUSTLOS is a curriculum that has been developed for the prevention of aggression and potentially violent behavior in children in nursery and primary school. A lack of social skills is regarded as one of the fundamental causes that detoriates problem and conflict solving. FAUSTLOS is the German Version of an American program called "Second Step" that was developed by the Committee for Children in Seattle and has been successfully put into practice in several American states over the last eight years. The project "Kinder und Gewalt" has adapted it for the German speaking countries. FAUSTLOS is at present in its pilot phase. The following is a general survey of the inception, contents and methods of the curriculum and the planning and execution of the pilot phase.

FAUSTLOS ist ein für die Arbeit im Kindergarten und in der Grundschule entwickeltes Curriculum zur Prävention von aggressivem und gewaltbereitem Verhalten bei Kindern. Aggressives und gewaltbereites Verhalten resultiert wesentlich aus einem Mangel an sozialen Kompetenzen, der eine konstruktive Form der Problem- und Konfliktbewältigung nicht zuläßt. Aus diesem Grund steht die Förderung und Erweiterung prosozialer Verhaltensfertigkeiten von Kindern bei FAUSTLOS im Mittelpunkt. FAUSTLOS ist die deutsche Version des US-amerikanischen Programms "Second Step", das vom Committee for Children in Seattle entwickelt wurde und seit etwa acht Jahren in vielen amerikanischen Bundesstaaten erfolgreich angewendet wird. Vom Projekt "Kinder und Gewalt" wurde es für den deutschsprachigen Raum adaptiert. FAUSTLOS befindet sich z. Zt. in der Pilotphase. Im folgenden wollen wir einen Überblick über den Ansatz, den Inhalt und die Methodik des Curriculum sowie über die Planung und Durchführung der Pilotphase geben.

---

[1]Veröffentlicht in: Praxis für Kinderpsychologie und Kinderpsychiatrie 46 (1997), 236-247. Aus dem Projekt "Kinder und Gewalt", Universität Göttingen (Projektleitung: Prof. Dr. M. Cierpka); Modellprojekt des Bundesministeriums für Familie, Senioren, Frauen und Jugend.

1 Was ist das Problem?

Forschungsarbeiten über die frühen Anzeichen aggressiven und gewaltbereiten Verhaltens bei Jugendlichen und Erwachsenen haben ergeben, daß Defizite in der Entwicklung bestimmter Verhaltensfertigkeiten in der Kindheit aggressives und gewaltbereites Verhalten begünstigen (Ratzke et a1. in diesem Heft). Dazu zählen insbesondere Defizite in der Empathiefähigkeit, Impulskontrolle und Problemlösefähigkeit sowie mangelnde Kompetenzen im Umgang mit Ärger und Wut. Kinder, die die genannten Fertigkeiten nicht erlernt haben, sind auch als Jugendliche und Erwachsene oftmals nicht in der Lage, kooperative Problemlösestrategien zu entwickeln, um sich bei der Lösung alltäglicher Probleme sozial angemessen verhalten zu können. Stattdessen greifen sie auf aggressive und gewaltförmige Verhaltensmuster zur Konfliktlösung zurück. Die Defizite, die Kinder in der Entwicklung prosozialer Verhaltensfertigkeiten zeigen, lassen sich vielfach darauf zurückführen, daß ihnen Modelle für sozial angemessenes Verhalten und alternative Konfliktlösungen fehlen. Selbst wenn sie wissen, was angemessenes Verhalten ist, fehlen ihnen darin häufig Erfahrungen und Übung, weil sie in ihrem Verhalten nicht verstärkt werden.

Schließlich können emotionale Reaktionen, wie Ärger, Furcht oder Angst in einer Ausprägung auftreten, die Kinder in der Entwicklung des gewünschten Verhaltens ebenso behindern, wie Entwicklungsverzögerungen, die Resultat physiologischer Deprivation sind.

Die Prävalenzrate allgemeiner Verhaltensauffälligkeiten bei Kindergarten- und Schulkindern beträgt 25–30% (Cowen et a1. 1975; Rubin und Balow 1978). Zwischen 10–15% der Kinder in England und in Deutschland schikanieren Mitschüler ein- oder zweimal in 12 Wochen (Smitz u. Sharp 1994; Schäfer 1996). Kinder, die aufgrund ihres extrem impulsiven und aggressiven Verhaltens als besonders gefährdet gelten (ca. 2%; Olweus 1994), stellen in Kindergärten und Schulen eine besondere Belastung dar. Ihr Verhalten ist meist der Grund dafür, daß sie von Gleichaltrigen zurückgewiesen werden (COIE et al. 1990). Erzieherinnen und Lehrerinnen[2] müssen sich zunehmend mit aggressivem Verhalten und der Lösung interpersoneller Konflikte auseinandersetzen. Die dafür aufgewendete Zeit fehlt ihnen dann in der regulären Durchführung des Unterrichts und für die Vermittlung von Lerninhalten. Forschungsergebnisse belegen, daß viele der besonders gefährdeten Kinder in ihrer Lebensbewältigung scheitern und ihr Leben lang auf öffentliche Unterstützung angewiesen sind, wenn ihr aggressives Verbalten unbeachtet bleibt. Sie zeigen besonders häufig schlechte Schulleistungen oder bleiben in ihrer Ausbildung unterhalb ihrer Möglichkeiten. Für die durch Leistungsversagen und soziale Zurückweisung isolierten und in ihrem Selbstwertgefühl stark beeinträchtigten Kinder stellt eskalierendes aggressives Verhalten vielfach die einzige Möglichkeit der Selbstbehauptung dar. Als Eltern mißbrauchen sie wiederum häufig ihre Kinder physisch und/oder sexuell. Für die USA gilt, daß ein Viertel aus der Gesamtgruppe der ursprünglich besonders gefährdeten Kinder im Alter von 30 Jahren wegen krimineller Handlungen inhaftiert ist (Gruen 1987). Als Langzeitfolge fortwährenden Schikanierens anderer berichtet Olweus (1991), daß diese

[2] Da diesen beiden Berufsgruppen überwiegend Frauen angehören, verwenden wir zu Gunsten einer besseren Lesbarkeit hier nur feminine Genusendungen. Erzieher und Lehrer sind dabei ausdrücklich mitgemeint.

Kinder später deutlich häufiger (35–40% gegenüber 10%) als andere Altersgenossen drei oder mehr Vorstrafen erhielten.

2 Was ist FAUSTLOS?

FAUSTLOS vermittelt Kindern prosoziale Verhaltensfertigkeiten, indem es sie in ihrer Empathiefähigkeit und in ihrer Impulskontrolle fördert und Modelle für Problemlösungen und den Umgang mit Ärger und Wut anbietet. Damit leistet FAUSTLOS nicht nur einen wichtigen Beitrag zur Prävention von aggressivem und gewaltbereitem Verhalten bei Kindern, sondern unterstützt auch sozial unsichere Kinder und trägt zu ihrer sozialen Entwicklung und Integration bei. FAUSTLOS vermittelt die entsprechenden Fertigkeiten in drei Einheiten:

2.1 Empathietraining (I)

Empathie läßt sich beschreiben als die Fähigkeit, den eigenen und den emotionalen Zustand eines anderen Menschen bestimmen, die Perspektive einer anderen Person übernehmen und auf eine andere Person emotional reagieren zu können (Feshbach 1975). Die Fähigkeit zur Empathie bildet sich bei Kindern bereits im Alter von drei bis vier Jahren aus. Störungen in der Entwicklung der Empathiefähigkeit können vor allem durch das Fehlen einer versorgenden und empathischen primären Bezugsperson auftreten. Dieser Mangel oder extrem belastende emotionale Erlebnisse, wie z. B. Mißbrauch oder Vernachlässigung können dazu führen, daß Kinder Abwehrmechanismen entwickeln, die ihre Fähigkeit zur Empathie vermindern.

Da der Empathiefähigkeit zentrale Bedeutung in der Entwicklung prosozialen Verhaltens und interpersoneller Problemlösestrategien zukommt (Ianotti 1985) bildet das Empathietraining die Basis von FAUSTLOS. Die Unterrichtsstrategien. die zum Erwerb und zur Steigerung der Empathie entwickelt wurden (Beland 1988, 1989; Feshbach 1984; Hoffmann 1982; Saltz und Johnson 1974; Selman 1980) und die in FAUSTLOS Anwendung finden, basieren auf Untersuchungsergebnissen, die belegen, daß Empathie ein erlerntes bzw. erlernbares Verhalten ist. Dementsprechend lernen Kinder aus Grundschule und Kindergarten im Empathietraining,

- aus einer Reihe von physischen und situativen Anhaltspunkten Gefühle zu identifizieren;
- wahrzunehmen, daß Menschen unterschiedliche Gefühle in bezug auf die gleiche Sache haben können;
- wahrzunehmen, daß Gefühle sich ändern und warum das so ist;
- einfache Kausalzusammenhänge zu erkennen, um Gefühle vorhersagen zu können;
- zu verstehen, daß Menschen unterschiedliche Vorlieben und Abneigungen haben;
- gezielte von ungezielten Handlungen zu unterscheiden;

- Gefühle durch die Verwendung von "Ich-" Botschaften mitzuteilen und über aktives Zuhören zu erfassen;
- Sorge und Mitgefühl für andere auszudrücken.

2 2 Impulskontrolle (II)

Die Impulskontrolle ist eine wesentliche Fähigkeit zur Reduktion impulsiven und aggressiven Verhaltens. Mit der Vermittlung eines kognitiven Problemlöseverfahrens und mit dem Training sozialer Verhaltensfertigkeiten verbindet FAUSTLOS zwei Strategien, die Kinder in der Entwicklung der Impulskontrolle fördern.

Das Problemlöseverfahren: Das von Spivack und Shure (1974) ursprünglich zur Lösung intellektueller Aufgaben entwickelte Problemlöseverfahren wurde auf zwischenmenschliche Beziehungen übertragen, wo es sich als präventive Maßnahme zur Streitschlichtung und als Verhaltensanweisung für aggressive Kinder anwenden läßt. FAUSTLOS vermittelt das Problemlöseverfahren in fünf Schritten:

- Schritt 1: Was ist das Problem?
- Schritt 2: Welche Lösungen gibt es?
- Schritt 3: Frag dich bei jeder Lösung:
  - Ist sie ungefährlich?
  - Wie fühlen sich die Beteiligten?
  - Ist sie fair?
  - Wird sie funktionieren?
- Schritt 4: Entscheide dich für eine Lösung und probiere sie aus.
- Schritt 5: Funktioniert die Lösung? Wenn nicht, was kannst du jetzt tun?

Die einzelnen Schritte werden in FAUSTLOS systematisch nacheinander erarbeitet. Im ersten Schritt lernen die Kinder, Probleme anhand mimischer, gestischer und situativer Hinweise zu beschreiben. Dabei kommt es darauf an, die Problemstellung neutral bzw. so zu formulieren, daß die Perspektive aller an dem Problem beteiligten Personen darin zum Ausdruck kommt. Im zweiten Schritt lernen die Kinder die Methode des Brainstormings kennen. Das Brainstorming dient der Entwicklung von Lösungsmöglichkeiten. Hier ist zunächst nicht die Art oder Qualität der Lösungsvorschläge entscheidend. Wichtig ist, daß die Kinder lernen, möglichst viele Lösungsmöglichkeiten zu entwickeln, ohne bereits zu bewerten. Um die Auswertung der gefundenen Lösungen anhand von vier Fragen geht es erst im dritten Schritt. Der vierte Schritt verlangt von den Kindern die Entscheidung für eine Lösung, die sie auf der Grundlage der Informationen aus ihrer Auswertung treffen sollen. Im fünften Schritt überprüfen die Kinder die Wirksamkeit der jeweiligen Lösung und reflektieren den Problemlöseprozeß. Falls die gewählte Lösung nicht den gewünschten Erfolg zeigt, setzt der Problemlöseprozeß wieder beim zweiten Schritt ein.

Um die einzelnen Schritte des Problemlöseverfahrens einüben zu können, bieten die Lektionen zur Impulskontrolle eine Reihe von fiktiven Problemsituationen, die die Kinder lösen sollen. Wesentliches Element bei der Problemlösung ist die Technik des "lauten Denkens". Dabei führen die Kinder einen Dialog mit sich selbst, in dem sie die Fragen des Problemlöseverfahrens und die Antworten aussprechen. Untersuchungen haben ergeben, daß diese Form der verbalen Selbstinstruktion die Erinnerung, das kognitive Bewußtwerden, das Diskriminationslernen und die Fähigkeit zur Kontrolle motorischen Verhaltens fördern und verstärken (Camp und Bash 1981).

Das Training sozialer Verhaltensfertigkeiten: Das Training von Verhaltensfertigkeiten soll Kindern ermöglichen, sich in sozialen Situationen angemessen und erfolgreich verhalten zu können. Die entsprechenden Lektionen enthalten Problemsituationen, zu deren Lösung das erlernte Problemlöseverfahren angewendet werden soll. Dabei erlernen die Kinder bestimmte Verhaltensfertigkeiten. So soll z. B. in einer Lektion das Problem gelöst werden, das sich einem Kind stellt, wenn es mit einem Spielzeug spielen möchte, mit dem gerade ein anderes Kind spielt. Dazu werden zunächst die Problemlösefragen gestellt und beantwortet. Nach der Auswertung der Lösungsvorschläge entscheiden die Kinder sich im vierten Schritt für das "Teilen". Zusammen mit den Kindern werden nun konkrete "Verhaltensschritte für das Teilen" entwickelt. In einem anschließenden Rollenspiel soll das Gelernte umgesetzt werden. Die angestrebten Verhaltensfertigkeiten zur Impulskontrolle beispielsweise für die Grundschulkinder sind:

- bei etwas mitmachen/mitspielen;
- Ablenkungen und Störungen ignorieren;
- jemanden höflich unterbrechen;
- jemanden freundlich um Hilfe bitten;
- etwas haben wollen, was einem nicht gehört;
- ein Spiel spielen;
- um Erlaubnis fragen;
- sich entschuldigen;
- mit dem Druck von Gleichaltrigen umgehen;
- der Versuchung zu stehlen widerstehen;
- der Versuchung zu lügen widerstehen.

2.3 Umgang mit Ärger und Wut (III)

In dieser Einheit werden Techniken zur Streßverminderung vermittelt. Das von Novaco (1975) für die Interventionsarbeit mit aggressiven Jugendlichen und Erwachsenen entwickelte Verfahren hat sich als wirkungsvolle Präventionsform für Kinder erwiesen (Beland 1988; Trotter und Humphrey 1988). Die Techniken beinhalten affektive Komponenten physischer Entspannung und kognitive Strategien der Selbstinstruktion und des Problemlösens. Sie zielen darauf ab, die Wahrnehmung der Auslöser von Ärger mit dem Gebrauch positiver Selbst-Verstärkungen und mit Beruhigungstechniken zu verbinden. So können Wutanfälle verhindert werden, und die Kinder haben die Möglichkeit, über den Vorfall nachzudenken, der den Ärger ausgelöst hat. Wie schon bei der Impulskontrolle dient auch hier das "laute Denken" der Verhaltenssteuerung. Für den Umgang mit Ärger und Wut lernen die Kinder folgendes Verfahren:

1. Wie fühlt sich mein Körper an?
2. Beruhige dich:
    - Hole dreimal tief Luft.
    - Zähle langsam rückwärts.
    - Denke an etwas Schönes.
    - Sage: "Beruhige dich" zu dir selbst.
3. Denke laut über die Lösung des Problems nach.
4. Denke später noch einmal darüber nach.

Im ersten Schritt lernen Kinder, körperliche Anzeichen für Ärger und Wut zu identifizieren bzw. Ärgergefühle auf der Basis körperlicher Empfindungen zu erkennen und auszudrücken. Der zweite Schritt dient der Reduktion der Ärgergefühle durch vier aufeinander folgende Beruhigungstechniken. Die Ärgerreduktion ist die Voraussetzung für den nächsten Schritt, in dem die Kinder das Problemlöseverfahren (siehe Impulskontrolle) anwenden. Abschließend wird der Prozeß reflektiert.

Wie in der Einheit II das Problemlösen, so eignet sich auch dieses Verfahren zum Umgang mit Ärger und Wut zur Vermittlung spezifischer Verhaltensfertigkeiten. Das sind beispielsweise in der Grundschule:

- sich aus einem Kampf heraushalten;
- Umgang mit Hänseleien und Neckereien;
- Umgang mit Kritik;
- Umgang mit Enttäuschungen;
- Umgang mit Vorwürfen;
- sich beschweren;
- Konsequenzen akzeptieren.

3 Wie wird FAUSTLOS unterrichtet? Vorgehensweisen und Methoden

FAUSTLOS wurde sowohl für den Kindergarten als auch für die Grundschule entwickelt, um die unterschiedlichen alters- und entwicklungsabhängigen Fähigkeiten und Lernvoraussetzungen zu berücksichtigen. Das Curriculum für den Kindergarten vermittelt die o. g. Einheiten in insgesamt 28 Lektionen. Das Curriculum für die Grundschule besteht aus insgesamt 51 Lektionen, sieht aber für jede Klassenstufe spezifische und von den Inhalten immer komplexer werdende Lektionen zur Empathie, Impulskontrolle und zum Umgang mit Ärger und Wut vor. Diese Differenzierung gewährleistet eine altersadäquate, vor allem aber eine kontinuierliche Vermittlung sozialer Fertigkeiten. Idealiter wird ein Kind im Kindergarten zum ersten Mal in FAUSTLOS unterrichtet und erhält dann in der Grundschule in jedem Schuljahr weitere, aufeinander aufbauende Lektionen.

Jede Lektion bezieht sich auf eine Fähigkeit, die die Kinder lernen sollen, und nimmt im Kindergarten ca. 20 Minuten, in der Schule 30 bis 45 Minuten in Anspruch. Da die Lektionen aufeinander aufbauen, sollen sie in der vorgegebenen Reihenfolge unterrichtet werden.

Für die Durchführung der Curricula in Schule und Kindergarten hat sich das Unterrichten von zwei Lektionen pro Woche als optimal erwiesen. Bei dieser Frequenz benötigen Lehrerinnen und Erzieherinnen für die vollständige Durchführung des Curriculum ca. 14 Wochen.

Die Lektionen liegen den Erzieherinnen und den Lehrerinnen in einer vollständig ausgearbeiteten Form vor. Zu jeder Lektion gibt es eine große Fotokarte, auf deren Rückseite drei Spalten zu finden sind:

1. Der Vorbereitungsteil für Lehrerinnen bzw. Erzieherinnen: Er enthält lektionsspezifische Informationen über die Zielsetzung, wichtige sprachliche Konzepte und entwicklungspsychologische Hintergründe.
2. Unterrichten der Lektion: Geschichte und Diskussion (s. u.)
3. Weitere Inhalte der Lektion, die der Übung und Vertiefung des Gelernten dienen: Rollenspiele. Übungen, Übertragung des Gelernten, Elternbriefe.

Alle Lektionen werden grundsätzlich nach dem gleichen Muster unterrichtet: Zu jeder Fotokarte wird eine Geschichte erzählt, werden Fragen gestellt und Meinungen diskutiert. Anschließend werden Rollenspiele oder Übungen durchgeführt. Im folgenden werden der Ablauf und die Unterrichtsstrategien einer Lektion anhand eines Beispiels aus der Einheit "Empathietraining" näher erläutert.

3.1 Die Fotokarten

Der Ausgangspunkt einer jeden Lektion ist jeweils eine große Fotokarte, die den Kindern gezeigt wird. Auf jedem Foto ist eine Situation abgebildet, die das Thema der Lektion darstellt: z. B. zwei gleichaltrige Jungen, die ein Haus betreten und die sich in bezug auf ihre Mimik und Gestik deutlich voneinander unterscheiden.[3] Während die Kinder das Bild anschauen, wird ihnen die auf der Fotorückseite stehende kurze Geschichte erzählt: "Das ist ein Bild von Joshua und Frederik. Sie betreten gerade ein Haus, in dem es spuken soll." Dann werden den Kindern Fragen zu dem Foto gestellt, z. B. : "Was denkt Ihr – wie fühlt sich Joshua? Woran könnt Ihr das erkennen? Was haben die beiden Jungen gemeinsam? Was unterscheidet die beiden?" Weiterführende Fragen sollen in einen Meinungsaustausch überleiten: "Wer von Euch hat Angst in einem Haus, in dem es spuken soll? Wer von Euch ist eher aufgeregt dabei?" Die Fragen sollen durch ihre offene Formulierung zu Kreativität und Diskussionen anregen. Erzieherinnen und Lehrerinnen können das unterstützen, indem sie wertende Urteile vermeiden und die Kinder so zu freien Meinungsäußerungen ermutigen.

3.2 Rollenspiele

Um das Lernen prosozialer Fähigkeiten zu fördern, wird den Kindern anschließend an die Geschichte und die Diskussion von der Lehrerin bzw. Erzieherin ein Modellrollenspiel vorgeführt: Die Lehrerin bzw. Erzieherin stellt alleine oder mit einem Kind zusammen eine Situation passend zum Thema der Lektion dar. In dem o. g. Beispiel stellen sich die Lehrerin und ein Kind Rücken an Rücken und zeigen mimisch und gestisch, wie sie reagieren, wenn es zum Mittagessen Spinat gibt. Dann drehen sie sich gemeinsam zur Klasse um. Alle Kinder können jetzt sehen, ob beide das Gleiche fühlen oder etwas Unterschiedliches.

Daraufhin folgt ein weiterer zentraler Bestandteil der Lektion: Die Rollenspiele für die Kinder. Sie dienen zur Vertiefung und Verdeutlichung des Inhalts der Lektion und sollen den Kindern darüber hinaus neue Erfahrungen ermöglichen. In der o. g. Lektion folgen die Kinder dem Beispiel des Modellrollenspiels: Sie stellen sich paarweise Rücken an Rücken vor die Klasse und zeigen ihre Reaktionen auf verschiedene vorgegebene Situationen (z. B. Achterbahn fahren, auf einen hohen Baum klettern, vom Einmeterbrett springen). Der Erfahrung nach sind Rollenspiele nur zu Anfang schwierig für die Kinder. Nach kurzer Zeit führen sie sie mit viel Freude auf.

Das Rollenspiel hat in dem Curriculum vielfältige Funktionen: Es ermöglicht den Kindern, sich probeweise in die Rolle von Streitpartnern zu versetzen und ein Gespür für deren Gefühle und Situationen zu entwickeln. Die Folgen von Verhaltensweisen können anhand der Reaktionen des Mitspielers "ausgetestet" werden. Darüber hinaus können im Rollenspiel neue Verhaltensweisen ausprobiert und eingeübt werden, Meinungsverschiedenheiten ertragen und ausgetragen werden. Durch Reflexionen in der Beobachterrolle und der anschließenden Diskussion können die Wahrnehmungen anderer kennengelernt und ein Austausch über Normen und Werte möglich werden. Da sich Rollenspiele als wirksame Möglichkeit für Kinder erwiesen haben, um soziale Fähigkeiten zu erwerben und Verhalten zu verändern, bilden sie einen zentralen Bestandteil des Curriculum.

[3] In diesem Beispiel aus dem Curriculum für die 1. Klasse handelt es sich um die zur Einheit Empathie gehörende Lektion "Ähnlichkeiten und Unterschiede von Gefühlen". In dieser Lektion sollen die Kinder lernen, Ähnlichkeiten und Unterschiede bei Menschen zu erkennen und zu akzeptieren, daß Menschen unterschiedliche Gefühle in der gleichen Situation haben können.

3.3 Vertiefung der Fähigkeiten – Übertragung des Gelernten

Für den Erfolg von FAUSTLOS ist es notwendig, daß die Kinder lernen, die erworbenen Fertigkeiten in realen Situationen anzuwenden. Deshalb sollen die gelernten Fähigkeiten im Anschluß an die Lektion über den Tag hin weiter vertieft, verstärkt und auch auf andere Situationen übertragen werden: Ideal ist es, wenn die Lehrerin bzw. Erzieherin den Tag über darauf achtet, die in der Lektion gelernten Inhalte auch weiterhin zu betonen, anzusprechen und sie auch auf andere Gegebenheiten anzuwenden. Ein Vorschlag aus der genannten Lektion sieht beispielsweise vor, zuerst die Kinder in die Pause zu entlassen, die (nicht) die gleichen Schuhe wie die Lehrerin (z. B. Turnschuhe) tragen und danach die anderen.

FAUSTLOS bietet den Lehrerinnen und Erzieherinnen einen einfachen Drei-Schritte-Plan an, um die Kinder dabei zu unterstützen, die neu erworbenen Fähigkeiten auf reale Gegebenheiten zu übertragen:

1. Den Tag vorphantasieren: Zu Beginn des Tages sollte mit den Kindern zusammen überlegt werden, bei welchen Gelegenheiten während des Tages sie bestimmte Fertigkeiten des Curriculum anwenden können.
2. Verstärkung des Verhaltens: Während des Tages soll das neue Verhalten von den Erzieherinnen bzw. Lehrerinnen wahrgenommen und verstärkt werden. Diese Verstärkung kann natürlich (auf die Vorteile des Gebrauchs der Fähigkeiten aufmerksam machen) oder geplant (loben, belohnen) sein.
3. Den Tag Revue passieren lassen: Am Abschluß des Tages sollte mit den Kindern darüber gesprochen werden, ob und wann sie gelernte Fähigkeiten angewendet haben und welche Erfahrungen sie dabei gesammelt haben.

4 Implementierung von FAUSTLOS

FAUSTLOS sollte in den Kindergartengruppen durch die Erzieherinnen, in den Schulklassen möglichst durch die Klassenlehrerinnen eingeführt werden. Beratungslehrerinnen und Sozialarbeiterinnen können dabei eine wichtige unterstützende Funktion übernehmen. Am wirkungsvollsten ist es, wenn das Curriculum an der ganzen Institution eingeführt wird.

4.1 Training

Nach den Erfahrungen der Autorinnen von *Second Step* erhöht sich der Effekt des Präventionsprogramms, wenn die Erzieherinnen und Lehrerinnen vor der Einführung darin trainiert werden, wie sie den Kindern die Inhalte des Programms wirkungsvoll vermitteln können. Inhalte eines solchen 1- bis 2-tägigen Trainings sind: Informationen über Verhaltensprobleme von Kindern und deren Hintergründe, Einführung in die theoretischen Grundlagen von FAUSTLOS, Einüben der Vorgehensweisen und Unterrichtsstrategien des Curriculum (Bildmaterialien, Rollenspiele, Übertragung des Gelernten etc.). Neben der theoretischen Vermittlung und der Diskussion steht die praktische Erprobung des Curriculum im Vordergrund.

In Kleingruppen üben die Erzieherinnen und Lehrerinnen den Umgang mit dem Bildmaterial, indem sie sich gegenseitig unterrichten, die jeweils vorgesehenen Geschichten erzählen und Rollenspiele durchführen. Dabei sollen sie insbesondere eine neutrale Haltung beim Brainstorming der Lösungen und bei der Problembeschreibung (s. Impulskontrolle), das Anleiten und Erleichtern von Rollenspielen und die Übertragung des Gelernten trainieren.

Zu diesem Training erhalten Erzieherinnen und Lehrerinnen die Bildmaterialien und ein Handbuch, in dem alle Informationen schriftlich zusammengefaßt sind.

4.2 Die Pilotphase in Göttingen

Zu Beginn der Pilotphase informierten wir interessierte Kollegien an den Grundschulen und Erzieherinnengruppen an den Kindergärten in Göttingen und Umgebung über das Programm, seine Ziele, Inhalte und Methoden. Da sich sehr viele Lehrerinnen und Erzieherinnen für die Einführung von FAUSTLOS in ihren Klassen und Gruppen entschieden und FAUSTLOS in bezug auf seine Effektivität evaluiert werden soll, werden die teilnehmenden Schulen und Kindergärten in zwei Gruppen geteilt: Die erste beginnt im Oktober 1996 mit der Einführung des Programms, die zweite Gruppe voraussichtlich im Februar 1997.

Um an die US-amerikanischen Erfahrungen anzuknüpfen, nahmen einige Lehrerinnen und Erzieherinnen der ersten Gruppe jeweils einen Tag lang an einem Modelltraining teil, das von einer erfahrenen Trainerin vom Committee for Children aus Seattle durchgeführt wurde. Neben der Vermittlung von FAUSTLOS für die Lehrerinnen und Erzieherinnen diente uns dieses Training als Modell, um FAUSTLOS-Trainings in Deutschland eigenständig durchführen zu können. Zu diesem Zweck erhielten wir von der US-amerikanischen Trainerin darüber hinaus noch ein Trainer's Training", bei dem das Trainieren, dazugehörende Techniken, mögliche Schwierigkeiten beim Trainieren und bei der Implementierung etc. im Mittelpunkt standen.

Inzwischen haben wir bereits ein Training selbständig durchgeführt und weitere Lehrerinnen und Erzieherinnen, die im Oktober mit dem Unterrichten der Kinder beginnen, in der Anwendung von FAUSTLOS trainiert.

Da die Eltern der Kinder, die im Rahmen der Pilotphase an dem Curriculum und an der Erhebung (s. u.) teilnehmen, ihr Einverständnis (schriftlich) erklären müssen, haben wir in allen an FAUSTLOS teilnehmenden Klassen und Kindergartengruppen Elternabende durchgeführt, um die Eltern über FAUSTLOS zu informieren und Fragen zu beantworten.

Nachdem die Eltern der Teilnahme ihrer Kinder zugestimmt haben, wird FAUSTLOS ab Oktober 1996 an insgesamt 8 Schulen und 3 Kindergärten in Göttingen und Umgebung eingeführt. Im Februar 1997 wird voraussichtlich der 2. Teil der teilnehmenden Einrichtungen mit der Einführung von FAUSTLOS beginnen: 5 Schulen und 4 Kindergärten.

Die Durchführung von FAUSTLOS dauert für jede Klasse, bzw. Kindergartengruppe ca. 14 Wochen, wenn pro Woche zwei Lektionen unterrichtet werden. Während dieses Zeitraumes wird den Lehrerinnen und Erzieherinnen beider Einführungsphasen eine Supervisionsgruppe angeboten. Hier können Fortschritte, Erfolge, Schwierigkeiten und Probleme beim Unterrichten von FAUSTLOS besprochen und Lösungsmöglichkeiten erarbeitet werden. Auch Kritik und Veränderungsvorschläge sollen in diesem Rahmen diskutiert werden, um sie ggf. in einer Überarbeitung des Curriculum berücksichtigen zu können.

4.3 Evaluation der Pilotphase

An den teilnehmenden Einrichtungen wird FAUSTLOS von den Mitarbeiter/-innen der Evaluativen Begleitforschung des Modellprojektes "Kinder und Gewalt" evaluiert (Hahlweg et al. in Vorbereitung). Die geplante Evaluation verfolgt zwei Ziele: Zum einen soll die Anwendbarkeit des adaptierten Curriculum in Schule und Kindergarten ermittelt werden. Hier wird der Frage nachgegangen, ob das Curriculum in der bestehenden Art und Weise den Kindern vermittelt werden kann. Es wird überprüft, ob z. B. die Wortwahl der Lektionen angemessen und deren vorgegebene Struktur adäquat ist, ob die vorgegebenen Rollenspiele für die Kinder realitätsnah sind.

Das zweite Ziel der Untersuchung stellt die Erhebung der Effektivität von FAUSTLOS dar: Erhöhen sich die sozialen Kompetenzen der Kinder, die das Programm mitmachen? Zeigen sie nach dem Programm gesteigertes empathisches Verhalten, lösen sie ihre Probleme effektiver, kontrollieren sie ihren Ärger und suchen nach einem Ausdruck für ihre Wut, der andere Menschen nicht verletzt?

Die Anwendbarkeit des Curriculum wird fortlaufend durch eine schriftliche Befragung der teilnehmenden Lehrerinnen und Erzieherinnen ermittelt. Alle Lehrerinnen und Erzieherinnen, die im Herbst 1996 und im Februar 1997 FAUSTLOS unterrichten, werden nach jeder von ihnen unterrichteten Lektion von FAUSTLOS eine Stundenbeurteilung in Form eines standardisierten Fragebogens ausfüllen.

4.4 Ausblick

FAUSTLOS stellt im deutschsprachigen Raum das bislang einzige Präventionscurriculum dar, das Kindern in einem solchen Umfang und derart systematisch und praxisorientiert soziale Fähigkeiten vermittelt. Wenn die Ergebnisse der Evaluation entsprechend der amerikanischen zeigen, daß das Curriculum sich bezüglich seiner Anwendbarkeit und Effektivität bewährt, wäre es wünschenswert, es großflächig auch in Deutschland zu implementieren.

Literatur

[1] : Aarkrog, T. (1981): The borderline concept in childhood, adolescence and adulthood. Acta Psychiatrica Scandinavica (Suppl. 392)

[2] Abarbanel, J. (1983): The Revival of the Sibling Experience during the Mother's Second Pregnancy. Psychoanal.Study Child 38, 253–379

[3] Abraham, K. (1912): Ansätze zur psychoanalytischen Erforschung des manisch-depressiven Irreseins und verwandter Zustände. In: Abraham, K., Psychoanalytische Studien II, 146–162. Frankfurt (S. Fischer) 1971

[4] Abraham, K. (1924): Versuch einer Entwicklungsgeschichte der Libido auf Grund der Psychoanalyse seelischer Störungen. In: Abraham, K., Psychoanalytische Studien I, 113–183. Frankfurt (S. Fischer) 1969

[5] Achterberg, B. (1992): Formen der Gewalt. In: Kässmann, M. (Hrsg.): Gewalt an und unter Kindern. 1. Kinderkonsultation in Kurhessen-Waldeck. Evangelische Akademie Hofgeismar, 8–12

[6] Adams, E.C. (1977): Das Werk von Erik H. Erikson. In: Eicke, D. (Hrsg.): Die Nachfolger Freuds (Kindlers "Psychologie des 20.Jahrhunderts: Tiefenpsychologie Bd. 3). Weinheim/Basel 1982, 172–218

[7] Ainsworth, M./Blehar, M./Waters, E./Wall, S. (1978): Patterns of attachment. A psychological study of the strange situation. Hilsdale, NJ. Erlbaum

[8] Alexander, F. (1951): Psychosomatische Medizin. Berlin (de Gruyter)

[9] Aliabadi, Ch./Lehnig, W. (1982): Wenn Essen zur Sucht wird. München (Kösel)

[10] Amendt, G. (1992): Das Leben unerwünschter Kinder. Frankfurt/M (Fischer)

[11] American Psychiatric Association (1989): Diagnostisches und Statistisches Manual Psychischer Störungen. DSM-III-R. Deutsche Bearbeitung und Einführung von H. -U. Wittchen, H. Saß, M. Zaudig und K. Koehler, 2, korr. Aufl, Weinheim/Basel (Beltz)

[12] Arajärvi, T./Huttunen, M. (1971): Encopresis and Enuresis as Symptoms of Depression. In: Depressionszustände bei Kindern und Jugendlichen. Proc. 4th U.E.P. Congr. Stockholm 1971, 212–217

[13] Ariès, P. (1980): Geschichte der Kindheit. 3. Aufl., München (Hanser)

[14] Asch, St. S. (1966): Depression: Three Clinical Variations. Psa. Study Child 21, 150–171

[15] Badinter E. (1993) X Y. Die Identität des Mannes, München (Piper)

[16] Balint, M. (1 951): Der Neubeginn, das paranoide und das depressive Syndrom. In: Balint, M.: Die Urformen der Liebe. Bern und Stuttgart (Huber/Klett) 1966

[17] Battegay, R. (1982): Die Hungerkrankheiten. Bern (Huber)

[18] Bauersfeld, K. H. (1971): Diagnose und Behandlung depressiver Krankheitszustände in einer schulpsychiatrischen Beratungsstelle. In: Depressionszustände bei Kindern und Jugendlichen. Proc. 4th U. E. P. Congr. Stockholm, 281–285

[19] Beck, U. (1986): Risikogesellschaft. Auf dem Weg in eine andere Moderne. Frankfurt/M. (Suhrkamp)

[20] Beck-Gernsheim, E. (1990): Freie Liebe, freie Scheidung. Zum Doppelgesicht von Freisetzungsprozessen. In: Beck, U./Beck-Gernsheim, E. : Das ganz normale Chaos der Liebe, Frankfurt/M. (Suhrkamp), 105–134

[21] Beck-Gernsheim, E. (1993): Individualisierungstheorie: Veränderung des Lebenslaufs in der Moderne. In: Keupp, H. (1993): Zugänge zum Subjekt. Frankfurt/M. (Suhrkamp)

[22] Becker, D./Oldenbürger, H.-A./Piehl, J. (1987): Motivation und Emotion. In: Lüer, G. (Hrsg.): Allgemeine experimentelle Psychologie, Stuttgart (Fischer), 431–470

[23] Becker, D. (1990): Ohne Haß keine Versöhnung. Aus der therapeutischen Arbeit mit Extremtraumatisierten in Chile. In: E. Herdieckerhoff et al. (Hrsg.): Hassen und Versöhnen. Psychoanalytische Erkundungen. Göttingen (Vandenhoeck & Ruprecht), 107–120

[24] Beland, K. (1988): Second Step, Grades 1-3. Seattle. Committee for Children

[25] Beland, K. (1989): Second Step, Grades 4-5. Seattle. Committee for Children

[26] Bellak, L./Huvrich, M./Gediman, H. K. (1973): Ego function in schizophrenics, neurotics and normals. New York (Wiley)

[27] Bemporad, J. R./Hanson, G./Smith, H.F. (1981): The diagnosis and treatment of borderline syndromes of childhood. In: Noshpitz, J. (Hrsg): Basic Handbook of Child Psychiatry. New York (Basic Books), vol. 5, 305–311

[28] Bemporad, J. R./Smith, H. F./Hanson, G./Cicchetti, D. (1982): Borderline syndromes in childhood: criteria for diagnosis. American Journal of Psychiatry 139, 596–602

[29] Benjamin, J. (1991): Die Fesseln der Liebe. Psychoanalyse, Feminismus und das Problem der Macht (Orig. 1988). 2. Aufl., Basel (Stroemfeld/Roter Stern)

[30] Bentivegna, S. W./Ward, L. B./Bentivegna, N. P. (1985): Study of a diagnostic profile of the borderline syndrome in childhood and trends in treatment outcome. Child Psychiatry and Human Development 15, 198–205

[31] Bentovim, A. (1970): Klinische Beurteilung von Ernährungsstörungen in der Kindheit. Praxis der Kinderpsychologie 22, 104–109

[32] Berger, M. (1985): Zur psychodynamischen Relevanz der Geschwisterbeziehung. Zeitschrift für Kinder- und Jugendpsychiatrie 13, 123–137

[33] Bergmann, M. V. (1982): Thoughts on superego pathology of survivors and their children. In: Bergmann, M. S., Jucovy, M. E. (Hrsg.): Generations of the Holocaust. München (Basic Books), 287–311

[34] Bibring, E. (1952/53): Das Problem der Depression. Psyche 6, 81 –101

[35] Bilden, H. (1980): Geschlechtsspezifische Sozialisation. In: Hurrelmann, K./Ulich, D. (Hrsg.): Handbuch der Sozialisationsforschung. Weinheim (Beltz), 777–812

[36] Bion, W. R. (1962): Lernen durch Erfahrung. Frankfurt a. M. (Suhrkamp 1990)

[37] Blanck, G. und R. (1974): Angewandte Ich-Psychologie. Stuttgart 1978

[38] Blatt, S. J. (1974): Anaclitic and Introjective Depression. Psa. Study Child, 29, 107–157

[39] Blos, P. (1973): Adoleszenz. Stuttgart (Klett)

[40] Blos, P. Jr./Galatzer-Levy, R. (1987): Issues in psychoanalytic treatment of a borderline/severely neurotic child. Journal of the American Psychoanalytic Association 35, 727–737

[41] Blos, P. Jr./Galatzer-Levy, R. M. (1987): The borderline and severely neurotic child. Journal of the American Psychoanalytic Association 35, 189–201

[42] Blum, H. P. (1976): Masochismus, Ichideal und Psychologie der Frau. In: Grunert, J. (Hrsg.): Leiden am Selbst. Zum Phänomen des Masochismus. München, (Kindler), 113–146 (1981)

[43] Bodtker, J, S. (1971): Psychotherapy of Anaclitic Depression with Severe Autistic Withdrawal (Report frorn a Longterm Psychotherapy). In: Depressionszustände bei Kindern und Jugendlichen. Proc. 4th U. E. P. Congr. Stockholm, 405–411

[44] Boskind-Lodahl, M. (1976): Cinderella's Stepsisters. A Feminist Perspective on Anorexia Nervosa and Bulimia. Signs. Journal of Woman in Culture and Society 2, 342–356

[45] Boskind-Lodahl, M./Sirlin, J. (1979): Frauen zwischen Freß- und Magersucht. Psychologie heute 6, 70–75

[46] Bosse, K./Hüneke, P. (1981): Der Juckreiz des endogenen Ekzematikers. Münchner med. Wschr. 123, 1013–1016

[47] Bowlby, J. (1975): Bindung. Eine Analyse der Mutter-Kind-Beziehung. (Orig. 1969). München (Kindler)

[48] Bradley, S. J. (1981): The borderline diagnosis in children and adolescents. Child Psychiatry and Human Development 12, 121– 127

[49] Brede, K. (1972): Sozialanalyse psychosomatischer Störungen. Zum Verhältnis von Soziologie und psychosomatischer Medizin. Frankfurt/M. (Athenäum)

[50] Bruch, H. (1969): Obesity and Orality. Contemporary Psychoanalysis 5, 129–144

[51] Bruch, H. (1973): Eating Disorders. New York (Basic Books)

[52] Bruch, H. (1976): Psychotherapie der kindlichen Fettsucht. In: Biermann (Hrsg.): Handbuch der Kinderpsychotherapie Bd. II, 935–942, 4. Aufl. München (Reinhardt)

[53] Bruch, H. (1980): Der goldene Käfig. Das Rätsel der Magersucht. Frankfurt (S. Fischer)

[54] Bründel, H./Hurrelmann, K. (1994): Gewalt macht Schule. Wie gehen wir mit aggressiven Kindern um? München (Droemer & Knaur)

[55] Bürgin, D. (1988): Der therapeutische Dialog mit dem Grenzfall-Kind. In: Klosinski, G. (Hrsg.): Psychotherapeutische Zugänge zum Kind und zum Jugendlichen, Bern: Hans Huber, 21–50

[56] Camp, B. W./Bash, M. S. (198): Think aloud: Increasing social and cognitive skills – A problem-solving program for children (Primary level). Champaign, Ill (Research Press)

[57] Chethik, M. (1979): The Borderline Child. In: Noshpitz, J. D. (Hrsg.): Basic Handbook of Child Psychiatry. New York (Basic Books), vol. 2, p. 304–321

[58] Chethik, M. (1986): Levels of borderline functioning in children: Etiological and treatment considerations. American Journal of Orthopsychiatry 56, 109–119

[59] Chethik, M./Fast, I. (1970): A function of fantasy in the borderline child. American Journal of Orthopsychiatry 40, 756–765

[60] Chiland, C. (1988): Das geschlechtliche Schicksal des Menschen. In: Stork, J. (Hrsg.), Das menschliche Schicksal zwischen Individuation und Identifizierung. Ein psychoanalytischer Versuch. Stuttgart-Bad Cannstatt, 133–153

[61] Chopra, l./Scheller, G. (1992): Die neue Unbeständigkeit. Ehe und Familie in der spätmodernen Gesellschaft. Soziale Welt 43, 48–68

[62] Cierpka, M./Cierpka, A. (1996): Tradierte Gewaltbereitschaft. Psychotherapeut

[63] Cierpka, M. (1997): Editorial: Kinder und Gewalt. Zeitschrift für Kinderpsychologie und Kinderpsychiatrie 46, 141–142

[64] Clauß, G./Ebner, H. (1975): Grundlagen der Statistik, 2. neubearb. erw. Aufl, Zürich/Frankfurt a. M. (Harri Deutsch)

[65] Cloer, E. (1992): Veränderte Kindheitsbedingungen – Wandel der Kinderkultur. Die Deutsche Schule 84, 10–27

[66] Cohen D . J. (1980): Constructive and Reconstructive Activities in the Analysis of a Depressed Child. Psa. Study Child 35, 237–266

[67] Cohen, D. J./Shaywitz, S. E./et al. (1983): Borderline syndromes and attention deficit disorders of childhood: Clinical and neurochemical perspectives. In: Robson, K. S. (Hrsg.): The Borderline Child, New York (McGraw-Hill), 197–221

[68] Coie, J. D./Dodge, K. A./Kupersmidt, J. B. (1990): Peer group behavior and social Status. In: Asher, S. R./Coie, J. D. (Hrsg.): Peer Rejection in Childhood. New York (Cambridge University Press)

[69] Collipp, P. J. (1978): Fettsucht im Kindesalter. Stuttgart

[70] Colonna, A. B./Newman, L.M. (1983): The Psychoanalytic Literature on Siblings. Psychoanal.Study Child 38, 285–309

[71] Corboz, R. J. (1983): Psychosen beim Kind und beim Jugendlichen.

[72] Cowen, E. L/Trost, M. A./Lorion, R. P./Door, D./Izzo, LD./Isaacson, R. V. (1975): New ways in school mental health. New York: Pergamon Press

[73] Damon, W. (1984): Die soziale Welt des Kindes. Frankfurt a. M. (Suhrkamp)

[74] de Boor, C./Moersch, E. (1980): Puppenhausspielen eine Hysterie? Psyche, 265–279

[75] De M'Uzan, M. (1978): Zur Psychologie der psychosomatisch Kranken. In: G. Overbeck/A. Overbeck (Hrsg.): Seelischer Konflikt – körperliches Leiden. Reinbek (Rowohlt)

[76] Dechene, H. Ch.: Geschwisterkonstellation und psychische Fehlentwicklung. München, 1967

[77] Deneke, F.-W. (1989): Das Selbst-System. Psyche 43, 577–608

[78] Diamond, M. D. (1971): Der werdende Vater: Psychoanalytische Ansichten über den vergessenen Elternteil. Friedman, R. M./Lerner, L. (Hrsg.): Zur Psychoanalyse des Mannes. Berlin/Heidelberg/New York (Springer), 39–63

[79] Diepold, B. (198l): Freßsucht (Bulimia nervosa) als Borderline-Symptom. In: Biermann, G. (Hrsg.): Handbuch der Kindertherapie Bd. IV, 715–723, München (Reinhardt)

[80] Diepold, B. (1980): Die Reifung autonomer Ich-Funktionen innerhalb einer sich entwickelnden Objektbeziehung. Aus der Anfangsphase eines Jungen mit einer schweren Ich-Störung. Materialien Psychoanalyse 6, 77–89

[81] Diepold, B. (1984): Depression bei Kindern. Praxis der Kinderpsychologie und Kinderpsychiatrie 33, 55–61

[82] Diepold, B. (1988): Psychoanalytische Aspekte von Geschwisterbeziehungen. Praxis der Kinderpsychologie und Kinderpsychiatrie 37, 274–280

[83] Diepold, B. (1989): Psychogene Aspekte der Depression bei Kindern. Kind und Umwelt 64, 1–18

[84] Diepold, B. (1992): Probleme der Diagnostik bei Borderline-Störungen im Kindesalter. Praxis der Kinderpsychologie und Kinderpsychiatrie 41, 207–214

[85] Diepold, B. (1994): Borderline-Entwicklungsstörungen bei Kindern. Bremen (Phil. Diss.)

[86] Diepold, B. (1995): Borderline-Entwicklungsstörungen bei Kindern. Zur Theorie und Behandlung. Praxis der Kinderpsychologie und Kinderpsychiatrie 44, 270–279

[87] Diepold, B. (1995): Zur Entwicklung der Geschlechtsidentität bei Jungen. In: Buchheim, P./Cierpka, M./Seiffert, Th. (Hrsg.): Lindauer Texte. Texte zur psychotherapeutischen Fort- und Weiterbildung. Berlin (Springer), 103–114

[88] Diepold, B. (1995): Zur Theorie und Therapie von Kindern mit Borderline-Entwicklungsstörungen. Praxis der Kinderpsychologie und Kinderpsychiatrie 44, 270–279

[89] Diepold, B. (1996): Erinnern und Entwerfen im Spiel. In: P. Buchheim/M. Cierpka/Th. Seifert (Hrsg.) Lindauer Texte (Springer), 207–217

[90] Diepold, B. (1996): Zum Einfluß realer Traumatisierungen auf die Entwicklung von Kindern. Analytische Kinder- und Jugendlichen- Psychotherapie, H. 89, 73–86

[91] Diepold, B.; Cierpka, M. (1997): Der Gewaltzirkel: Wie das Opfer zum Täter wird. unveröffentlichter Vortrag, in diesem Sammelband

[92] Diepold, B./Haar, R. (1982): Fragen der diagnostischen Einschätzung bei der Behandlung präödipal gestörter Kinder. Kind und Umwelt 37, 25–46

[93] Diepold, B./Zauner, J. (1982): Zum Problem von Übertragung und Gegenübertragung in der Behandlung von sogenannten Frühstörungen. In: H. Sanders (Hrsg.): Das gestörte Selbst. Fellbach-Oeffingen (Bonz)

[94] Diepold, B./Zauner, J. (1987): Beziehung und Deutung in einer analytischen Kindertherapie. In: T. Reinerlt/W. Datler (Hrsg.): Beziehung und Deutung im psychotherapeutischen Prozeß. Berlin/Heidelberg 1988, 18–28

[95] Dornes, M. (1993): Der kompetente Säugling. Die präverbale Entwicklung des Menschen. Frankfurt a. M. (Fischer)

[96] Dornes, M. (1996): Vernachlässigung und Mißhandlung aus der Sicht der Bindungstheorie. In: Egle, U. T./Hoffmann, S. O./Joraschky, P. (Hrsg.): Mißbrauch, Mißhandlung, Vernachlässigung. Stuttgart (Schattauer), 65–78

[97] Dowing, S./Rothstein, A./Hrsg. (1989): The significance of infant observational research for clinical work with children, adolescents and adults. New York (International University Press)

[98] Dührssen, A. (1984): Risikofaktoren für die neurotische Krankheitsentwicklung. Zeitschrift für Psychosomatische Medizin und Psychoanalyse 30, 18–42

[99] Edgcumbe, Rose and Burgner, Marion (1975): The Phallic Narcissistic Phase. Psychoanalytic Study of the Child 30, 161 –180

[100] Eggers, C. (1980/81): Die kindliche Depression unter entwicklungspsychologischen Aspekten. Acta paedopsychiat, 46, 263 – 273

[101] Eggers, C./Lempp, R./Nissen, G./Strunk, P. (Hrsg.) (1989): Kinder- und Jugendpsychiatrie, 5. neubearb, erw. . Aufl, Berlin/Heidelberg/New York (Springer)

[102] Ehlert, M./Lorke, B. (1988): Zur Psychodynamik der traumatischen Reaktion. Psyche 42, 502–532

[103] Ehlhardt, Siegfried: Tiefenpsychologie. Eine Einführung (1971). Stuttgart (Kohlhammcr)

[104] Eicke-Spengler, M. (1977): Zur Entwicklung der Theorie der Depression. Psyche 31, 1079–1125

[105] Eigen, M./Winkler, R. (1985): Das Spiel. Naturgesetze steuern den Zufall. München/Zürich (Serie Piper)

[106] Ekstein, R. (1973): Grenzfallkinder (1966), München (Reinhardt)

[107] Ekstein, R. (1976): Die Bedeutung des Spiels in der Kinderpsychotherapie. In: Gerd Biermann (Hrsg.): Handbuch der Kinderpsychotherapie. Ergänzungsband. München (Ernst Reinhardt), 162–168

[108] Ekstein, R./Wallerstein, J. (1954): Observations on the psychotherapy of borderline and psychotic children. The Psychoanalytic Study of the Child 9, 344–369

[109] Ellis, R./Leventhal, B. (1993): Information needs and decision making preferences of children with cancer. Proc. Annu. Meet. Am. Soc. Clin. Oncol. 12, A1492

[110] Emde, R. N., Harmon R. J. (1984): Continuities and discontinuities in development. New York/London (Plenum Press)

[111] Engel, M. (1963): Psychological testing of borderline psychotic children. Archives of General Psychiatry 8, 426–434

[112] Engfer, A. (1991): Entwicklung von Gewalt in sogenannten Normalfamilien. System Familie 4, 107–116

[113] Engfer, A. (1996): Gewalt gegen Kinder in der Familie. In: Egle, U. T./Hoffmann, S. O./Joraschky, P. (Hrsg.): Mißbrauch, Mißhandlung, Vernachlässigung. Stuttgart (Schattauer), 21–34

[114] Erikson, E.H. (1950): Kindheit und Gesellschaft. Stuttgart. 6. Aufl. 1976

[115] Erikson, E. H. (1966): Identität und Lebenszyklus. Frankfurt (Suhrkamp)

[116] Erikson, E.H. (1974): Dimensionen einer neuen Identität. Frankfurt a.M. 1975

[117] Ernst, C./von Luckner, N. (1985): Stellt die Frühkindheit die Weichen? Kritik an der Lehre von der schicksalhaften Bedeutung erster Erlebnisse, Stuttgart: Enke

[118] Fast, I. (1974): Multiple identities in borderline personality organisation. British Journal of Medical Psychology 47, 291–300

[119] Fast, I. (1991): Von der Einheit zur Differenz. Psychoanalyse der Geschlechtsidentität. Berlin/Heidelberg/New York (Springer)

[120] Fenichel, O. (1945): Psychoanalytische Neurosenlehre II. Ölten und Freiburg (Walter) 1975

[121] Feshbach, N. D. (1975): Empathy in children. Some theoretical and empirical consideration. The Counseling Psychologist 5, 25–29

[122] Forschner, M. (1985): Gewalt und politische Gesellschaft. In: Aggression und Gewalt. Würzburg (Königshausen und Neumann), 13–36

[123] French, A./Berlin J. (1979): Depression in Children and Adolescents, New York

[124] Freud, A. (1951): Gemeinschaftsleben im frühen Kindesalter GW IV

[125] Freud, A. (1958): Probleme der Pubertät. In: Die Schriften der Anna Freud. Bd. VI, 1739–1769, München (Kindler)

[126] Freud, A. (1968): Wege und Irrwege der Kinderentwicklung. Bern/Stuttgart (Huber/Klett)

[127] Freud, A. (1980): Anmerkungen zum psychischen Trauma. In: Die Schriften der Anna Freud VI, 1819–1838, München (Kindler)

[128] Freud, A. (1980): Das psychoanalytische Studium der frühkindlichen Eßstörungen. In: Die Schriften der Anna Freud Bd. IV, 1041, München (Kindler)

[129] Freud, A. (1980): Die Diagnose von Borderline-Fällen (1956). In: Die Schriften der Anna Freud, Bd. VII, 1895–1907, München (Kindler)

[130] Freud, A. (1980a): Anmerkungen zum psychischen Trauma. In: Die Schriften der Anna Freud, Bd. VI, 1819–1838, München (Kindler)

[131] Freud, A./Burlingham, D. (1980): Kriegskinder. In: Die Schriften der Anna Freud, Bd. II, 496–561, München (Kindler)

[132] Freud, S. (1900): Die Traumdeutung. GW II/III

[133] Freud, S. (1905): Drei Abhandlungen zur Sexualtheorie. GW V, 27–145

[134] Freud, S. (1908): Über infantile Sexualtheorien. GW VII, 171–188

[135] Freud, S. (1914): Erinnern, Wiederholen und Durcharbeiten. GW X, 126–136

[136] Freud, S. (1914): Zur Einführung des Narzißmus. GW X, 137–170

[137] Freud, S. (1914): Zur Psychologie des Gymnasiasten. GW X

[138] Freud, S. (1915): Bemerkungen über die Übertragungsliebe. GW X, 305–322

[139] Freud, S. (1917): Trauer und Melancholie. GW X

[140] Freud, S. (1917): Libidoentwicklung und Sexualorganisation. GW XI

[141] Freud, S. (1917): Vorlesungen zur Einführung in die Psychoanalyse. GW XI

[142] Freud, S. (1917): Archaische Züge und Infantilismus des Traumes. GW XI

[143] Freud, S. (1917): Eine Kindheitserinnerung aus "Dichtung und Wahrheit". GW XII

[144] Freud, S. (1918): Aus der Geschichte einer infantilen Neurose. GW XII, 27–157

[145] Freud, S. (1920): Jenseits des Lustprinzips. GW XIII, 3–69

[146] Freud, S. (1921): Massenpsychologie und Ich-Analyse. GW XIII

[147] Freud, S. (1923): Das Ich und das Es. GW XIII

[148] Freud, S. (1923): Die infantile Genitalorganisation. GW Bd. XIII, 293–298

[149] Freud, S. (1925): Einige Folgen des anatomischen Geschlechtsunterschieds. GW XIV, 19–30

[150] Freud, S. (1930): Das Unbehagen in der Kultur. GW XIV

[151] Freud, S. (1931): Über die weibliche Sexualität. GW XIV, 517–537

[152] Frey, H.-P./Haußer, K. (Hrsg., 1987): Identität. Stuttgart

[153] Friedman, R. M./Lerner, L. H. (1991): Zur Psychoanalyse des Mannes (Orig. 1986). Berlin/Heidelberg/New York (Springer) 10

[154] Frijling-Schreuder, E. C. M. (1969): Borderline states in children. The Psychoanalytic Study of the Child 24, 307–327

[155] Frisch, M. (1954): Stiller. Frankfurt a.M

[156] Frosch, J. (1964): The psychotic character: clinical psychiatric considerations. Psychiatric Quarterly 38, 81–86

[157] Frosch, J. (1988): Psychotic character versus borderline. International Journal of Psycho-Analysis 69, 347–357 und 445–446

[158] Furman, E. (1986): On Trauma. When is the death of a parent traumatic?. The Psychoanalytic Study of the Child 41, 191–208

[159] Gagné, R.M. (1970): Die Bedingungen des menschlichen Lernens. 2. Aufl., Hannover (Schroedel)

[160] Galenson, E./Roiphe, H. (1971): The impact of early sexual discovery on mood, defensive organization, and symbolization. The Psychoanalytic Study of the Child 26, 195–216

[161] Gedo, J. E. (1991): The Biology of Clinical Encounters. Psychoanalysis as a Science of Mind. Hillsdale (The Analytic Press)

[162] Geleerd, E. (1945): Observations on temper tantrums in children. American Journal of Orthopsychiatry 15, 238–246

[163] Geleerd, E. (1946): A contribution to the problem of psychoses in childhood. The Psychoanalytic Study of the Child 2, 271–291

[164] Geleerd, E. (1958): Borderline states in childhood and adolescence. The Psychoanalytic Study of the Child 8, 279–295

[165] Gerisch, B. (1996): "Was ist mein Leben, wenn Du mich verläßt". Suizidalität und weibliche sadomasochistische Beziehungsstruktur. In: Forum Psychoanalyse 12, 242–258

[166] Gerö, G. (1936): The Construction of Depression. Int. J. Psycho-Anal. 17, 423–461

[167] Greenacre, P. (1949): A Contribution to the Study of Screen Memories. The Psychoanalytic Study of the Child 3/4, 73–74

[168] Greenacre, P. (1982): Reconstruction: Its Nature and Therapeutic Value. Journal of the American Psychoanalytic Association 29, 386–402

[169] Greenman, D. A./Gunderson, J. G./Cane, M./Saltzman, P. R. (1986): An examination of the borderline diagnosis in children. American Journal of Psychiatry 134, 998–1003

[170] Groeben, N./Wahl, D./Schlee, J./Scheele, B. (1988): Forschungsprogramm Subjektive Theorien. Eine Einführung in die Psychologie des reflexiven Subjekts, Tübingen (Francke)

[171] Grossmann, K./August, P./Fremmer-Bombik, E. et al. (1989): Die Bindungstheorie. Modell und entwicklungspsychologische Forschung. Berlin (Springer)

[172] Grossmann, W. (1986): Notes on masochism: a discussion of the history and development of a psychoanalytic concept. Psychoanal Q 55, 379–413

[173] Grossmann, W. (1991): Pain, aggression, fantasy, and concepts of sadomasochism. Psychoanal Q 60, 22–52

[174] Grubrich-Simitis, I. (1984): Vom Konkretismus zur Metaphorik. Psyche 38, 1–28

[175] Gruen, J. R. (1987): School bullying and victimization, NSSC Resource Paper. Pepperdine University, CA. National School Safety Center

[176] Grunberger, B. (1976): Vom Narzißmus zum Objekt. Frankfurt (Suhrkamp)

[177] Grunberger, B. (1971): Studie über die Depression. In: Vom Narzismus zum Objekt. Frankfurt a. M. (Suhrkamp) 1976

[178] Gröbel, J./Gleich, U. (1993): Gewaltprofil des deutschen Fernsehprogramms. Opladen (Leske & Budrich)

[179] Gualtieri, C. T./Koriath, U./Van Bourgondien, M. E. (1987): So-called borderline children. American Journal of Psychiatry 144, 832– 833

[180] Gualtieri, C. Th./Koriath, U./Van Bourgondien, M. E. (1983): "Borderline" children. J. Autism Dev. Disord 13, 67–72

[181] Göbel, S. (1994): Das Haupt der Medusa. Psychische Gefährdungen des Psychoanalytikers als Objekt extremer Übertragungskonstellationen. Forum der Psychoanalyse 10, 13–24

[182] Göbel, S./Zauner, J. (1990): Kreative Eigenleistungen des Kindes als beschützende Faktoren. Entwicklung – Prognose – Therapie. In: Chr. Büttner und Aurel Ende (Hrsg.): Trennungen. Weinheim/Basel (Beltz) = Jahrbuch der Kindheit, 7, 108–120

[183] Haag, R./Graf, N./Jost, W. (1991): Subjektiv erlebte Ängstlichkeit als Aspekt der Krankheitsverarbeitung bei Kindern mit bösartigen Erkrankungen. Praxis der Kinderpsychologie und Kinderpsychiatrie 40, 78–84

[184] Haar, Rüdiger (1982): Diagnostik von Borderline-Zügen bei Jugendlichen. Kind und Umwelt H. 35, 36–46

[185] Habermehl, A. (1989): Gewalt in der Familie. (Diss.), Bielefeld

[186] Haeberlin, U./Niklaus, E. (1978): Identitätskrisen. Bern, Stuttgart

[187] Hahlweg, K./Hoyer. H./Naumann, S. : Abschlußbericht.Evaluative Begleitforschung des Modellprojektes "Kinder und Gewalt". TU Braunschweig

[188] Hardtmann, G. (1993): Konfliktfähigkeit und Gewaltfreiheit. Unveröffentl. Manuskript

[189] Hartmann, H. (1939): Ich-Psychologie und Anpassungsproblem. Stuttgart (Klett) 1970

[190] Hegel, G. (1807): Die Phänomenologie des Geistes. In. Gesammelte Werke 9. Hamburg (Meiner)

[191] Heigl-Evers, A. ; Kruse, J. (1991): Frühkindliche gewalttätige und sexuelle Traumatisierungen. Praxis der Kinderpsychologie und Kinderpsychiatrie 40, 122–128

[192] Heinemann, E./Rauchfleisch, U./Grüttner, T. (1992): Gewalttätige Kinder. Frankfurt/M. (Fischer)

[193] Heitmeyer, W. (1992): Desintegration und Gewalt. Zeitschrift für Jugendarbeit 3, 109–122

[194] Heitmeyer, W./Collmann, B./Conrads, J. et al. (1995): Gewalt. Schattenseiten der Individualisierung bei Jugendlichen aus unterschiedlichen Milieus. Weinheim (Juventa)

[195] Henseler, H. (1974): Narzißtische Krisen/Zur Psychodynamik des Selbstmords. Reinbek bei Hamburg (Rowohlt)

[196] Herrmann, T. (1969): Lehrbuch der empirischen Persönlichkeitsforschung. Göttingen (Hogrefe)

[197] Herweg, G./Hold-Jagoda, R. (1993): Schule mit Gewalt verändern? Schulpsychologische Anmerkungen zum Thema "Gewalt in der Schule". In: Spreiter, M. (Hrsg.): Waffenstillstand im Klassenzimmer. Weinheim (Beltz), 82–128

[198] Herzog, J. M. (1994): Spielmethoden in Kinderanalysen. In: Pedrina, F./Mögel, M./Garstick, E./Burkard, E. (Hrsg.) Spielräume – Begegnungen zwischen Kinder- und Erwachsenenanalyse. Tübingen (Edition discord)

[199] Hoffmann, M. L. (1982): Development of prosocial motivation. Empathy and guilt. In: Eisenberg, N. (Hrsg.): The Development of prosocial behavior.

[200] Hoffmann, S. O. (1990): Charakterneurose und Borderlinepersönlichkeitsstörung. In: Janssen, P. L. (Hrsg.): Psychoanalytische Therapie der Borderlinestörungen, Berlin/Heidelberg/New York (Springer), 17–25

[201] Holder, A. (1981): Frühe strukturelle Ich-Störungen bei Kindern und ihre technische Handhabung in der Psychotherapie. In: Biermann, G. (Hrg.): Handbuch der Kinderpsychotherapie, München (Reinhardt) 4, 170–183

[202] Holderegger, H. (1993): Der Umgang mit dem Trauma. Stuttgart (Klett- Cotta)

[203] Hommers, W. (1983): Die Entwicklungspsychologie der Delikts- und Geschäftsfähigkeit. Göttingen (Hogrefe)

[204] Honig, S. (1986): Verhäuslichte Gewalt. Frankfurt/M. (Suhrkamp).

[205] Huizinga, J. (1939): Homo ludens. Amsterdam (Pantheon)

[206] Hurrelmann, K. (1991): Wie kommt es zu Gewalt in der Schule und was können wir dagegen tun? KJuG 4, 103–105

[207] Ianotti, R. J. (1985): Naturalistic and structured assessments of prosocial behavior in preschool children. The influence of empathy and perspective taking. Developmental Psychology 21, 46–55

[208] Jacobson, E. (1964): Das Selbst und die Welt der Objekte. Frankfurt a.M. 1973

[209] Jacobson, E. (1971): Depression. Frankfurt (Suhrkamp) 1977

[210] Jarczyk, B. (1994): Gewalt und Erziehungsberatung. Praxis der Kinderpsychologie und Kinderpsychiatrie 42, 163–169

[211] Joffe, W./Sandler, J. (1965a): Notes on Childhood Depression. Int. J. Psycho-Anal. 46, 88–96

[212] Joffe, W./Sandler, J. (1965b): Notes on Pain, Depression and Individuation. Psychoanal. Study Child 20, 394–424

[213] Keilson, H. (1979): Sequentielle Traumatisierung bei Kindern. Stuttgart (Enke)

[214] Kelleter, R. (1994): Austausch im intermediären Raum. Zur Gestaltung der analytischen Situation in der Kinderanalyse. In: F. Pedrina u. a. (Hrsg.): Spielräume. Begegnungen zwischen Kinder- und Erwachsenenanalyse. Tübingen (edition diskord), 35–50

[215] Kennedy, H. (1986): Trauma in childhood. The Psychoanalytic Study of the Child 41, 209–219

[216] Kernberg, O. F. (1970): A psychoanalytic classification of character pathology. Journal of the American Psychoanalytic Association 18, 800–822

[217] Kernberg, O. F. (1975): Borderline-Störungen und pathologischer Narzißmus, Frankfurt/M. (Suhrkamp). 2. Aufl. 1975

[218] Kernberg, O. F. (1981): Objektbeziehungen und Praxis der Psychoanalyse. Stuttart (Klett-Cotta)

[219] Kernberg, O. F. (1993): Psychodynamische Therapie bei Borderline- Patienten. Bern (Huber)

[220] Kernberg, P. (1995): Die Formen des Spielens. In: Studien zur Kinderpsychoanalyse XII. Göttingen (Vandenhoeck & Ruprecht), 9–34

[221] Kernberg, P. F. (1982): Update of borderline disorders in children. Psychiatric Hospital 13, 137–141

[222] Kernberg, P. F. (1983): Borderline conditions: childhood and adolescent aspects. In: Robson, K. S. (Hrsg.): The Borderline Child, New York (McGraw-Hill), 101–119

[223] Kernberg, P. F. (1990): Resolved: Borderline personality exists in children under twelve. Journal of the American Academy of Child and Adolescent Psychiatry 29, 478–482

[224] Kernberg, P. F./Ware, L. M. (1975): Understanding Child Development through Group Techniques and Play. Bulletin of the Menninger Clinic 39, 409–419

[225] Kestenbaum, C. J. (1983): The borderline child at risk for major psychiatric disorder in adult life. In: Robson, K. S. (Hrsg.): The Borderline Child, New York (McGraw-Hill), 49–81

[226] Kestenberg, J. (1988): Entwicklungsphasen weiblicher Identität. Psyche 42, 349–364

[227] Kielholz, P. (1971): Aetiologische Faktoren bei Depressionen. In: Depressionszustände bei Kindern und Jugendlichen. Proc. 4th U. E.P. Congr. Stockholm, 1971, 63–74

[228] Kleeman, J. A. (1965): A boy discovers his penis. The Pschoanalytical Study of the Child 20, 239–266

[229] Kleeman, J. A. (1966): Genital self-discovery during a boy's second year. The Psychoanalytic Study of the Child 21, 358–392

[230] Klein, M. (1962): Die Trauer und ihre Beziehung zu manisch-depressiven Zuständen. In: Das Seelenleben des Kleinkindes. Stuttgart (Klett)

[231] Klein, M. (1960/61): Zur Psychogenese der manisch-depressiven Zustände. Psyche 14, 256–283

[232] Kleining, G./Moore, H. (1968): Soziale Selbsteinstufung (SSE). Ein Instrument zur Messung sozialer Schichten. Kölner Zeitschrift für Soziologie und Sozialpsychologie 20, 502–552

[233] Köhler, L. (1991): Neuere Ergebnisse der Kleinkindforschung. Forum der Psychoanalyse 6, 32–51

[234] König, K. (198l): Angst und Persönlichkeit. Göttingen (Verlag für Medizinische Psychologie im Verlag Vandenhoek & Ruprecht)Kogan, I. (1996): Von der Konkretisierung durch Agieren zur Differenzierung. Forum der Psychoanalyse 12, 226–241

[235] Kohut, H. (1973): Narzißmus (1971), Frankfurt/M. (Suhrkamp)

[236] Kohut, H. (1979): Die Heilung des Selbst (1977), Frankfurt/M. (Suhrkamp)

[237] Koocher, G.P. (1986): Psychosocial issues during the acute treatment of pediatric cancer. Cancer 58 (2 Suppl), 468–72

[238] Kos-Robes, M. (1980): Spiel als Therapie. In: W. Spiel (Hrsg.): Die Psychologie des 20. Jahrhunderts, Bd. XII: Konsequenzen für die Pädagogik (2). Entwicklungsstörungen und therapeutische Modelle. Zürich (Kindler), 877–892

[239] Kraul, A./Ratzke, K./Reich, G./Cierpka, M. (1995): Familiäre Lebenswelten. In: Cierpka, M. (Hrsg.): Handbuch der Familiendiagnostik. Heidelberg (Springer)

[240] Kreppner, K./Paulsen, S./Schütze, S. (1982): Kindliche Entwicklung und Familienstruktur. Zur Erforschung der frühkindlichen Sozialisation in der Familie. Zeitschrift für Pädagogik 28, 221–244

[241] Kris, M./Ritvo, S. (1983): Parents and Siblings. Their Mutual Influences. Psychoanal. Study Child 38, 311–324

[242] Krumm, V. (1993): Aggression in der Schule. In: Schmälzle, U. (Hrsg.): Mit Gewalt leben. Arbeit am Aggressionsverhalten in Familie, Kindergarten und Schule. Frankfurt/M. (Knecht), 153–202

[243] Kultusministerium des Landes Sachsen-Anhalt (Hrsg.) (1994): Konflikte – Aggression – Gewalt. Prävention und konstruktiver Umgang. Grundsätze und Anregungen für die Schulpraxis. Magdeburg

[244] Küchenhoff, J. (1990): Die Repräsentation früher Traumata in der Übertragung. Forum der Psychoanalyse 6, 15–31

[245] Lebovici, S. (1988): Geburt der Identität. In: Stork, J. (Hrsg.), Das menschliche Schicksal zwischen Individuation und Identifizierung. Ein psychoanalytischer Versuch. Stuttgart-Bad Cannstatt, 55–68

[246] Levin, F.M. (1991): Mapping the Mind. The Intersection of Psychoanalysis and Neuroscience. Hillsdale (The Analytic Press)

[247] Levin, S. (1965): Einige Vorschläge zur Behandlung depressiver Patienten. Psyche 21, 393–418

[248] Levold, T./Wedeking, E./Georgi, H. (1993): Gewalt in Familien. Familiendynamik 18, 278–311

[249] Lichtenberg, J .D. (1990): Einige Parallelen zwischen den Ergebnissen der Säuglingsbeobachtung und klinischen Beobachtungen an Erwachsenen, besonders Borderline-Patienten mit narzißtischer Persönlichkeitsstörung. Psyche 44, 871–901

[250] Lichtenberg, J. D. (1991): Psychoanalyse und Säuglingsforschung, Berlin/Heidelberg/New York (Springer)

[251] Lidz, T./Lidz, R. W. (1991): Weibliches in Männliches verwandeln: Männlichkeitsrituale in Papua Neuguinea. In: Friedman, R. M./Lerner, L. (Hrsg.): Zur Psychoanalyse des Mannes. Berlin/Heidelberg/New York (Springer), 115–133

[252] Loch, W. (1967): Psychoanalytische Aspekte zur Pathogenese und Struktur depressiv-psychotischer Zustandsbilder. Psyche 21, 758–779

[253] Lukowski, D. (1971): Zur Frage von Psychomen bei längere Zeit hindurch stationär behandelten orthopädisch erkrankten Kindern. Münster (phil. Diss.)

[254] Mahler, M/Pine, F./Bergman, A. (1975): Die psychische Geburt des Menschen. Symbiose und Individuation, Frankfurt 1980

[255] Mahler, M. (1968): Symbiose und Individuation. Stuttgart (Klett) 1972

[256] Mahler, M./Ross, J. R./De Fries, Z. (1948): Clinical studies in benign and malignant cases of childhood psychosis (schizophrenic-like). American Journal of Orthopsychiatry 19, 295–305

[257] Main, M./Kaplan, N./Cassidy, J. (1985): Security in infancy, childhood and adulthood. A move to the level of representation. Monographs of the Society for Research in Child Development

[258] Mansel, J./Hurrelmann, K. (1993): Gewalt in der Schule - Gewaltanstieg oder Sensibilisierung gegenüber auffälligem und unerwünschtem Schülerverhalten? In: Spreiter. M. (Hrsg.): Waffenstillstand im Klassenzimmer. Weinheim (Beltz), 11–61

[259] Marcus, J./Ovsiew, F./H. S. (1983): Neurological dysfunction in borderline children. In: Robson, K. S. (Hrsg.): The Borderline Child, New York (McGraw-Hill), 171–195

[260] Marty, P. (1957): Die allergische Objektbeziehung. In: K. Brede (Hrsg.): Einführung in die psychosomatische Medizin. Klinische und theoretische Beiträge. Frankfurt/M. (Fischer Athenäum) 1974

[261] Masson, J. M. (1984): Was hat man dir, du armes Kind getan? Reinbek (Rowohlt)

[262] Meierhofer, M. (1971): Depressive Verstimmungen im frühen Kindesalter. In: Depressionszustände bei Kindern und Jugendlichen. Proc. 4th U. E. P Congr. Stockholm, 159–162

[263] Meissner, W. W. (1984): The Borderline Spectrum. New York/London (Aronson)

[264] Mertens, W. (1992): Entwicklung der Psychosexualität und der Geschlechtsidentität. Stuttgart u. a. (Kohlhammer) Bd. 1: Geburt bis 4. Lebensjahr

[265] Metz-Göckel, S. (1990): Mutter sein und andere Lebensformen von Frauen. In: Metz-Göckel, S./Nyrssen, E. (Hrsg.): Frauen leben Widersprüche. Zwischenbilanz der Frauenforschung. Weinheim (Beltz)

[266] Meyer, J. E./Feldmann, M. (1965): Anorexia nervosa. Stuttgart (Thieme)

[267] Miller, A. (1979): Depression und Grandiosität als wesensverwandte Formen der narzißtischen Störung. Psyche 33, 132–156

[268] Naumann-Lenzen, M. (1994): Jenseits der Deutung. Zur Kontroverse um das Verhältnis von Deutungs-, Beziehungs- und Spielaspekten bei Psychopathologien aus der sogenannten präverbalen Lebensphase. AKJP 25, H. 83, 235–272

[269] Naumann-Lenzen, M. (1994): Zur therapeutischen Selbstobjektfunktion. Einige Überlegungen zu Heilfaktoren in der Behandlung von Kindern mit Pathologien im Bereich des basalen Bindungs- und Regulationsgeschehens. unv. Vortragsmanuskript

[270] Nemes, L. (1986): Die Erscheinung der geschlechtlichen Identität in den kindlichen Phantasien. Studien zur Kinderpsychoanalyse. Jahrbuch VI. Wien, 143–162

[271] Nemiah, J. C./Sifneos, P. E. (1970): Affect and fantasy in patients with psychosomatic disorders. In: O. W. Hill (Hrsg.): Modern Trends in Psychosomatic Medivine. London (Butterworths)

[272] Nemiah, J. C./Sifneos, P. E. (1975): Psychosomatic illness: A problem in communication. Psychother. Psychosom. 18, 154

[273] Neubauer, P. B. (1983): The importance of the sibling experience. The Psychoanalytic Study of the Child, 38, 325–333

[274] Nissen, G. (1971): Depressive Syndrome im Kindes-und Jugendalter. Heidelberg (Springer)

[275] Nissen, G. (1980/81): Zur Klassifikation der Depression im Kindesalter. Acta paedopsychiatr. 46, 275–284

[276] Novaco, R. W. (1975): Anger Control: The development and evaluation of an experimental treatment. Lexington, MA (D. C. Health)

[277] Ogata, S. N. et al. (1990): Childhood sexual and physical abuse in adult patients with borderline personality disorder. American Journal of Psychiatry 147, 1008–1013

[278] Ogden, T. H. (1979): On Projective Identification. Int. J. Psycho.-Anal. 60, 357–373

[279] Ogden, Th. (1997): Über den potentiellen Raum. Forum der Psychoanalyse 13, 1–18

[280] Olweus, D. (1991): Bully/victim problems among school children: Basic facts and effects of a school based intervention program. In: Pepler, D. J./Rubin, K. H. (Hrsg.): The development and treatment of childhood aggression. Hillsdale, NJ. (Lawrence Erlbaum.)

[281] Olweus, D. (1994): Gewalt in der Schule. Was wir wissen und was wir tun können. Die Ministerin für Frauen, Bildung, Weiterbildung und Sport des Landes Schleswig-Holstein (Hrsg.)

[282] Palombo, J. (1982): Critical review of the concept of the borderline child. Clinical Social Work Journal 10, 246–264

[283] Palombo, J. (1983): Borderline conditions: A perspective from self psychology. Clinical Social Work Journal 11, 323–338

[284] Palombo, J. (1985): The treatment of neurocognitively impaired children: A perspective from self psychology. Clinical Social Work Journal 13, 117–128

[285] Palombo, J./Feigon, J. (1984): Borderline personality development in childhood and its relationship to neuro-cognitive deficits. Child and Adolescent Social Work Journal 1, 18–33

[286] Papousek, H. (1975): Die Entwicklung früher Lernprozesse im Säuglingsalter. Der Kinderarzt S. 1207

[287] Papousek, M. (1987): Die Rolle des Vaters in der frühen Kindheit. Kind und Umwelt 54, 29–49

[288] Papousek, M. (1989): Frühe Phasen der Eltern-Kind-Beziehung. Ergebnisse der entwicklungsbiologischen Forschung. Praxis der Psychotherapie und Psychosomatik 34, 109–122

[289] Papousek, M./Papousek, H. (1981): Intuitives elterliches Verhalten im Zwiegespräch mit dem Neugeborenen. Bd. 3, 229–238

[290] Papousek, M./Papousek, H. (1990): Intuitive elterliche Früherziehung in der sprachlichen Kommunikation. Sozialpädiatrie in Praxis und Klinik 12, 521–527

[291] Parens, H. (1979): The development of aggression in early childhood. New York (Aronson)

[292] Parens, H. (1993): Neuformulierungen der psychoanalytischen Aggressionstheorie und Folgerungen für die klinische Situation. Forum der Psychoanalyse 9, 107–121

[293] Peniuk, H. (1994): Gewaltbereitschaft und Gewalt an Bremer Schulen. Schulbeispiele Bremen 10. 8–10

[294] Petermann F./Petermann U. (1994): Training mit aggressiven Kindern. Weinheim (Psychologie Verlagsunion), 7. Aufl.

[295] Petti, T. A. (1983): Psychopharmacologic treatment of borderline-children. In: Robson, K. (Hrsg.): The Borderline-Child. New York (McGraw Hill), 235–256

[296] Petti, T. A./Vela, R. M. (1990): Borderline disorders of childhood: An overview. In: Journal of the American Academy of Child and Adolescent Psychiatry 29, 327–337

[297] Petti, Th. A./Law III, W. (1982): Borderline psychotic behavior in hospitalized children: Approaches to assessment and treatment. Journal of the American Academy of Child Psychiatry 21, 197–202

[298] Pfleiderer, B. (1996): Das "ausgelieferte" Kind. Analytische Kinder- und Jugendlichen-Psychotherapie 91, 263–284

[299] Piaget, J. (1969): Das Erwachen der Intelligenz beim Kinde. Stuttgart (Klett)

[300] Pine, F. (1974): On the concept "borderline" in children. The Psychoanalytic Study of the Child 29, 341–369

[301] Pine, F. (1983): A working nosology of borderline syndromes in children. In: Robson, K. S. (Hrsg.): The Borderline Child, New York (McGraw-Hill), 83–100

[302] Pine, F. (1986): On the development of the "borderline-child-to-be". American Journal of Orthopsychiatry 56, 450–457

[303] Pohlmeier, H. (1976): Die psychoanalytische Theorie der Depression. Psychologie des 20. Jahrh., Tiefenpsychologie Bd. I, Weinheim/Basel 1982, 669–706

[304] Portmann, A. (1976): Zoologie aus vier Jahrzehnten. München (Piper)

[305] Preyer, W. (1892): Die Seele des Kindes. Leipzig (Grieben)

[306] Provence, S./Solnit, A. J. (1983): Development-promoting aspects of the sibling experience. The Psychoanalytic Study of the Child 38, 337–351

[307] Pudel, V. (1978): Adipositas. Berlin (Springer)

[308] Quint H (1984): Wege des psychotherapeutischen Zugangs zum depresssiven Patienten. Psyche 10, 715–728

[309] Reemtsma, J. P. (1996): Im Keller. Hamburg (Hamburger Edition)

[310] Remschmidt, H./Schmidt, M. (Hrsg.) (1986): Multiaxiales Klassifikationsschema für psychiatrische Erkrankungen im Kindes- und Jugendalter nach Rutter, Shaffer und Sturge, 2, rev. . Aufl, Bern (Hans Huber)

[311] Rohde-Dachser, C. (1979): Das Borderline-Syndrom, Bern (Hans Huber)

[312] Rohde-Dachser, Ch. (1979): Das Borderline-Syndrom. Psyche, 481–527

[313] Rohde-Dachser, C. (1991): Expedition in den dunklen Kontinent. Berlin/ Heidelberg/ New York (Springer)

[314] Rosenfeld, S. K./Sprince, M. P. (1963): An attempt to formulate the meaning of the concept "borderline". The Psychoanalytic Study of the Child 18, 603–635

[315] Rosenfeld, S. K./Sprince, M. P. (1965): Some thoughts on the technical handling of borderline children. The Psychoanalytic Study of the Child 20, 495–517

[316] Ross, J. M. (1977): Towards fatherhood: The epigenesis of paternal identity during a boy's first decade. International Review of Psychoanalysis 4, 327–347

[317] Rubin, R. A./Balow, B. (1978): Prevalence of teacher identified behavior problems: A longitudinal study. Exceptional Children 45, 102–111

[318] Russell, G. (1979): Bulimia nervosa: an Ominous Variant of Anorexia nervosa. Psychological Medicine 9, 429–448

[319] Rutter, M. (1965): Classification and categorization in child psychiatry. Journal of Child Psychology and Psychiatry 6, 71–83

[320] Rutter, M./Shaffer, D./Sheperd, M. (1975): A multiaxial classification in child psychiatric disorders, Genf: World Health Organization

[321] Sachsse, U. (1994): Selbstverletzendes Verhalten. Göttingen (Vandenhoeck & Ruprecht)

[322] Saltz, E./Johnson, J. (1974): Training of thematic fantasy play in culturally disadvantaged children. Prcliminary results. Journal of Educational Psychology 66, 623–630

[323] Schiprowski, G. (1992): Zugang zu Familien mit Gewaltproblemen. In: Kässmann, M. (Hrsg.): Gewalt an und unter Kindern. 1. Kinderkonsultation in Kurhessen-Waldeck. Evangelische Akademie Hofgeismar, 30–46

[324] Schizophrenie – frühkindlicher Autismus – endogene Depressionen. Swiss Med 5, 36–45

[325] Schmauch, U. (1993): Kindheit und Geschlecht (Orig. 1987). Basel (Stroemfeld/Nexus)

[326] Schnack, D./Neutzling. R. (1990): Kleine Helden in Not. Jungen auf der Suche nach Männlichkeit. Reinbek bei Hamburg (Rowohlt Taschenbuchverlag)

[327] Schäfer M. (1996): Aggression unter Schülern. Report Psychologie 21. 700–711

[328] Schütze, Y. (1980): Psychoanalytische Theorien in der Sozialisationsforschung. In: Hurrelmann, K./Ulich, D.: Handbuch der Sozialisationsforschung. Weinheim, Basel 1982

[329] Schütze, Y. (1981): Wenn das zweite Kind kommt... Rivalität und Integration. Psychologie heute, 58–64

[330] Schütze, Y. (1983): Die Geschwisterbeziehung im Sozialisationsprozeß. Ein historischer Überblick. In: M.Baethge, W. Eßbach (Hrsg.): Soziologie: Entdeckungen im Alltäglichen. Hans Paul Bahrdt Festschrift zu seinem 65. Geburtstag. New York

[331] Schütze, Y. (1986): Der Verlauf der Geschwisterbeziehung während der ersten beiden Jahre. Praxis der Kinderpsychologie und Kinderpsychiatrie 35, 130–137

[332] Selman, R. L. (1980): The growth of interpersonal understanding. New York (Academic Press)

[333] Sendak, Maurice (1967): Wo die wilden Kerle wohnen. Zürich (Diogenes)

[334] Shapiro, Th. (1983): The borderline syndrome in children: A critique. In: Robson, K. S. (Hrsg.): The Borderline Child, New York (McGraw-Hill), 11–29

[335] Shapiro, Th. (1990): Resolved: Borderline personality exists in children under twelve. Negative. Journal of the American Academy of Child and Adolescent Psychiatry 29, 480–483

[336] Shengold, Leonhard (1989): Soul Murder. Seelenmord – die Auswirkungen von Mißbrauch und Vernachlässigung in der Kindheit. Frankfurt/M 1995 (Brandes & Apsel)

[337] Singer, K. (1981): Lehrer-Konflikte als Lernhindernis. In: Koester, U./Büttner, C. (Hrsg.): Liebe und Haß im Unterricht. Weinheim (Beltz). 74–81

[338] Smith, H. F./Bemporad, J. R./Hanson, G. (1982): Aspects of the treatment of borderline children. American Journal of Psychotherapy 36, 181–197

[339] Smith, P. K./Sharp, S, (1994): School bullying – Insights and perspectives. London (Routledge)

[340] Sofsky, W. (1996): Traktat über die Gewalt. Frankfurt am Main (S. Fischer)

[341] Solnit, A. J. (1983): The Sibling Experience. Introduction. Psychoanal. Study Child 38, 281–284

[342] Specht F (1982): Psychopathologische Probleme im Schulalter. In: Berndt, J./Busch, D. W./Schönwälder, H.-G. (Hrsg.): Schul-Arbeit. Belastung und Beanspruchung von Schülern. Braunschweig (Westermann).

[343] Sperling, M. (I960): Depressive Äquivalente bei Kindern. Prax. Kinderpsychol. 9, 7–11

[344] Spiegel, Y. (Hrsg) (1972): Psychoanalytische Interpretationen biblischer Texte. München

[345] Spiel, W./Spiel, G. (1987): Kompendium der Kinder- und Jugendneuropsychiatrie, München/Basel (Reinhardt)

[346] Spitz R. A. (1945): Hospitalism. An Inquiry into the Genesis of Psychiatric Conditions in Early Childhood. Psychoanal. Study Child l, 53.–74

[347] Spitz, R. A. (1946): Anaclitic Depression. Psychoanal. Study Child 2, 313–342

[348] Spitz, R. A. (1965): Vom Säugling zum Kleinkind. Stuttgart 1967

[349] Spivack, G./Shure, M. B. (1974): Social adjustment of young children. A cognitive approach to solving real-life problems. San Francisco (Jossey- Bass)

[350] Steinhausen, H.-C. (1988): Psychische Störungen bei Kindern und Jugendlichen, München (Urban & Schwarzenberg)

[351] Steinhausen, H.-Chr. (Hrsg.) (1981): Psychosomatische Störungen und Krankheiten bei Kindern und Jugendlichen. Stuttgart (Kohlhammer)

[352] Stephanos, S. (1979): Das Konzept der "pensée opératoire" und das psychosomatische Phänomen. In: Th. von Uexküll (Hrsg.): Lehrbuch der psychosomatischen Medizin. München (Urban und Schwarzenberg) [RO, LE] [RE] [LO]Familiale Sozialisation, Ich-Entwicklung bei endogemen Ekzem

[353] Stern, D. (1985): The Interpersonal World of the Infant, New York (Basic Books)

[354] Stern, D. (1992): Die Lebenserfahrung des Säuglings. Stuttgart (Klett-Cotta)

[355] Städeli, H. (Hrsg.) (1978): Die chronische Depression beim Kind und Jugendlichen. Bern/Stuttgart/Wien (Huber)

[356] Stolpmann, G. (1994): Eine Untersuchung zur Einsichts- und Steuerungsfähigkeit bei Kindern. Göttingen (med. Diss.)

[357] Stork, J. (1985): Die Entdeckung des aktiven Säuglings und die Wurzeln der Individualität. Studien zur Kinderpsychoanalyse; Jahrbuch V. Wien, 9–42

[358] Stork, J. (1988): Zwischen Individuation und Identifizierung, ein ursprünglicher Konflikt. In: Stork, J. (Hrsg.): Das menschliche Schicksal zwischen Individuation und Identifizierung. Ein psychoanalytischer Versuch. Stuttgart/Bad Cannstatt, 9–41

[359] Streeck-Fischer, A. (1997): Verschiedene Formen des Spiels in der analytischen Psychotherapie. Forum der Psychoanalyse 13, 19–37

[360] Streek, U. (1980): "Definition der Situation", soziale Normen und interaktionelle Gruppenpsychotherapie. Gruppenpsychother. Gruppendynamik 16, 209–221

[361] Streek, U. (1981): Das endogene Ekzem bei Kindern und Erwachsenen aus psychoanalytischer Sicht. In: G. Biermann (Hrsg.): Handbuch der Kinderpsychotherapie, Bd. IV, München (Reinhardt)

[362] Streek, U. (1983). Die Ich-Organisation ekzemkranker Patienten. Eine empirische Untersuchung der Objektbeziehungen und Ich-Funktionen von Patienten mit endogenem Ekzem. Habilitationsschrift, Düsseldorf

[363] Tellenbach, H. (1976): Melancholie. Berlin/Heidelberg/New York (Springer)

[364] Tenbrink, D. (1997): Der Übergangsraum in der analytischen Situation. Forum der Psychoanalyse 13, 38–53

[365] Terr, L. (1995): Schreckliches Vergessen, heilsames Erinnern. Traumatische Erfahrungen drängen ans Licht. München (Kindler)

[366] Theander, S. (1970): Anorexia nervosa. In: Acta psychiatrica Scandinavia

[367] Thomä, H. (1961): Anorexia nervosa. Stuttgart (Klett)

[368] Thomä, H. (1980): Über die Unspezifität psychosomatischer Erkrankungen am Beispiel einer Neurodermitis mit zwanzigjähriger Katamnese. Psyche 34, 389

[369] Tolstrup, K. (1963): Psychosomatische Aspekte der Fettsucht im Kindesalter. Psyche 10, 592–599

[370] Toman, W. (1987): Familienkonstellationen. Ihr Einfluß auf den Menschen. 4., neubearb. Aufl. München

[371] Tomkins. S. (1962): Affect, Imagery, Consciousness: Vol I. The Positive Affects, New York (Springer)

[372] Tomkins, S. (1963): Affect, Imagery and Consciousness: Vol. II. The Negative Affects, New York (Springer)

[373] Toolan, J. M. (1978): Depression in Children and Adolescents. Amer. J. Orthopsychiat 32, 404–415

[374] Treffers, A./Meijer, M. (1989): Borderline – en schizotypische stoornis bij kinderen. Tijdschrift voor Psychiatrie 31, 562–573

[375] Tress, W. (1986): Das Rätsel der seelischen Gesundheit. Göttingen (Vandenhoek und Ruprecht)

[376] Tress, W. (1988): Zur Ätiologie psychogener Erkrankungen. In: Böcker, F./Weig, W. (Hrsg.): Aktuelle Kernfragen in der Psychiatrie, Berlin/Heidelberg (Springer), 167–178

[377] Trotter, J. C./Humphrey, F. A. (1988). Feelings, body changes and stress. Atlanta (Wholistic Stress Control Institute)

[378] Tyson, P. (1991): Männliche Geschlechtsidentität und ihre Wurzeln in der frühkindli chen Entwicklung. In: Friedman, R. M./Lerner, L. (Hsg.): Zur Psychoanalyse des Mannes. Berlin/Heidelberg/New York (Springer), 1–20

[379] Valtin R. (1995): Der Beitrag der Grundschule zur Entstehung und Verminderung von Gewalt. In: Valtin, R./Portmann, R. (Hrsg.): Gewalt und Aggression: Herausforderungen für die Grundschule. Frankfurt/ M. , 7

[380] van der Kolk, B. A./Mc Farlane, A. C./Weisaeth, L. (1996): Traumatic Stress. The Effects of Overwhelming Experience on Mind, Body, and Society. New York/London (The Guilford Press)

[381] Vela, R./Gottlieb, H./Gottlieb, E. (1983): Borderline syndromes in childhood: A critical review. In: Robson, K. S. (Hrsg.): The Borderline Child, New York (McGraw-Hill), 31–48

[382] Verhulst, F. C. (1984): Diagnosing borderline children. Acta paedopychiat 50, 161–173

[383] von Rad, M. (1980): Psychoanalytische Konzepte psychosomatischer Symptombildungen. Nervenarzt 51, 512

[384] Weil, A. (1953a): Clinical data and dynamic considerations in certain cases of childhood schizophrenia. American Journal of Orthopsychiatry 23, 518–529

[385] Weil, A. (1953b): Certain severe disturbances of ego development in childhood. The Psychoanalytic Study of the Child 8, 271–287

[386] Weil, A. (1956): Some evidences of deviational development in infancy and early childhood. The Psychoanalytic Study of the Child 11, 292–299

[387] Weltgesundheitsorganisation/Dilling, H/Mombour, W, Schmidt, M. H. (Hrsg.) (1991): Internationale Klassifikation psychischer Störungen. ICD- 10 Kapitel V: Klinisch-diagnostische Leitlinien, Bern/Göttingen/Toronto (Huber)

[388] Wenning, K. (1990): Borderline children: A closer look at diagnosis and treatment. American Journal of Orthopsychiatry 60, 225–232

[389] Wergeland, H. (1979): A follow-up study of 29 borderline psychotic children 5 to 20 years after discharge. Acta psychiat. scand 60, 465–476

[390] Wetzels, P./Pfeiffer, C. (1997): Kindheit und Gewalt: Täter- und Opferperspektiven aus Sicht der Kriminologie. Praxis der Kinderpsychologie und Kinderpsychiatrie 46, 143–152

[391] Whitlock, F. A. (1980): Psychophysiologische Aspekte bei Hautkrankheiten. Erlangen (Perimed)

[392] Widom, C. S. (1989): Child abuse, neglect, and violent criminal behavior. Criminology 27, 251–271

[393] Widom, C. S. (1989): The cycle of violence. Science 244, 160–166

[394] Winnicott, D. W. (1949): Hate in the Counter-Transference. International Journal of Psychoanalysis 30, 69 ff.

[395] Winnicott, D. W. (1952): Psychose und Kinderpflege. Von der Kinderheilkunde zur Psychoanalyse, München (Kindler), 110–123

[396] Winnicott, D W. (1954): The Depressive Position in Normal Emotional Development. Through Paediatrics to Psychoanalysis. London (Hogart Press)

[397] Winnicott, D. W. (1956): Primäre Mütterlichkeit. Von der Kinderheilkunde zur Psychoanalyse. Frankfurt a. M. (Fischer), 157–164

[398] Winnicott, D. W. (1958): Primäre Mütterlichkeit. Psyche 14, 393–398

[399] Winnicott, D. W. (1958): Über die emotionelle Entwicklung im ersten Lebensjahr. Psyche 14, 25–57

[400] Winnicott, D. W. (1960): Die emotionelle Entwicklung im ersten Lebensjahr. Psyche 14, 25

[401] Winnicott, D. W. (1973): Vom Spiel zur Kreativität (engl. 1971). Stuttgart (Klett-Cotta)

[402] Wolfenstein, M. (1966): How is Mourning Possible? Psychoanal. Study Child 21, 93–123

[403] Wurmser, L. (1993): Das mißhandelte Kind. Zum Umgang mit Seelenblindheit und Seelenmord in der Therapie schwerer Neurosen. In: Arbeitskreis DGPT/VAKJP für analytische Psychotherapie bei Kindern und Jugendlichen, H. 5, 60–99

[404] Yorke, C. (1986): Reflections on the problem of psychic trauma. The Psychoanalytic Study of the Child 41, 221–236

[405] Zauner, J. (1980): Einverleibung und Individuation. In: M. Josuttis, G. Marcel (Hrsg.): Das heilige Essen. Stuttgart (Kreuz), 84–94

[406] Zauner, J. (1985): Gruppenpsychotherapie mit Kindern und Jugendlichen. Stufen der Entwicklung, Modifikationen des therapeutischen Zugangs. In: Leber, A./Trescher, H.-G./Büttner, C. (Hrsg.): Die Bedeutung der Gruppe für die Sozialisation. Teil I, Kindheit und Familie., Göttingen, 65–77

[407] Zetzel, E. (1965): On the Incapacity to Bear Depression. In: The Capacity for Emotional Growth, (Hogart Press) 1970. Dt.: Die Fähigkeit zu emotionalem Wachstum. Stuttgart (Klett) 1974

[408] Zetzel, E. (I960): Zum Krankheitsbild der Depression. Psyche 14, 641–650

[409] Zulliger, H. (1971): Heilende Kräfte im kindlichen Spiel. Frankfurt/M (Fischer)

Anhang

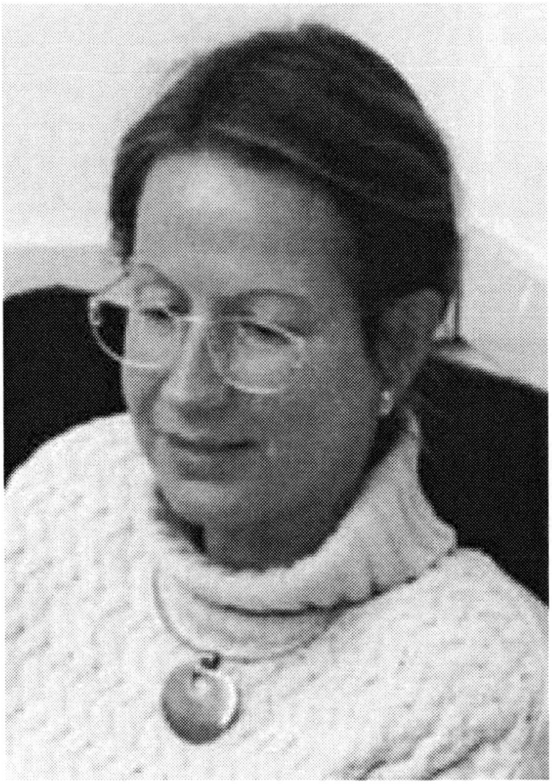

Foto: Harald Knoke

Dr. phil. Barbara Diepold, 1942 – 2000

Barbara Diepold: Curriculum Vitae

1942	geboren im Pfarrhaus Schönemoor (Oldenburg)
1952-1961:	Besuch des math.-naturwiss. Gymnasiums Brake/Unterweser
1961-1964:	Studium an der Pädagogischen Hochschule in Oldenburg
1962:	Schulpraktikum in New York (Schwerpunkt Integration von fremdsprachlichen Ausländerkindern)
1964-1967:	Grundschullehrerin in Munderloh (Oldenburg)
1966:	zweite Lehrerprüfung
1971:	Weiterbildung für Legasthenietherapie und freiberufliche Arbeit mit Legasthenikern
1973-1979:	Weiterbildung zur analytischen Kinder- und Jugendlichen- Psychotherapeutin, daneben Studium der Pädagogik und Soziologie an der Georg- August-Universität Göttingen
1979-1980:	Tätigkeit am Landeskrankenhaus Tiefenbrunn, Erwerb der staatlichen Anerkennung
seit	1980: eigene Praxis als analytische Kinder- und Jugendlichen-Psychotherapeutin
1980:	regelmäßig Lehraufträge am Fachbereich Erziehungswissenschaften und am Fachbereich Medizin der Georg-August-Universität zu Göttingen
1994:	Promotion zur Dr. phil. am Fachbereich Erziehungswissenschaften der Universität Bremen
1995-1997:	wiss. Mitarbeiterin am Forschungsprojekt "Kinder und Gewalt"
seit	1965: verheiratet mit Dr. Peter Diepold, zuletzt Professor für Pädagogik und Informatik an der Humboldt-Universität zu Berlin, zwei Töchter
2000:	Tod nach langer Krankheit

Barbara Diepold: Schriftenverzeichnis[1]

1. "Die Reifung autonomer Ich-Funktionen innerhalb einer sich entwickelnden Objektbeziehung. Aus der Anfangsphase der Behandlung eines Jungen mit einer schweren Ich-Störung", in: Materialien zur Psychoanalyse und analytisch orientierten Psychotherapie VI (1980), 77-89

2. "Freßsucht (Bulimia nervosa) als Borderline-Symptom", in: G. Biermann (Hrsg.): Handbuch der Kinderpsychotherapie IV, München, 1981, 715-723

3. zusammen mit J. Zauner "Zum Problem von Übertragung und Gegenübertragung in der Behandlung von sog. Frühstörungen", in: H. Sanders (Hrsg.): Das gestörte Selbst. Fellbach 1982, 110-124

4. "Ein Versuch kreativen Umgangs mit der Gegenübertragung", Kind und Umwelt 36, 1982, 51-54

5. zusammen mit R. Haar "Fragen der diagnostischen Einschätzung bei der Behandlung präödipal gestörter Kinder", Kind und Umwelt 37, 1982, 25-46

6. "Eßstörungen bei Kindern und Jugendlichen", Praxis der Kinderpsychologie und Kinderpsychiatrie 32, 1983, 298-304

7. "Depression bei Kindern - Psychoanalytische Betrachtung", Praxis der Kinderpsychologie und Kinderpsychiatrie 33, 1984, 55-62

8. zusammen mit K. Bosse, F. Heigl, A. Heigl-Evers, U. Streeck: "Familiale Sozialisation, Ich-Entwicklung und psychosomatische Krankheit am Beispiel von Patienten mit endogenem Ekzem", in: A. Lever/H.-G. Trescher/ Ch. Büttner (Hrsg.): Die Bedeutung der Gruppe für die Sozialisation, Teil I. Kindheit und Familie, Göttingen, 1986, 52-64

9. "Eßstörungen bei Kindern und Jugendlichen." (= Nr. 6) Abgedruckt in: J. Zauner/G. Biermann (Hrsg.): Klinische Psychosomatik, München 1986, 139-152 (Nachdruck der unter der Nr. 6 aufgeführten Veröffentlichung in der Praxis der Kinderpsychologie und Kinderpsychiatrie)

10. "Psychoanalytische Aspekte von Geschwisterbeziehungen", Praxis der Kinderpsychologie und Kinderpsychiatrie 37, 1988, 274-280

11. zusammen mit J. Zauner "Beziehung und Deutung in einer analytischen Kindertherapie", in: T. Reinelt/W. Datler (Hrsg.): Beziehung und Deutung im psychotherapeutischen Prozeß. Berlin/Heidelberg 1988, 18-28

---

12. "Entwicklungspsychologische Aspekte bei der Behandlung eines Jungen mit endogenem Ekzem", in: Christian Büttner, Aurel Ende (Hrsg.): Lebensräume für Kinder. Entwicklungsbedingungen für Kinder im ausgehenden 20. Jahrhundert. Weinheim/Basel 1989, 196-208 = Jahrbuch der Kindheit Bd. 6 (im wesentlichen ein Nachdruck der Nr. 11)

13. "Psychogene Aspekte der Depression bei Kindern", Kind und Umwelt 64, 1989, 1-18

14. "Psychoanalytische Aspekte von Geschwisterbeziehungen." (= Nr. 10) Abgedruckt in: Arbeitskreis DGPT/VKJP für analytische Psychotherapie bei Kindern und Jugendlichen, H. 3, 1990, 49-69 (Nachdruck der Nr. 10).

15. "Ich-Identität bei Kindern und Jugendlichen", in: Praxis der Kinderpsychologie und Kinderpsychiatrie 39, H. 6, 1990, 214-221

16. "Das dumme Vierteljahr. Neuere Ergebnisse der Säuglungsforschung" (1992) Unveröffentlichter Vortrag in Göttingen

17. "Probleme der Diagnostik bei Borderline-Störungen im Kindesalter", in: Praxis der Kinderpsychologie und Kinderpsychiatrie 41, H. 6, 1992, 207-214

18. "Beziehungen zwischen Anklammerung und Abstoßung", in: P. Buchheim, M. Cierpka, Th. Seifert (Hrsg.): Beziehung im Fokus - Weiterbildungsforschung. (Lindauer Texte) Berlin/Heidelberg/New York (Springer), 1993, 104-116 (in überarbeiteter Form in Nr. 20 veröffentlicht)

19. "Borderline-Störungen im Kindesalter", in: Analytische Kinder- und Jugendlichen-Psychotherapie 25, 1994, 5-39

20. "Zur Ätiologie und Therapie von Kindern mit Borderline-Risiken", in: Kinderanalyse. Zeitschrift für die Anwendung der Psychoanalyse in Psychotherapie und Psychiatrie des Kindes- und Jugendalters 2, H. 4, 1994, 413-427

21. Borderline-Entwicklungsstörungen bei Kindern. Phil. Dissertation, Bremen 1994[2]

22. "Von der Psychagogik zur analytischen Kinderpsychotherapie", in: Inge Weber (Hrsg.): Symposion "40 Jahre Psychoanalytisches Institut Göttingen", Göttingen 1995, 65-72

23. "Borderline-Entwicklungsstörungen bei Kindern - Zur Theorie und Behandlung", in: Praxis der Kinderpsychologie und Kinderpsychiatrie 44, H. 7, 1995, 270-279

24. "Zur Entwicklung der Geschlechtsidentität bei Jungen", in: P. Buchheim, M. Cierpka, Th. Seifert (Hrsg.): Konflikte in der Triade (Lindauer Texte), Berlin/Heidelberg/New York (Springer) 1995, S. 103-114

[2]Die Dissertation ist als Microfiche in den wissenschaftlichen Bibliotheken vorhanden. Sie ist darüber hinaus im PDF-Format im Internet verfügbar und kann dort eingesehen und ausgedruckt werden. Über die gedruckte Version hinaus sind im Internet auch die Rohdaten und SPSS-Systemdateien sowie die Tabelle der Faktorenanylse für weitere Forschungsarbeiten verfügbar. Die Fundstelle im Internet: www.diepold.de/barbara/diss

25. "Einsicht und Urteilsfähigkeit von Kindern", in: Chr. Dierks und A. Wienke (Hrsg.): Therapieverweigerung von Kindern. Berlin/Heidelberg/New York (Springer) 1995, 39-48

26. "Therapeutic Space and Containment in Children with Borderline Disorder" (1996). Unveröffentlicher Vortrag in Stockholm

27. "Erinnern und Entwerfen im Spiel", in: P. Buchheim, M. Cierpka, Th. Seifert (Hrsg.): Spiel und Zusammenspiel in der Psychotherapie (Lindauer Texte), Berlin/Heidelberg/New York (Springer) 1996, 207 - 217

28. "Diese Wut hört niemals auf". Zum Einfluß realer Traumatisierungen auf die Entwicklung von Kindern,in VAKJP, XXVII. Jg., 1/1996, 73- 85

29. zusammen mit S. Krannich, M. Sanders, K. Ratzke u. M. Cierpka: "FAUSTLOS - Ein Curriculum zur Förderung ung sozialer Kompetenzen und zur Prävention von aggressivem und gewaltbereitem Verhalten bei Kindern". In: Praxis der Kinderpsycholgie und Kinderpsychiatrie 46, 1997, 236-247

30. zusammen mit K. Ratzke, M. Cierpka, S. Krannich u. M. Sanders: "Über Aggression und Gewalt bei Kindern in unterschiedlichen Kontexten". In: Praxis der Kinderpsychologie und Kinderpsychiatrie 46, 1997, 153-168

31. zusammen mit M. Cierpka: "Der Gewaltzirkel: Wie das Opfer zum Täter wird." Unveröffentlichter Vortrag auf den 47. Lindauer Psychotherapiewochen April 1997

32. "Schwere Traumatisierungen in den ersten Lebensjahren". In: M. Endres und G. Biermann (Hrsg.): Traumatisierung in Kindheit und Jugend. München/Basel (Ernst Reinhardt) 1998, 131-141

33. "Zum Spielraum in der Kinderanalyse zwischen Narzißmus und Triebdynamik".In: Kinderanalyse 5, 1997, 370-383

34. zusammen mit M. Schulte-Markwort und F. Resch (Hrsg.): Psychische Störungen im Kindes- und Jugendalter. Ein psychodynamisches Fallbuch. Stuttgart/New York (G. Thieme) 1998

35. Spiel-Räume. Entdecken und Entwerfen. Aufsätze zur analytischen Kinder- und Jugendlichenpsychotherapie. Hrsg. von Peter Diepold. Göttingen (Universitätsverlag) 2005